生命倫理コロッキウム 3

Bioethics Colloquium

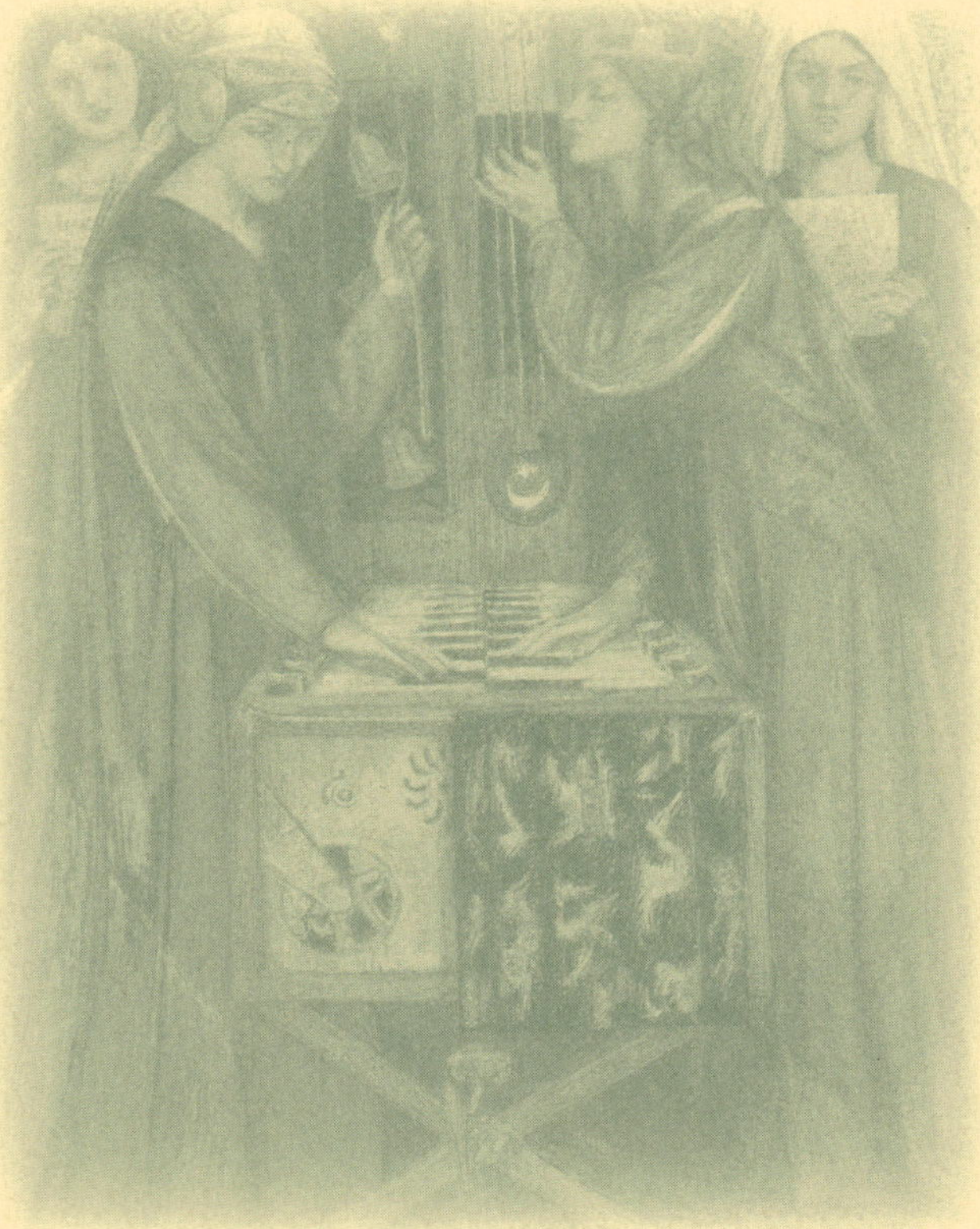

医療情報と生命倫理

越智　　貢
板井　孝壱郎
編

はじめに

本書は、今から四年前、二〇〇一年十月十九日に開催されたあるコロッキウムと深くつながっている。医学哲学・倫理学会第二〇回大会が芝浦工業大学で開催された際、その前日に行われた学会恒例の生命倫理コロッキウムである。テーマは「医療情報と倫理」であり、登壇者は、本書の執筆陣に加わっている石川澄、石井トク、板井孝壱郎と越智貢であった。石川が医師、石井が看護師、板井が医療倫理学者の立場で議論に参加し、越智がコーディネーターを務めた。三氏の主張は、期せずして患者のプライバシーの問題に集中した。そこから、患者の権利と公益とのバランスをどのように考えるべきかといった問題や、医療情報を扱う者の信頼をどのように確保するかといった問題に収斂していったように記憶している。

二〇〇一年は、経済産業省が、電子カルテの普及のために、システム開発や導入を支援する事業を始めた年であり、また日本医師会が、全国の診療所や病院を結ぶ電子ネットワークを構築し、医療情報を送受信する実験を開始した年でもあった。そのため、患者のプライバシーをどのように考え、どのように守るかといった問題が多くの人々の関心の的になっていた。先のコロッキウムにおける議論は、そうした関心を強く反映していたように思われる。

このコロッキウムの成果をより深い次元で世に問おうとするところから、本書の計画が始まっている。執筆体制は、先の四名が核となり、これに医療情報に詳しく、また日頃からそれに接している専門家が加わる形で構成された。それゆえ、コロッキウムと同様、本書においても、医師、看護師、倫理学研究者などの異なった立場から、医療情報と倫理をめぐる問題にアプローチする方針が貫かれている。ただし、執筆者の専門を配慮して、本書を内容の点でいくつかに分けることにした。すなわち、IT（情報技術）、疫学、調査研究、診療、EBM、看護の六部である。

第Ⅰ部「IT（情報技術）の活用における医療情報と倫理問題」で、荒木は、宮崎健康福祉ネットワーク（「はにわネット」）を分析する中で、地域医療情報連携システムの実態や課題を明らかにし（第1章）、石川は、日本医療情報学会で蓄積された議論や勤務大学での経験をもとにして、医療情報の開示や医療記録の共有化のためのシステム設計の指針について検討している（第2章）。

第Ⅱ部「疫学研究における医療情報と倫理問題」で、中村は、疫学研究と情報や倫理との関わりから、日本政府の倫理指針の問題点を指摘し、あわせて個人情報保護を配慮するための基本的条件などを模索しており（第3章）、掛江は、疫学研究におけるプライバシーの位置づけから、同意の原則をめぐる議論を展開し、それらが信頼に収斂する問題であることを指摘している（第4章）。

第Ⅲ部「大規模調査研究における医療情報と倫理問題」で、奥野は、外国の集団データベースを例にして、そのメリットやとりわけ個人情報の取り扱いに関する倫理上の問題について詳しい議論を展開し（第5章）、中野は、疫学や公衆衛生学の立場から、地域保健情報を扱う際の倫理の問題を論じつつ、それが結局当該情報に関わる人々の信頼関係にかかっていると主張している（第6章）。

第Ⅳ部「診療現場における医療情報と倫理問題」で、桑原は、プライマリ・ケアの立場から、患者の身近な関心や問題意識を取り上げて、開業医と医療情報の問題を論じており（第7章）、越智は、日本にお

ける インフォームド・コンセント理解の中に、日本独特の解釈が貫かれており、そこに信頼の問題が伏在している点を明らかにしている（第8章）。

第Ⅴ部「EBM・NBMにおける医療情報と倫理問題」で、板井は、EBMの問題を取り上げ、そこにマニュアル医療などの問題点が潜んでいることを指摘して、それを克服しうる臨床決断のための方法を提案しており（第9章）、坪井は、EBM克服の手法としてNBMに注目し、そこで用いられるナラティブ（物語）の意義を、情報や対話そして臨床医療などの観点から検討している（第10章）。

第Ⅵ部「看護における医療情報と倫理問題」で、山内は、看護情報学の領域における情報倫理の問題を取り上げ、各国の取り組みや日本の現状を紹介しつつ、看護情報倫理の諸問題を論じ（第11章）、石井は、看護学の視点から、医療情報に関わる多面的な問題点を明らかにし、さらにそこから病院情報システムやプライバシーの問題を分析している（第12章）。なお、石井論文は「看護と情報に関する倫理」（『情報科学』〈医学書院、二〇〇四〉所収）の再録である。

そして、これらの論考の後に、読者の利便を考えて、「個人情報の保護に関する法律」や各種の関連ガイドライン等、五つの資料を添付した。

この四年間のうちに、医療情報に関する多くの文献が出版されたが、本書ほど多角的にアプローチしたものは少ない。むろん、十二編の論文は、医療情報における倫理問題に関して共通した主張を目指して書かれているわけではない。それぞれの専門の立場から捉えられた具体的な問題を通して、執筆者それぞれの主張がなされている。それゆえ、たとえば「情報」という術語ですら、執筆者により異なった使い方がされている。それを編者の立場で統一しようとはしなかった。執筆者の学術的な意図を尊重するためでもあるが、それ以上に、個々の術語に明確な定義がなく、これまでも専門領域に応じて独自の解釈が行われてきたことをそのまま残しておきたかったからである。

今日、医療情報への関心は、ひところと比べれば沈静化しているように感じられる。だが、だからこそ、本書を上梓する意味が深まったと言えるかもしれない。インターネットの世界を見ればわかるように、不正アクセスやプライバシー侵害の事件は跡を絶たない。万一、電子ネットワーク上の医療情報にこの種の危険が及んだら、きわめて深刻な事態が生じるにちがいない。その意味では、医療情報に関する危険性はこれまで以上に増大していると言ってよいように思われる。本書の出版が必要とされる所以である。

最後に、早い出版を期待されながらも、執筆者や編者の事情により予想以上に遅れてしまったことを、編者を代表してお詫びしておきたい。それだけに、当初の予定通り十二名の執筆者による論考が揃い、四年前のコロッキウムの意図がそのままの形で論文集に結実したことは編者の望外の喜びである。

二〇〇五年一月

越智　貢

医療情報と生命倫理◉目次

はじめに

第Ⅰ部　ＩＴ（情報技術）の活用における医療情報と倫理問題

第4章 疫学研究とバイオエシックス

──観察疫学研究における同意と信頼の重要性──……………………………掛江直子

第Ⅳ部 診療現場における医療情報と倫理問題

第7章 開業医から見た医療情報倫理
――プライマリ・ケア医の立場での医療情報倫理――……………桑原正彦

第10章 医療情報と物語——NBMの視点——……坪井雅史

第Ⅵ部 看護における医療情報と倫理問題

第Ⅰ部　ＩＴ（情報技術）の活用における医療情報と倫理問題

第1章　ＩＴ（情報技術）を活用した地域医療情報ネットワーク

——宮崎健康福祉ネットワーク——

1　はじめに

われわれが、最初に地域医療情報連携システムの具体的な提案を、宮崎県医師会および宮崎県福祉保健課に対して行ったのは、平成十二年秋のことであった。その頃は、早くて五年後には、ぜひ、コンピュータネットワークを活用した医療情報連携システムを実現したいと述べたのを覚えている。その後、医療における強力なＩＴ化支援を受けて、ほぼ予定していたシステムが、現在（平成十五年秋）、実診療において利用されている。この分野が、ドッグイヤーと呼ばれていることを、まさに具現化した形となった。

地域医療情報連携システムは前例のないものだけに、これまでの開発、導入の経過は難問の連続であり、今なお多くの課題を抱えている。しかし、一方で地域住民（患者のみならず健常者も含めて）や医療関係者から多くの賛同を得て、さらなる普及、活用促進が強く望まれているのも事実である。本章では、宮崎健康福祉ネットワーク（通称「はにわネット」）の取り組みを紹介するとともに、アンケートによる調査を踏まえて、地域医療情報連携システムの評価と課題について考察を述べたい。

2　地域医療情報ネットワークの意義

一般論として地域医療情報ネットワークの意義には、以下のものが挙げられる。

（ア）医療機関の間での情報連携（病―診連携、病―病連携）に伴うもの

（1）医療水準の地域格差是正
（2）医療行為の重複減少による医療の効率化
（3）地域での大型検査機器共同利用の推進
（4）救急時の患者状態把握の円滑化
（5）紹介、逆紹介時の情報伝達の円滑化（迅速、大量、正確）
（6）転院時の継続医療の円滑化（転院時の作業の省力化等）
（7）転院の円滑化による病院在院日数の短縮
（8）診療所への逆紹介円滑化による診療所外来患者数増
（9）クリニカルパスの継続性確保（地域クリニカルパスの実現等）
（10）施設間情報連携の円滑化による患者への安心感向上
（11）施設間情報連携の正確化による医療事故防止
（12）感染情報の施設間情報連携による感染対策の向上

（イ）医療機関と薬局の間での情報連携（医薬連携）に伴うもの

(1) 薬局での服薬指導の正確化、効率化
(2) 薬局から医療機関への服薬情報のフィードバック
(3) 処方の重複減少による医療の効率化
(ウ) 医療機関と在宅医療の連携に伴うもの
(1) 在宅医療の高度化、効率化
(2) 入院から在宅医療への転換促進
(エ) 患者への個人情報開示の効率化に伴うもの
(1) 患者サービス向上
(2) インフォームド・コンセントの円滑化
(3) 患者の治療意欲向上
(4) 患者教育の推進
(オ) 診療情報のネットワークセンターでの長期(永久)保存に伴うもの
(1) カルテの長期(永久)保存の保証
(2) 廃院となった医療機関の情報散逸防止
(3) 情報の改ざん防止
(4) 一地域一患者一カルテの実現
(カ) 施設をまたがって蓄積された情報の二次利用によるもの
(1) ＥＢＭの根拠データ収集等の研究推進

（2）薬剤の臨床試験（治験）の推進
（3）医学教育への活用
（4）経営情報の施設間比較による経営効率化
（5）診療コスト情報の分析による医療制度の適正化

現時点で、これらの意義をすべて実現している地域医療情報ネットワークは存在しない。また、情報の二次利用は地域医療情報ネットワークの主たる目的ではないため、意義として挙げるには検討の余地がある。

3　プロジェクトの経緯

ドルフィンプロジェクトとは、熊本・宮崎において共同で実運用中の地域医療情報連携事業である。平成十三年度に経済産業省の事業、平成十四年度に厚生労働省の事業として実証試験を行い、宮崎地域では「はにわネット」、熊本地域では「ひごメド」という名称で実患者において運用されている。「はにわネット」においては、平成十四年八月に、宮崎県医師会、宮崎大学医学部附属病院（当時宮崎医科大学）、宮崎県の協調体制の下に、宮崎健康福祉ネットワーク協議会が設立され、事業の実施母体となっている。本協議会は有限責任中間法人に移行予定である。

4　宮崎健康福祉ネットワーク（通称「はにわネット」）の概要

患者、診療所、病院、薬局、検査センターで利用可能な電子カルテおよび共同利用サーバーを開発し、全県的でセキュアな健康福祉情報ネットワークを構築し、実患者で運用している。

「はにわネット」の特徴として、以下の三つを挙げることができる。

・二種類の電子カルテの新規開発
・セキュアネットワークとアクセス管理機能
・システム間連携のオープン化・疎結合化

以下、これらの特徴を含めて、概要を説明する。

（ア）二種類の電子カルテの新規開発（図1、2）

診療所外来電子カルテ（以下「ドルフィン電子カルテ」という）とＷｅｂブラウザで入力参照可能な電子カルテ（以下「Ｗｅｂ電子カルテ」という）の二種類の電子カルテシステムを開発し、利用者と目的に応じて使い分ける。いずれの電子カルテシステムとも、確定保存時に文書のアクセス権が設定可能であり、情報の共有範囲も自由に管理可能である。

患者は、Ｗｅｂ電子カルテを利用して自身のカルテを参照し、日々の健康記録を入力する。健康記録は日常の客観的データを医療機関に提供し、さらに医療機関と患者のコミュニケーション手段となる。

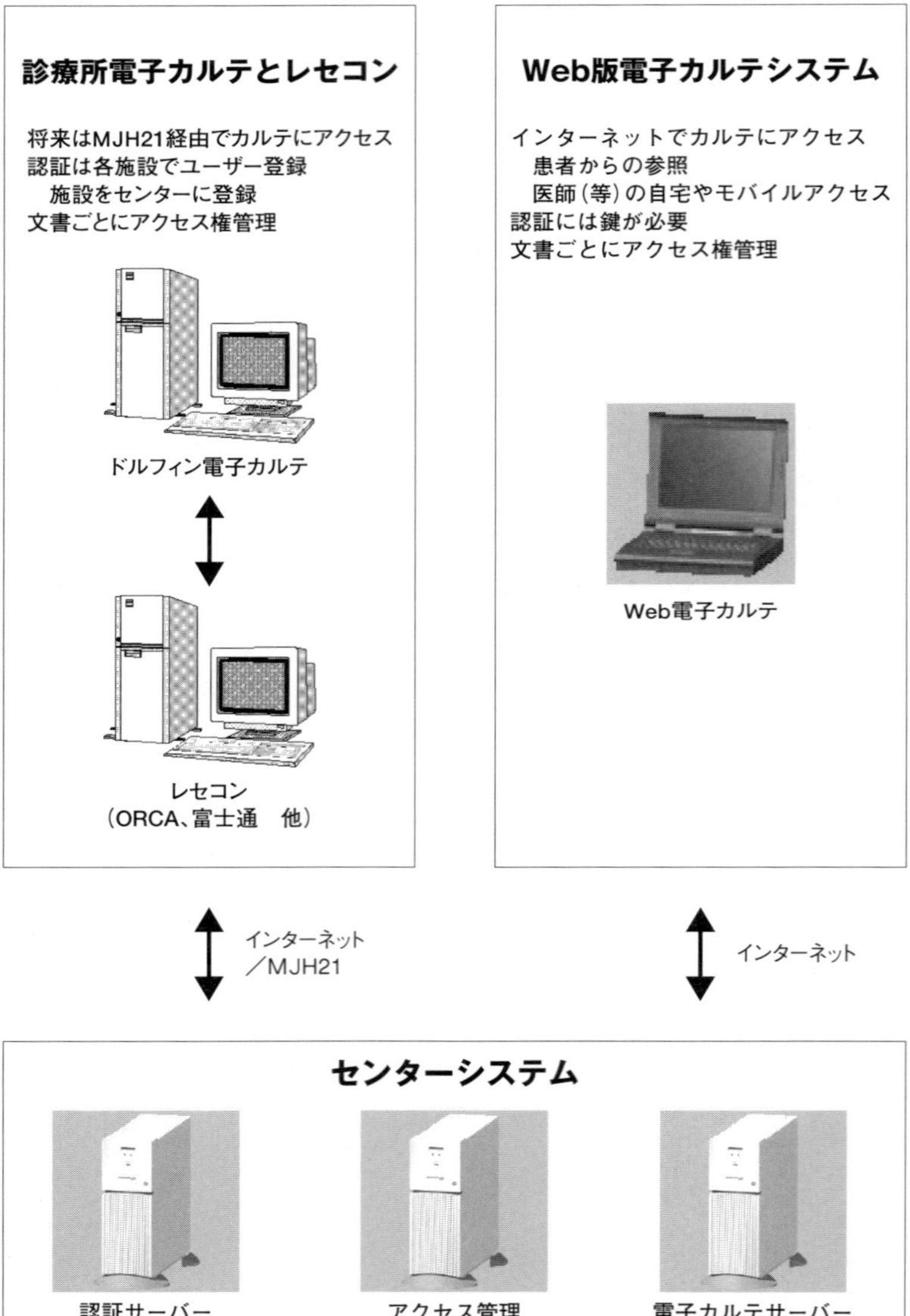
診療所電子カルテとレセコン
将来はMJH21経由でカルテにアクセス
認証は各施設でユーザー登録
施設をセンターに登録
文書ごとにアクセス権管理
ドルフィン電子カルテ
レセコン
(ORCA、富士通　他)
Web版電子カルテシステム
インターネットでカルテにアクセス
患者からの参照
医師(等)の自宅やモバイルアクセス
認証には鍵が必要
文書ごとにアクセス権管理
Web電子カルテ
インターネット
／MJH21
インターネット
センターシステム
認証サーバー
アクセス管理
サーバー
電子カルテサーバー
文書のバックアップ
文書の連携

図１　電子カルテシステム

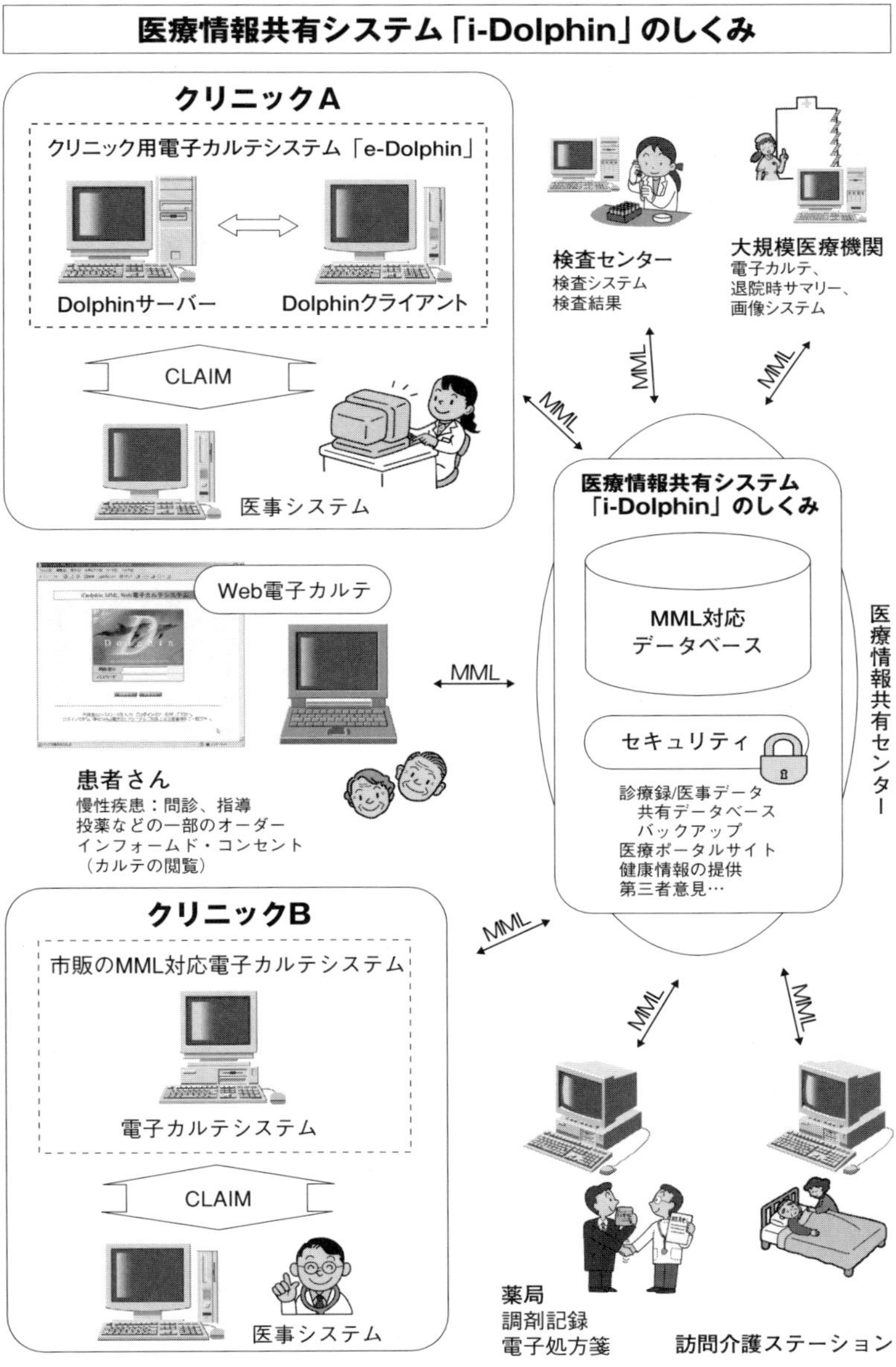

図２　はにわネット　ネットワーク構成

診療所では、ドルフィン電子カルテを用いてオーダリングや診療の記録を行う。ドルフィン電子カルテは、ＣＬＡＩＭフォーマットで日本医師会が開発した日医標準レセプトソフトと接続され、窓口会計処理が行われる。医師は、診療所以外では、Ｗｅｂ電子カルテを用いて自施設のカルテや他施設のアクセス権のあるカルテを参照し、入力することができる。

病院では、ドルフィン電子カルテもしくはＷｅｂ電子カルテを用いて、アクセス権のあるカルテを参照し、紹介状（逆紹介状）の入力を行う。

薬局では、Ｗｅｂ電子カルテを用いて、院外処方箋を持参した患者のカルテを参照し、服薬状況などを入力する。従来、医薬連携において薬剤師から医師への情報伝達手段が希薄であったが、本「はにわネット」は有効な伝達手段を提供する。

検査センターは、検査結果を迅速にネットワークセンター経由で検査の依頼元の医療機関に送信する。また、検査結果患者ｉ－Ｍｏｄｅ通知システムにより、患者に検査結果が届いたことを知らせ、患者はＷｅｂ電子カルテにより結果を参照する。

ネットワークセンターは、ドルフィン電子カルテ、Ｗｅｂ電子カルテ、宮崎大学電子カルテ、検査センターからアップロードされる診療記録、紹介状、検歴データ、画像データなどのすべてのデータを取り込み、アクセス権管理、データベース登録を行う。

これらの患者情報以外に、リスクマネジメントのためのインシデントレポートシステムが運用される。

さらに重要な特徴として、システム間連携のオープン化、疎結合化を図っている。すなわち、

「はにわネット」を流れる患者データは、ＸＭＬ形式のＭＭＬ／ＣＬＡＩＭフォーマット（後述）を用いており、今後さまざまなベンダ（アプリケーション）が、ＭＭＬ／ＣＬＡＩＭインタフェースを実装することにより、容易に「はにわネット」に参入可能である。

（イ）セキュアネットワークとアクセス管理機能（図３）

「はにわネット」は、重要な個人情報を取り扱うために、セキュリティ対策や情報アクセスの権限のコントロールには最大限の注意を払って開発がなされている。

（1）認証・暗号化システム

ＰＫＩ（Public Key Infrastructure）に基づく認証サーバーにより参加機関と個人の認証、接続許可を行う。また、すべての通信経路において、データはＳＳＬ（Secure Sockets Layer）により暗号化され、個人情報のセキュリティが確保される。

（2）真正性保証システム

「はにわネット」ではすべてのカルテ文書は、個々にＸＭＬ（eXtensible Markup Language）ファイルでも保存されている。保存されたデータはハッシュ値を取ることにより真正性保証を行う。ハッシュ値とはデータから特殊な関数によって得られる値のことで、元のデータを変更するとハッシュ値も変わってしまうことから、データ改ざんの検出が可能である。ハッシュ値は、毎日、文書ごと、医療機関ごと、ネットワークセンター全体と段階的にまとめられ、ネットワークセンター全体のハッシュ値はメールで複数の監査担当者に送られる。

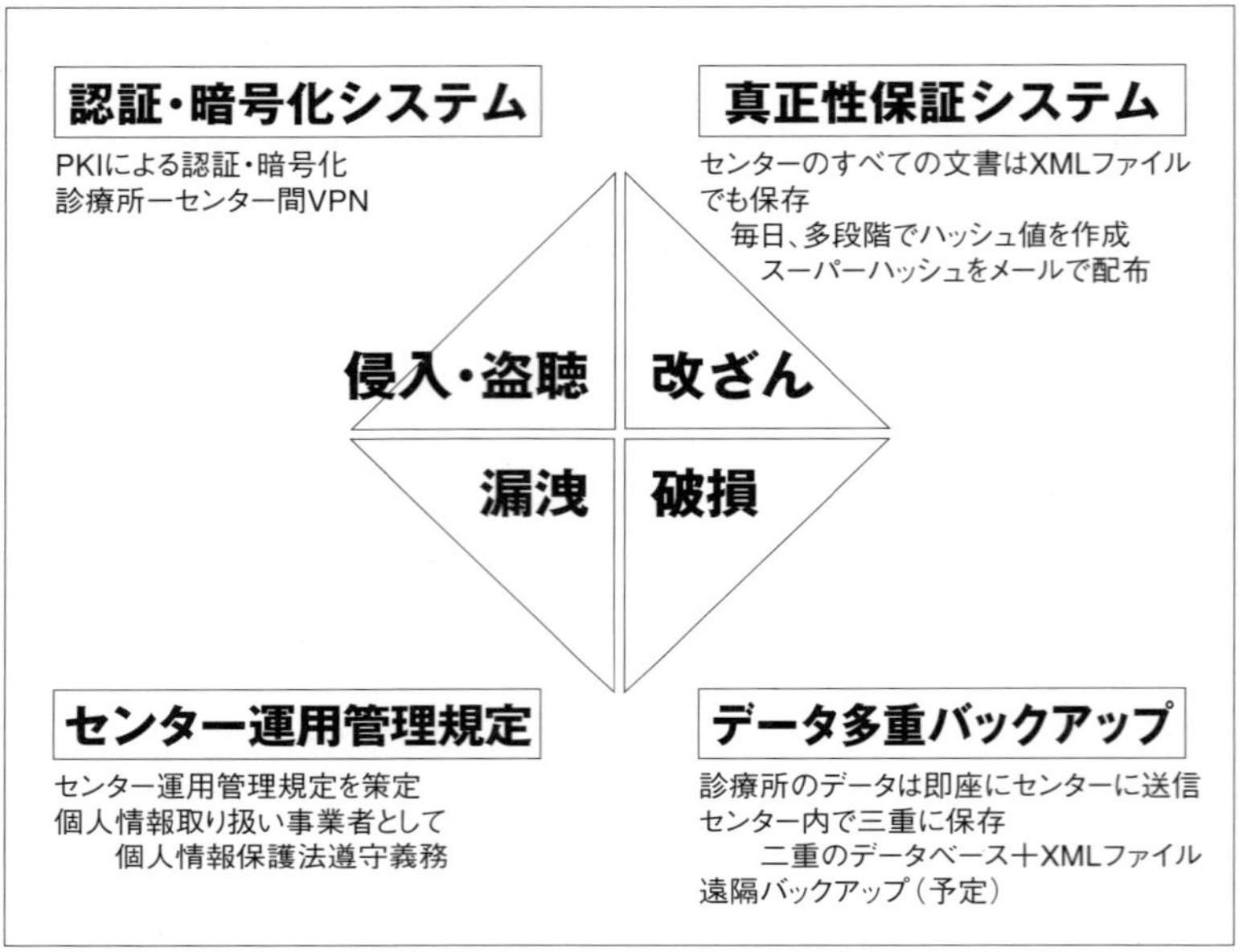

図３　はにわネット　セキュリティ

（3）データ多重バックアップ

「はにわネット」参加施設のデータは即座にネットワークセンターに送信され、ネットワークセンター内で三重に保存される。すなわち、データベースは正と副（シャドウと呼んでいる）の二つが別々のサーバーに存在し、さらに、真正性保証用としても利用されるXMLファイルが別途保存されている。近い将来には、同じドルフィンシステムを運用している他の地域との間で遠隔バックアップも予定している。

（4）ネットワークセンター運用管理規定

ネットワークセンターでは、個人情報取り扱い事業者として個人情報保護法遵守義務を果たすためにネットワークセンター運用管理規定を策定し、管理者レベルでの情報漏えい等の危険防止に努めている。

（5）アクセス権管理機能（図４）

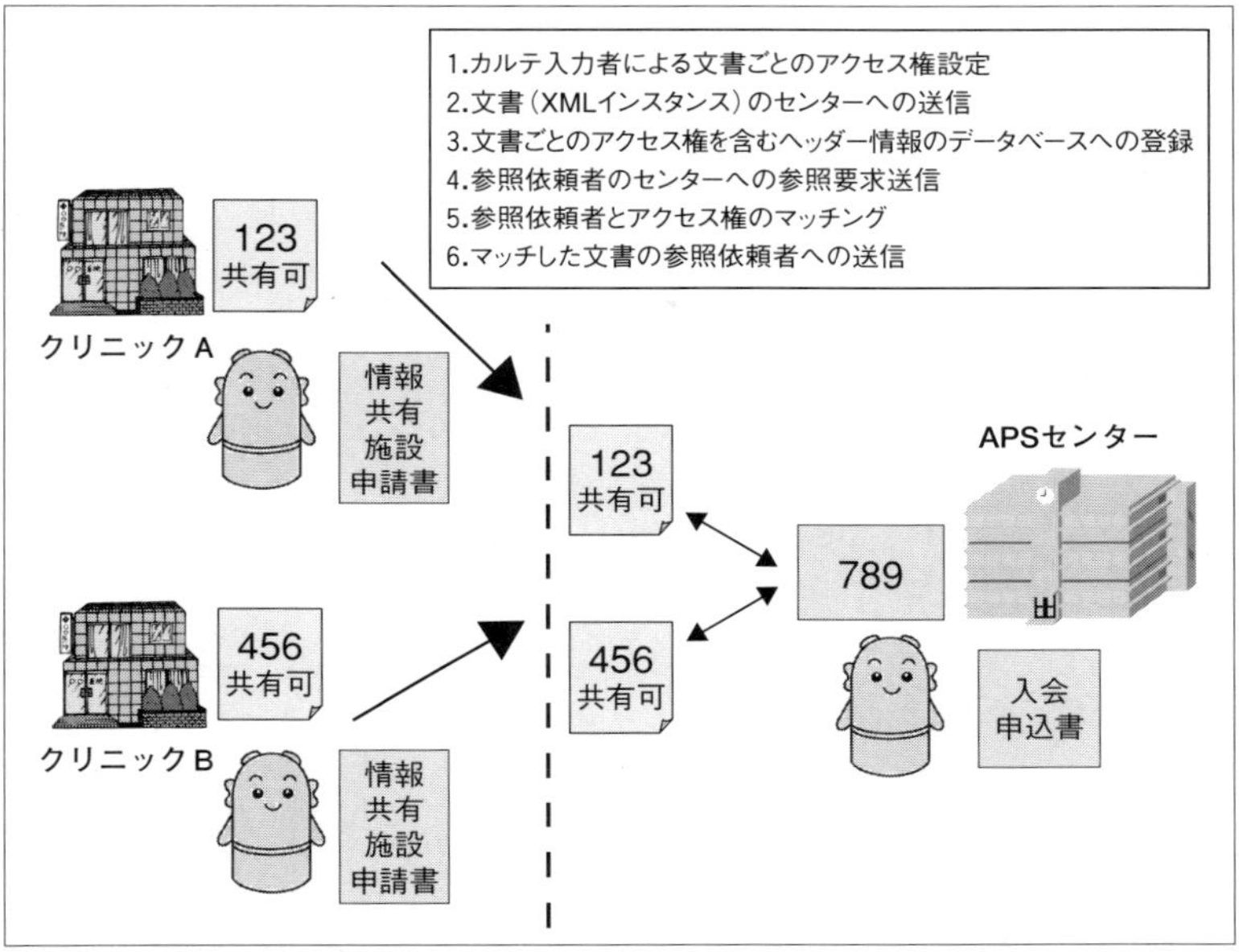

図4　文書のアクセス権制御

ネットワークセンターに蓄積されているカルテ文書情報を施設間で参照、共有するためには、以下のステップをすべて踏んでおく必要がある。

1. 患者の「はにわネット」への会員登録と地域個人IDの取得

地域で情報を共有するためには、地域で統一された個人IDが必須である（図の例では789）。現時点では、住民基本台帳システムのID等の公的IDは利用不可能であるために、「はにわネット」が独自に符番している。

2. 患者の施設受診（クリニックA）

患者が「はにわネット」に参加している施設（図の例ではクリニックA）に受診し、カルテ記載者がカルテ保存時に、「診療歴のある施設と共有可」としてカルテ保存を行う。また、患者は「情報共有施設申請書」

を施設に提出し、自身の地域個人ＩＤを施設に提示する。施設では、施設固有の個人ＩＤ（図の例では１２３）と地域個人ＩＤの紐付けをシステムを用いて行う。

3．患者の施設受診（クリニックＢ）

同様に、連携施設（図の例ではクリニックＢ）を受診した際にも、患者は「情報共有施設申請書」を施設に提出し、自身の地域個人ＩＤを施設に提示する。同様に、連携施設では施設固有の個人ＩＤ（図の例では４５６）と地域個人ＩＤの紐付けをシステムを用いて行う。

4．以上により、クリニックＡでのＩＤ１２３、クリニックＢでのＩＤ４５６、「はにわネット」での地域個人ＩＤ７８９が、システム的に同一であることが認識され、両施設間で相互にカルテ文書情報の参照、共有が可能となる。

このように、「はにわネット」では、患者とカルテ記載者（通常は医師）の両者が情報共有を許可しないと共有ができない仕組みとなっている。また、特定の施設、診療科、医師に対してのみ、共有を許可する設定も可能となっている。

（ウ）システム間連携のオープン化、疎結合化

前述のごとく、「はにわネット」ではＭＭＬ／ＣＬＡＩＭという二つの医療情報交換規約を用いて、システム間連携のオープン化、疎結合化を図っている。医療情報学会課題研究会「電子カルテ研究会」は、医療情報を施設間、あるいは異なる情報システム間で交換するための医療情報交換規約であるＭＭＬ（Medical Mark-up Language）の策定を一九九四年から開始し、二〇〇二年にはバー

ジョン3・0を公開し、製品レベルの電子カルテシステムに実装する段階に入っている。CLAIM（CLinical Accounting InforMation）は電子カルテ－医事会計システム連携のためのデータ交換の仕様であり、二〇〇一年五月にCLAIMバージョン2を公開し、こちらも実装され実患者で利用されている。MMLとCLAIMはXMLで記述されている。

5　実証実験の概要

平成十三年度の経産省プロジェクトと平成十四年度の厚労省プロジェクトにおいて、実証実験を行った。実証実験参加医療機関のクライアント、サーバーならびにネットワークセンターのサーバー群の稼働状況を監視するとともに、事務局スタッフが全参加施設を回り、対面によるアンケート調査を実施した。以下、主として、平成十四年度の厚労省プロジェクトのアンケート結果ならびに考察について述べる。

（ア）診療支援の有用性の検証（表1）

実証実験ユーザー（モニターを依頼した診療所、病院）が「電子カルテシステム」の機能（クライアント、サーバー機能）を利用することにより、診療支援に電子カルテを活用できるようになることで、本システムの有用性を検証する。

（1）結果

表1に結果を示す。各項目を五段階評価で評価し、平均点を示している。

表１　診療支援の有用性の検証（診療所、病院）

質問内容	n	平均値(H15)	平均値(H14)
診察時間の短縮に役立っていますか？	23	2.22	2.22
診察の質の向上に役立っていますか？	23	2.74	2.26
患者様への診療内容説明の効率化に役立っていますか？	23	2.61	2.21
医師の診察の作業量軽減に役立っていますか？	23	2.09	2.23
看護職員の作業量軽減に役立っていますか？	23	2.26	2.22
事務職員の作業量軽減に役立っていますか？	23	2.57	2.21
リスクマネジメント（医療事故防止）に役立っていますか？	23	2.57	2.27
患者様の立場に立って、患者様にとって役立っていますか？	22	2.86	2.29
予想として、貴院の経営的なコスト削減に役立ちますか？	23	2.74	2.25
予想として、貴院の患者増に役立ちますか？	22	2.64	2.26
（病院の場合）貴院の在院日数短縮に役立ちますか？	6	2.40	5

５：非常に良い　４：良い　３：普通　２：悪い　１：非常に悪い
ｎ＝回答者数

(2) 考察

診察時間の短縮、診察の質の向上、患者への診療内容説明の効率化、医師の診察の作業量軽減、看護職員の作業量軽減、事務職員の作業量軽減、リスクマネジメント（医療事故防止）、経営的なコスト削減、患者増、在院日数の短縮の、いずれにおいても医師の評価は低く、平均点が３点以下で、有効性を実証することはできなかった。電子カルテに慣れ、使いこなし、診療の一部となるまでは、診療支援の有効性は判断できないと考えられる。具体的な意見としても、「機能を使いこなせた上での評価が必要」「現状では、紙の方が作業が早い」「マック版が出来れば入力が楽になる」など、使いこなす以前の意見が大勢を占めていた。しかし、「電子カルテは診療の質の向上に必須の道具である」との意見も聞かれ、将来にわたっても診療支援にならないという評価ではないという印象であった。

（イ）施設間連携、患者連携の有用性の検証（表2）

実証実験ユーザー（モニターを依頼した診療所、病院、患者）がドルフィン電子カルテ、Ｗｅｂ電子カルテを利用することにより、施設間連携、患者連携に電子カルテを活用できるようになることで、本システムの有用性を検証する。

（1）結果

表2に結果を示す。各項目を五段階評価で評価し、各点数を入れた施設、患者の数と点数の平均点を示している。

（2）考察

「はにわネット」は、施設間連携、患者連携には役立つとの高い評価を得た。紙のカルテでは非効率というより、不可能な情報連携を「はにわネット」は提供しているという評価である。具体的に、「連携には非常に役立つし、患者の期待も大きい」という意見が寄せられた。

「はにわネット」で実現している施設間連携やカルテ開示機能は、医師から見ても患者から見ても有効であると判断された。とくに、患者から見た施設間連携、カルテ開示機能は平均4点以上の高得点で評価されており、昨今のセカンドオピニオンやインフォームド・コンセントを求める声を如実に反映しているものと思われる。患者にとって重要な機能は医療提供者側にとっても無視できるはずはなく、逆に医療機関の差別化の材料としても活用可能と思われる。すなわち、

表２　施設間連携、患者連携の有用性の検証

●診療所、病院

質問内容	n	1	2	3	4	5	平均
運用実験前において患者情報の施設間連携の意義をどう考えていましたか？	24	0	0	3	13	8	4.21
運用実験前において患者情報の患者様への開示の意義をどう考えていましたか？	24	0	1	8	12	3	3.71
現在（実験開始後）において患者情報の施設間連携の意義をどう考えますか？	23	0	1	3	13	6	4.04
現在(実験開始後)において患者情報の患者様への開示の意義をどう考えますか？	23	0	2	5	12	4	3.78
ドルフィンは患者情報の施設間連携に役立ちますか？	20	1	1	8	8	2	3.45
Web電子カルテは患者情報の施設間連携に役立ちますか？	20	1	2	5	10	2	3.50
両システムは患者情報の患者様への開示に役立ちますか？	20	1	2	7	9	1	3.35
両システムは医療の地域格差の是正に役立ちますか？	20	1	3	8	8	0	3.15

●患者

質問内容	n	1	2	3	4	5	平均
患者様の診療情報を施設間で連携・共有することの意義をどう考えますか？	9	0	1	0	4	4	4.22
患者様の診療情報を患者様へ開示(お見せ)することの意義をどう考えますか？	9	1	0	0	3	5	4.22
実際に、はにわネットに参加してみて、どう感じられましたか？	9	0	1	2	4	2	3.78

5：非常に役立っている
4：役立っている
3：普通
2：役立っていない
1：全く役立っていない
n＝回答者数

施設間連携やカルテ開示機能をもった電子カルテを活用している病院に患者が集まることが十分に考えられ、そのことが医療提供者側の地域連携型電子カルテ導入のインセンティブになることが予想される。患者本位のＩＴ化といえよう。

（ウ）施設間での情報共有の対象施設と対象データに関する検討（表３、４）

実証実験ユーザー（モニターを依頼した診療所医療関係者、患者を含む）がドルフィン電子カルテ、Ｗｅｂ電子カルテを用いる際の情報共有の対象施設と対象データに関する検討を行った。

（１）結果

表３、４に結果を示す。各項目を選択した施設、患者の数を示している。複数回答を可としている。

（２）考察

情報共有の対象施設については、医療機関は「患者様自身が情報共有を希望する施設」を最も多く選択し、患者は「紹介状または逆紹介状を出した施設」を最も多く選択している。言い換えると、医療機関は患者に情報共有の対象施設を選択してもらうことを希望し、患者は医療機関に情報共有の対象施設を選択してもらうことを希望しているとも取れる結果である。医療情報連携が一般化・日常化するまでは、明確な方針を医療機関、患者とも示し得ないと考えられる。地域連携は先進的な取り組みであるため、多様な考えに対応可能な柔軟なシステム設計が大切である。「はにわネット」のアクセス権コントロールは多様な設定が可能であるため、出来るところから

表3　情報共有の対象施設に関する検討

●診療所、病院

質問内容	n	a	b	c	d	e	f
貴院の電子カルテを見せる（アクセス権を与える）施設は、どのような範囲を考えていますか？（複数回答可）	25	3	5	16	5	5	0

●患者

質問内容	n	a	b	c	d	e	f
患者様自身の希望として、電子カルテを見せる（アクセス権を与える）施設は、どのような範囲を考えていますか？（複数回答可）	42	4	8	7	2	21	1

a：はにわネットに参加する全施設
b：患者様が過去、未来に受診している（する）全施設
c：患者様自身が情報共有を希望する施設
d：貴院が頻繁に連携を行っている施設
e：紹介状または逆紹介状を出した施設
f：他施設に見せることは考えていない
n＝回答者数

表4　施設間での情報共有の対象データに関する検討

●診療所、病院

質問内容	n	a	b	c	d	e	f	g
貴院の電子カルテを他施設に見せる情報の種別について（複数回答可）	25	9	6	10	9	12	10	0

●患者

質問内容	n	a	b	c	d	e	f	g
患者様自身の希望として、電子カルテ情報のうち他施設に見せてもよい情報の種別について、どのような範囲を考えていますか？（複数回答可）	42	12	15	13	8	19	7	0

a：すべてのカルテ情報
b：検歴
c：処方歴
d：病名
e：サマリーのような、まとめられた情報
f：検査の報告書
g：他施設に見せることは考えていない
n＝回答者数

始め、患者への啓発が進めば、さらに突っ込んだ情報共有を図るという段階的導入が可能である。
情報共有の対象データについては、医療機関、患者とも、とくに多く選択された項目はなく、こちらも明確な方針を医療機関、患者とも示し得ないと考えられる。

（エ）患者との情報共有（カルテ開示）の対象患者と対象データに関する検討（表5）

実証実験ユーザー（モニターを依頼した診療所医療関係者、患者を含む）がドルフィン電子カルテ、Ｗｅｂ電子カルテを用いる際の患者との情報共有（カルテ開示）の対象患者と対象データに関する検討を行った。

（1）結果

表5に結果を示す。各項目を選択した施設、患者の数を示している。複数回答を可としている。

（2）考察

診療所、病院が電子カルテに入力されたカルテ情報を共有（開示）する対象患者は、「患者様自身が望むことを条件に、個別の状況で判断」すると答えたのが最も多かった。また、「患者様に開示することは考えていない」と答えた施設なく、「全患者」と答えた施設も二五％見られた。カルテ開示を患者サービスと捉えて、積極的に取り組もうとしている姿勢がうかがえる。

患者との共有対象データについては、医療機関と患者では意見が異なり、医療機関では意見が分かれたのに対して、患者は「すべてのカルテ情報」および「カルテを見たいとは思わない」と答えた者が多数を占めた。患者にとっては、見ないか、全部見るか、どちらかであり、部分的に

表5　患者との情報共有（カルテ開示）の対象患者と対象データに関する検討

●診療所、病院

質問内容	n	a	b	c	d	e	f
貴院の電子カルテを開示する（アクセス権を与える）患者は、どのような範囲を考えていますか？	25	6	1	2	15	0	0

a：貴院に受診した全患者
b：がん、精神病など特定の疾患群以外の全患者
c：個別の状況で判断
d：患者様自身が望むことを条件に、個別の状況で判断
e：患者様に開示することは考えていない
f：現時点ではまったく判断できない　　n＝回答者数

●診療所、病院

質問内容	n	a	b	c	d	e	f	g	h	i	j
貴院の電子カルテを開示する情報の種別について、どのような範囲を考えていますか？（複数回答可）	25	6	6	4	9	3	2	7	11	4	0

a：すべてのカルテ情報
b：検歴すべて
c：検歴の一部
d：処方歴のすべて
e：処方歴の一部
f：病名のすべて
g：病名の一部
h：サマリーのような、まとめられた情報
i：特別に患者様説明用に作成された文書
j：患者に見せることは考えていない　　n＝回答者数

●患者

質問内容	n	a	b	c	d	e	f	g	h	i	j
貴院の電子カルテを開示する情報の種別について、どのような範囲を考えていますか？（複数回答可）	41	21	3	1	2	1	3	1	0	1	15

a：すべてのカルテ情報
b：検査結果のすべて
c：検査結果の一部
d：処方歴（薬）のすべて
e：処方歴（薬）の一部
f：病名のすべて
g：病名の一部
h：サマリーのような、まとめられた情報
i：特別に患者様説明用に作成された文書
j：カルテを見たいとは思わない　　n＝回答者数

表6　施設間での情報共有の説明と同意に関する検討

●診療所、病院

質問内容	n	a	b	c
貴院のカルテを他施設に見せる場合の患者様への対応について	25	1	4	20

●患者

質問内容	n	a	b	c
患者様のカルテを他施設に見せる場合の患者様への対応について	42	7	27	8

a：説明も同意書も不要と考える
b：説明は必要であるが、同意書は不要である
c：説明も同意書も必要である
n＝回答者数

見ることは好まれないようである。

（オ）施設間での情報共有の説明と同意に関する検討（表6）

実証実験ユーザー（モニターを依頼した診療所医療関係者、患者を含む）がドルフィン電子カルテ、Ｗｅｂ電子カルテを用いる際の説明と同意に関する検討を行った。

（1）結果

表6に結果を示す。各項目を選択した施設、患者の数を示している。

（2）考察

医療機関と患者では対照的な結果となった。医療機関は同意書を必要と考えているが、一方、患者は同意書を不要と考えるものが多かった。医療機関の方が、トラブルを防止するために慎重な姿勢を見せていると考えられる。

（カ）患者との情報共有（カルテ開示）の説明と同意に関する検討（表7）

実証実験ユーザー（モニターを依頼した診療所医療関係者、患者

表７　患者との情報共有（カルテ開示）の説明と同意に関する検討

●診療所、病院

質問内容	n	a	b	c	d	e	f
貴院のカルテを開示する場合の患者様への対応について	25	2	4	2	12	6	0

a：説明も同意書も不要と考える
b：本人への説明は必要であるが、同意書は不要である
c：本人と家族への説明は必要であるが、同意書は不要である
d：本人への説明も同意書も必要である
e：本人と家族への説明も同意書も必要である
f：患者へ見せることは考えていない
n＝回答者数

●患者

質問内容	n	a	b	c	d	e	f
診療情報を提示する場合の患者様への対応について	41	2	8	11	4	1	15

a：説明も同意書も不要と考える
b：本人への説明は必要であるが、同意書は不要である
c：本人と家族への説明は必要であるが、同意書は不要である
d：本人への説明も同意書も必要である
e：本人と家族への説明も同意書も必要である
f：カルテを見たいとは思わない
n＝回答者数

表８　Web電子カルテによる患者自身のデータ入力の有用性の検証

●診療所、病院

質問内容	n	1	2	3	4	5	平均
Web電子カルテを用いて、患者様自身がカルテ入力をすることについて、診療所の医師としてどう思いますか？	17	1	3	4	7	2	3.35

●患者

質問内容	n	1	2	3	4	5	平均
Web電子カルテを用いて、患者様自身がカルテ入力をすることについて、どう思いますか？	7	0	0	3	3	1	3.71

5：非常に良い
4：良い
3：普通
2：悪い
1：非常に悪い
n＝回答者数

を含む）がドルフィン電子カルテ、Ｗｅｂ電子カルテを用いる際の説明と同意に関する検討を行った。

（１）結果

表７に結果を示す。各項目を選択した施設、患者の数を示している。

（２）考察

前項と似たような結果となった。すなわち、医療機関は同意書を必要と考えているが、一方、患者は同意書を不要と考える者が多かった。

（キ）Ｗｅｂによる患者自身のデータ入力の有用性の検証（表８）

実証実験ユーザー（モニターを依頼した診療所医療関係者、患者を含む）がＷｅｂ電子カルテを利用することにより、健康福祉情報を入力できるようになることで本システムの有用性を検証する。

（１）結果

表８に結果を示す。各項目を選択した施設、患者の数を示している。

（２）考察

本調査は、患者が自分自身の日常の血圧や気分などの健康福祉情報をＷｅｂ電子カルテを用いて入力し、それを医師が参照する機能を対象としている。有効性の点数は、医師３・３５点、患者３・７１点と似たような結果となっている。「非常に良い」が意外と少なかったのは、医師から見た場合、必要以上の要求を患者から聞くことになるのでは、という危惧があるのかも知れない。実際に、「入力された内容に返事が出せない、負担になる可能性あり」「医師のコメントに対する患者さんの意見はない方がよい」という意見も寄せられた。また、患者にとっては、患者がカルテを書くということの理解が不十分であったかもしれない。実際、「Ｗｅｂ電子カルテを通じた情報のやりとりに、〝お金〟が生じてくる・こないの問題は？」という疑問も寄せられた。今後、患者の医療への参加を促すための啓発が必要と感じられた。

（ク）セキュリティ機能の信頼性の検証（表９）

実証実験ユーザー（モニターを依頼した診療所医療関係者、患者を含む）がセキュリティ機能について信頼しているかを検証する。

（１）結果

表９に結果を示す。各項目を選択した施設、患者の数を示している。

（２）考察

セキュリティについては、技術的側面が強いために判断に苦慮している様子であった。医師からは、「この項目の評価は専門家でなければ難しい」「このシステムはまだ良く理解できていませんので不明です」といった不明とする意見が多かったが、一方で「利用者認証については、ＩＣカードなどの使用が必要になると感じている」との示唆的な意見も寄せられた。患者についても同様で、「すべての接続コンピュータにおいて安全性はあり得ない」「セキュリティに関しては、どの程度守られているのかわかりませんでした」「システム面からみた安全性はまったくわから

表9　セキュリティ機能の信頼性の検証

●診療所、病院

質問内容	n	1	2	3	4	5
患者情報の外部への漏洩に対する安全性はどう思いますか？	22	1	1	14	5	1
患者情報の意図的な改ざんに対する安全性はどう思いますか？	22	0	2	13	6	1
利用者認証の安全性（成りすましの防止等）はどう思いますか？	21	1	0	16	4	0
アクセス権の設定は意図したとおりに実行されていますか？	18	0	0	10	8	0
診療所カルテ文書とセンターのカルテ文書に違いはないですか？	13	0	0	9	4	0
センターサーバーのデータ保存の安定性はどう思いますか？	17	0	1	9	6	0
診療所サーバーのデータ保存の安定性はどう思いますか？	18	0	1	10	7	0

●患者

質問内容	n	1	2	3	4	5
患者様の診療情報が外部へ漏洩する恐れに対する安全性はどう思いますか？	7	0	2	5	0	0
患者様の診療情報が共有希望施設以外で閲覧されていないか不安がありますか？	7	1	2	4	0	0
患者様の診療情報が意図的に改ざんされないか不安がありますか？	7	0	3	1	2	1
利用者認証の安全性（成りすましの防止等）はどう思いますか？	7	0	3	4	0	0
IDカードやパスワードを患者様自身で管理することについてはどう思いますか？	7	0	3	0	2	2

5：まったく問題ない
4：問題ない
3：問題ないと思われるが断言できない
2：問題がある
1：明らかに問題がある
n＝回答者数

ない」「いったんWeb上に載せたデータは、人間が扱う限り問題なしと考えるべきではないと思う」といった不明、もしくは一般論が中心であった。PKIによる認証が電子マネーレベルにあることを説明しても、IT社会に対する漠然とした不安感は永久になくならないのかもしれない。

実証試験を終えて総合的に評価すると、以下の三点に集約される。

（1）実証実験の段階としては、診療効率と質の向上を評価するのは難しかった。
（2）施設間連携の有効性は医師、患者とも十分に認識しており、プロジェクト最大の目標（地域医療情報の共有の実現と有効性の実証）は達せられた。
（3）患者からの評価が高く、地域医療情報の共有は患者本位の医療につながることが証明された。

これら以外に、セキュリティに関しては、技術的な保証以外にも不安感を払拭させるための啓発が必要であった。また、アクセス権の設定においては一律のポリシーを押し付けるのではなく、段階的に広げていく柔軟性が必要であった。

6　地域医療情報連携の課題と「はにわネット」の今後

地域医療情報連携は先進的なプロジェクトであり、多くの課題を抱えているが、最も大きな障壁は電子カルテ普及率の低さである。当然のことであるが、電子カルテの普及率が低い状況では連携は成立しない。

電子メールの利用者が増えることによってさらに電子メールが普及したように、まずは電子カルテ普及率を高める必要がある。そのためには、システム価格の低廉化、システム操作性の向上、電子カルテバリエーションの増加、フォローアップ体制の確立などが重要である。はにわネット協議会では地域連携に病院の参加は不可欠と考え、病院向け連携電子カルテ「IZANAMI」(Intelligent Zero-Aborting NAvigation system for Medical Information) を開発中である。IZANAMIの特徴としては、（１）「はにわネット」の地域連携に完全対応、（２）短期導入、利便性、低コストを目標に開発、（３）地域連携クリニカルパス機能、（４）便利なスタンプ機能（セット登録）、（５）日医標準レセプトソフト完全対応、などがある。とくに（２）については、ネットワークセンター集中管理方式（ＡＳＰ方式）によるメンテナンスの効率化を図る。

7　参考サイト

「はにわネット」ホームページ：http://www.haniwa-net.jp/
MedXML コンソーシアム：http://www.medxml.net/
Seagaia Meeting ホームページ：http://www.seagaia.org/
Extensible Markup Language（XML）1.0 W3C Recommendation 10-February-1998：http://www.w3.org/TR/1998/REC-xml-19980210
ドルフィンプロジェクト：http://www.kuh.kumamoto-u.ac.jp/dolphin/

荒木賢二

第2章　医療情報の活用と倫理

はじめに

医療は進歩とともに複雑さが増し、患者をはじめ一般人にそのプロセスはますます分かりにくくなっている。一方で、重大な医療ミスが顕在化する中で、「開かれた医療」を合言葉に透明性の担保が強く求められている。

医療従事者は、当然のことながら患者の期待に応えることを普遍の目標として、献身的努力をしているにもかかわらず、結果として期待を裏切ることが起こり得る。たとえ患者の期待に沿わない結果であろうとも、それに至るプロセスと成果の説明責任を果たす必要があり、それを担保するメディアが、診療録・看護記録に代表される医療情報である。

1　医療情報は誰のモノか

情報はモノではない。その意味で誰の所有物であるかという議論は正しくない。

医療は健康の保持と危機管理に対する社会サービスであると位置づければ、医療の受益者にとっては、過程と結果が示されることは当然の権利といえる。問題は、カルテに代表される医療記録がそのまま提示されることによって、受益者がそれを理解し得、治療法の選択および自らの療養に役立つか、さらにそのことが医療の質の向上をもたらすかにありはしないか。すなわち医療の記録の価値は、単なる医療行為の記録ではなく、①医療提供者の思考と行為過程、②チーム医療の展開、③医療行為の公式証明、④患者と医療提供者とのコミュニケーションによるテーラーメイド医療のほか、⑤トランスレーショナル研究や教育、⑥公共社会の健康安全と危機管理のよりどころに集約される。①〜④は、患者の直接利益のための利用であり、このような利用形態を筆者は「第一次利用」と呼ぶ。さらに、⑤⑥のように患者本人には還元されないかもしれないが、社会全体の利益のための利用を「第二次利用」と定義し、患者の尊厳と意思を最優先する医療に関わる患者の個人情報の取り扱いを区別する（図1）。

2　患者が情報開示するとき、情報開示を受けるとき

患者のニーズは、適時に的確な医療の提供を受けることである。そのために、信頼できる医師に自らのプライバシーをさらけ出すのである。医師をはじめ、医療専門職は守秘義務を負うとともに、まずは患者の健康保持と危機管理のために必要な情報を駆使して、患者の期待に最大の努力を払う。

当然のことながら、受益者である患者および家族はその内容と流通先を知る権利を持っている。その際のよりどころとなるのが医療記録であるが、専門性が高い内容をそのまま示すだけでよいのか。そのプロセスと成果についての「開示に堪える医療記録の作成」が強く求められる。

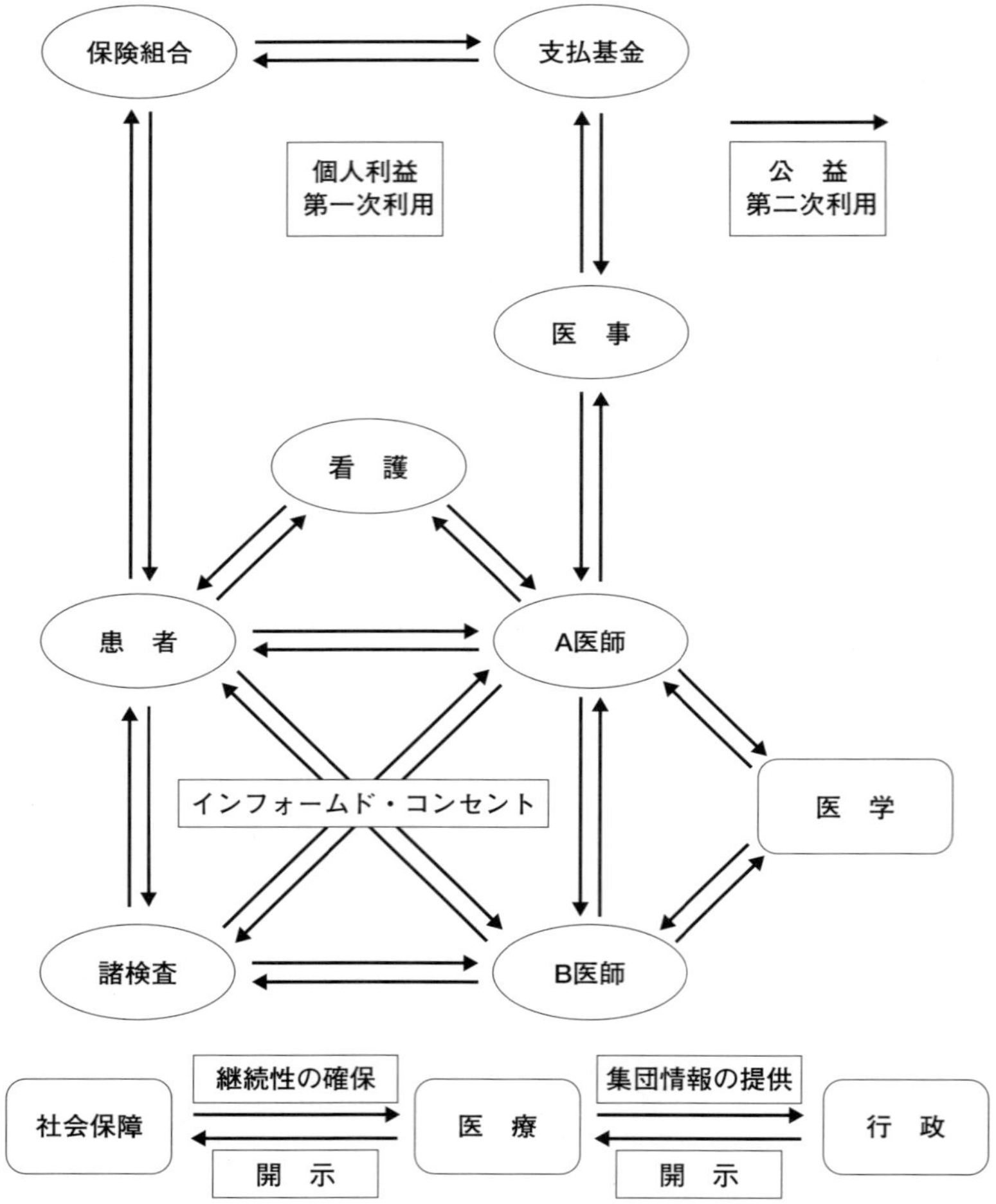

図1　社会における患者情報の流通の視野

医療の専門職としていま一度行わなければならないことは、患者中心の医療を展開するという視点から、患者の医療記録を、誰がどのように書き、どう利用できるか・利用すべきか、患者に示すとすればどのような表現が必要かを再検討することである（図２）。

3　開示に堪える医療の記録とは

ＩＴの進歩は、「電子カルテ」という言葉をキーワードに医療情報のシステム化を促進しようとしている。医療情報の電子化は、コンピュータやインターネット技術を使うことが目的ではない。紙面への手書きの時代にはできなかった医療の質と安全性をいかにもたらすことができるかが課題である。それを還元すれば、医療サービスが組織的に行われ、医療の受益者に説明責任を果たすためのメディアとすることである。すなわち、医療の受益者に満足感をもたらす保証となることである。

サービスは一般に顧客の満足度によって評価される。評価には構造・過程・結果評価がある。カルテの構造が医療の過程を決めるといっても過言ではない。医療の過程は健康上の問題点を抽出、評価し、問題解決、起こり得る危機の回避あるいは最少化の努力の過程である。医療を行う者が、患者の健康上の問題点を抽出し、分析、判断し、適時、的確なインフォームド・コンセントに基づいて、診療・看護のプロセスをスパイラルに進めて行く過程をいかに分かりやすく記述するかということが、医療を行う者の質を示す証となろう。

受益者と医療提供者との間で信頼関係が確立されるには、医療の初期段階から情報の提供（開示）がで

患者固有の権利とは？

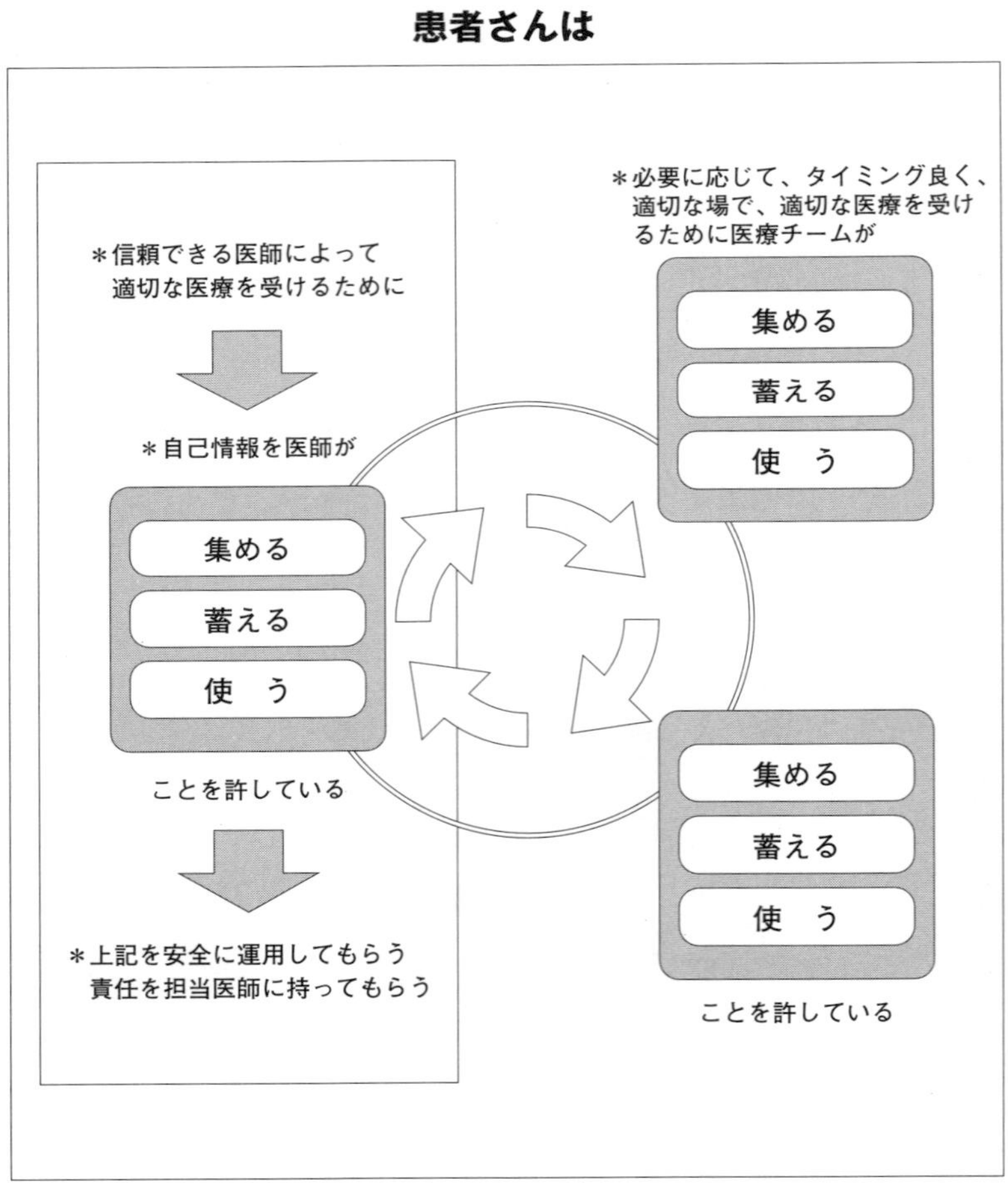
患者さんは
＊信頼できる医師によって
適切な医療を受けるために
＊自己情報を医師が
集める
蓄える
使　う
ことを許している
＊上記を安全に運用してもらう
責任を担当医師に持ってもらう
＊必要に応じて、タイミング良く、
適切な場で、適切な医療を受け
るために医療チームが
集める
蓄える
使　う
集める
蓄える
使　う
ことを許している

図 2　患者がプライバシーをさらけ出すとき、医療専門職者に何を期待するか

きる医療の記録を医療チーム（組織）として共通の様式で系統的に記載し、活用すること（システム化）がその基本的態度といえる。

チーム医療の展開においては多くの専門職が関わる。医師は、患者の病状から中長期（通常は一年以上先にその患者はどうなっていれば良いのか）の展望を立て、短期（急性期疾患では二週間以内、慢性疾患では一〜三カ月）の計画を立案し、誰が、いつ、何をして、その結果どうなったかを時系列に、事後に読み返して分かりやすく記述することが求められる。

分かりやすく書くということは、記載者が過去に遡って診療・看護のプロセスの要約を作成する際、要点をまとめやすいことはいうに及ばず、記載者以外の当該の患者の医療に携わるすべての医療専門職が、多忙かつ複雑な医療を安全かつ的確に行えるよう、速やかに参照し理解できることである。同時に、患者家族にも説明できる表現方法が工夫されなければならない。

4　求められる医療記録の構造化の定着

基本的には問題指向型システム（ＰＯＳ＝Problem Oriented System）により記載された医療記録（ＰＯＨＲ＝Problem Oriented Health Record）が推奨される。

ＰＯＳは、「患者が抱える医療上の問題点を正しく把握し、問題点の解決に最も良いと考えられる扱い方を目指し努力する、一貫した作業システム」と定義される。

医療における情報はその発生の形態から、質的に、（１）クライエントの主観情報（患者が訴える症状、

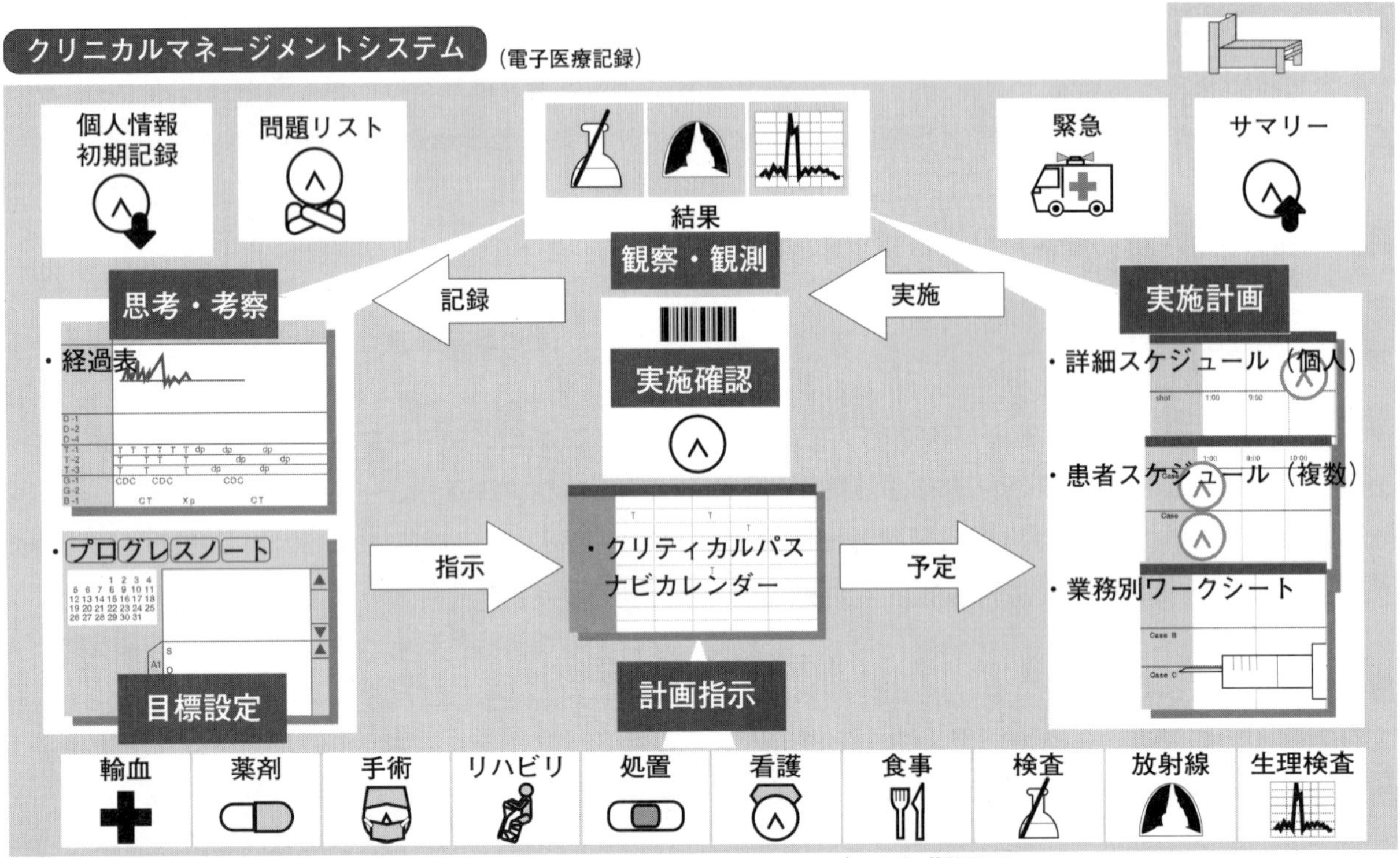

図 3　広島大学病院の電子医療記録（Clinical Management System）の初期画面
—プロセスが構造化され、すべての医療チームの構成員がアクセスできる—

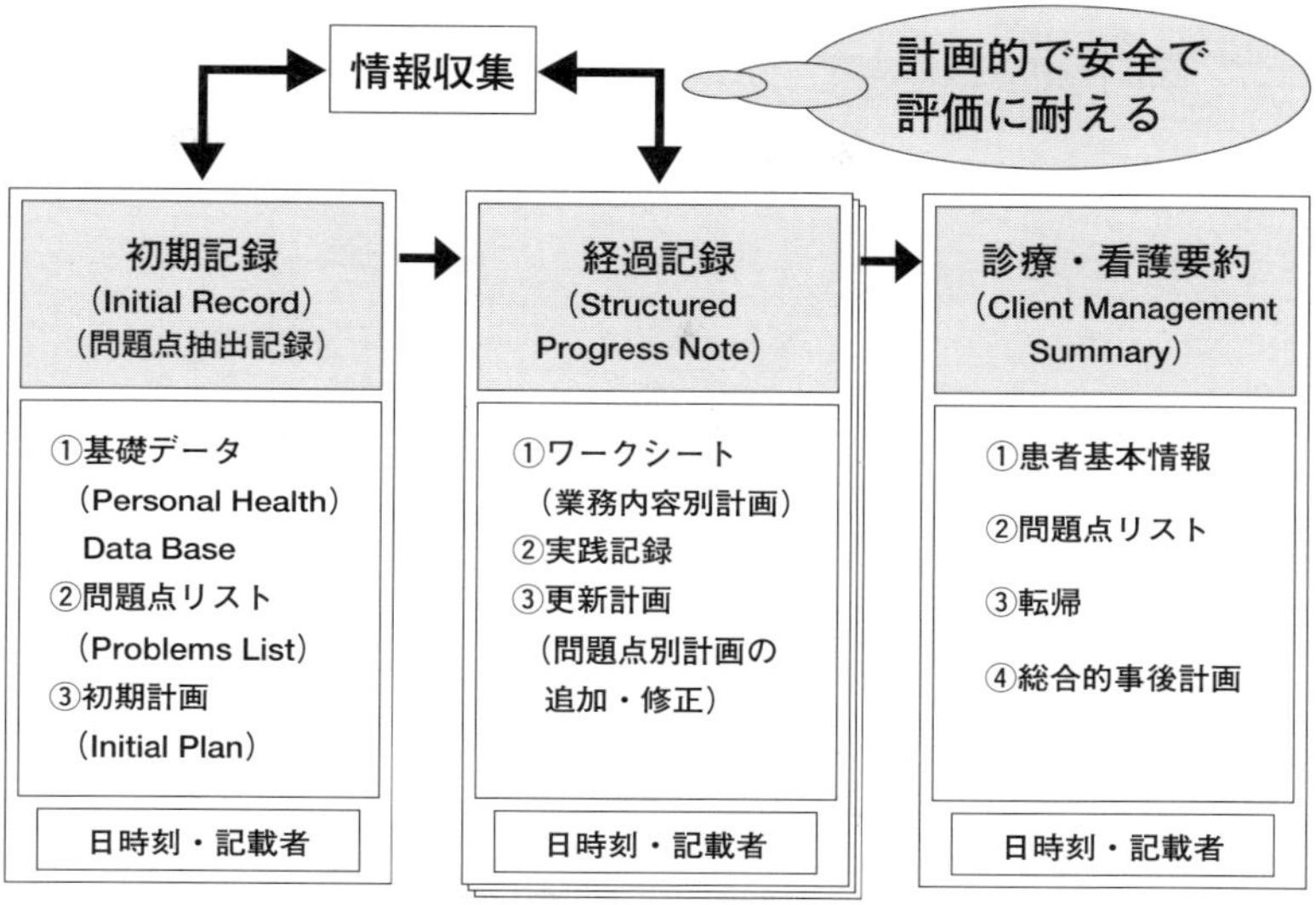

図４　構造化された医療記録のプロセスモデル（POMRの基本構造）

家族や周囲からの状況説明など）、（２）専門職が抽出した客観情報（専門職の所見、検査結果などデータ自体は変化しない）、（３）専門職の価値判断情報（診療看護過程での専門職のクライエント評価、処方内容など）に分けられる異質の情報の複合である。

ＰＯＭＲは初診時の記録を総称して「初期記録（Initial Record＝ＩＲ）」、その後の「経過記録（Progress Note＝ＰＮ）」、および退院時や年次的あるいは診療経過の区切りにおける「診療・看護要約（Progress Summary＝ＰＳ）」の三段階に大別する（図４）。

（１）初期記録（Initial Record）

主観情報と客観情報を整理して、問題点が何かを絞り込む初期過程の記録である。分析評価の記述過程は、それ自体が分析思考の補助になる。見落としや誤認を防ぐ意味においても、「大局的な視野から局所へ」の手順で整理する（図５）。

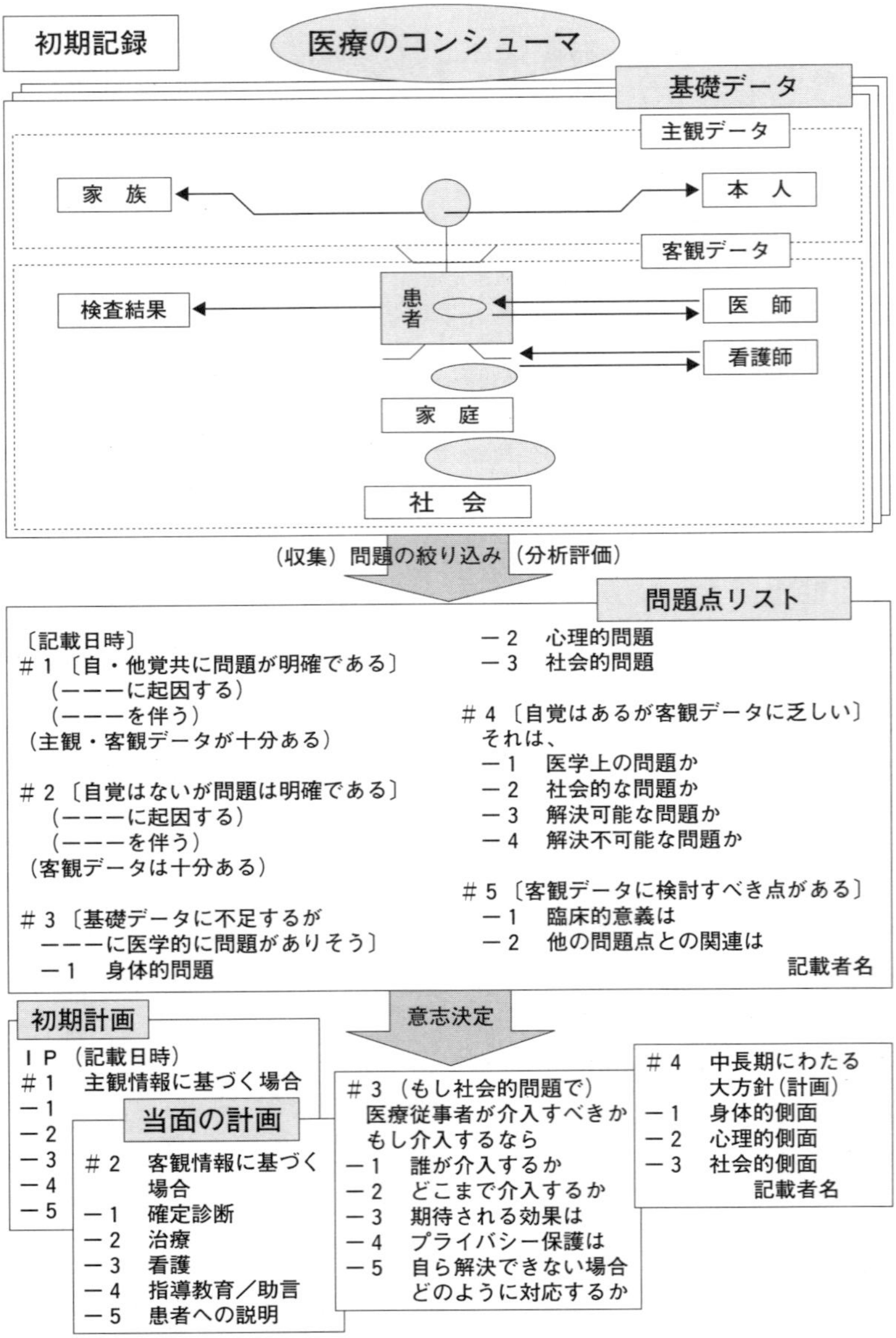
初期記録
医療のコンシューマ
基礎データ
主観データ
家　族
本　人
客観データ
患者
検査結果
医　師
看護師
家　庭
社　会
（収集）問題の絞り込み（分析評価）
問題点リスト
〔記載日時〕
＃１〔自・他覚共に問題が明確である〕
（――― に起因する）
（――― を伴う）
（主観・客観データが十分ある）
＃２〔自覚はないが問題は明確である〕
（――― に起因する）
（――― を伴う）
（客観データは十分ある）
＃３〔基礎データに不足するが
――― に医学的に問題がありそう〕
－１　身体的問題
－２　心理的問題
－３　社会的問題
＃４〔自覚はあるが客観データに乏しい〕
それは、
－１　医学上の問題か
－２　社会的な問題か
－３　解決可能な問題か
－４　解決不可能な問題か
＃５〔客観データに検討すべき点がある〕
－１　臨床的意義は
－２　他の問題点との関連は
記載者名
意志決定
初期計画
ＩＰ（記載日時）
＃１　主観情報に基づく場合
－１
－２
－３
－４
－５
当面の計画
＃２　客観情報に基づく場合
－１　確定診断
－２　治療
－３　看護
－４　指導教育／助言
－５　患者への説明
＃３（もし社会的問題で）
医療従事者が介入すべきか
もし介入するなら
－１　誰が介入するか
－２　どこまで介入するか
－３　期待される効果は
－４　プライバシー保護は
－５　自ら解決できない場合
どのように対応するか
＃４　中長期にわたる
大方針（計画）
－１　身体的側面
－２　心理的側面
－３　社会的側面
記載者名

図５　初期記録：患者が訴える主観情報をもとに医療専門職として介入すべき問題を整理する上で重要なプロセス

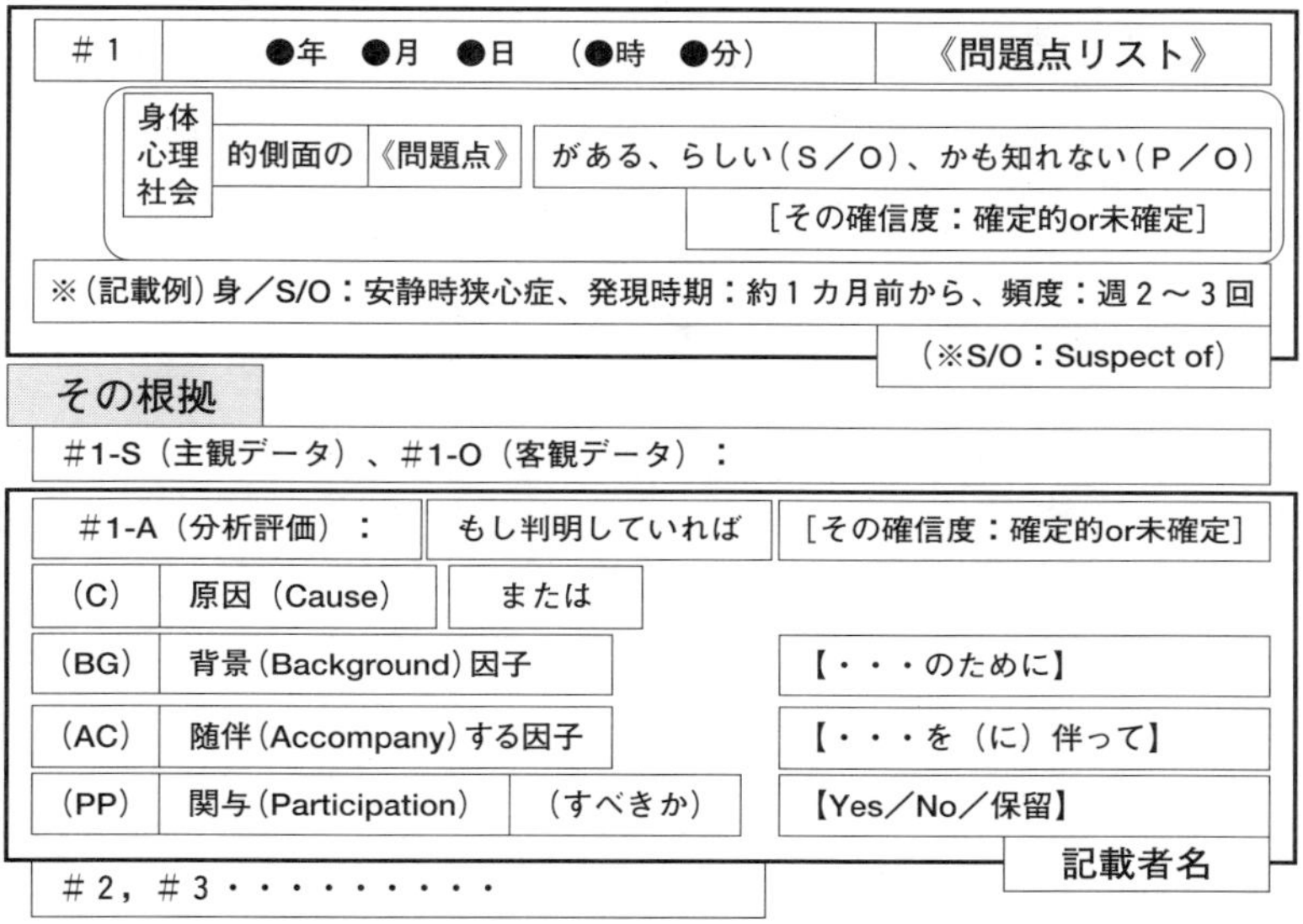

＃1
●年　●月　●日　（●時　●分）
《問題点リスト》
身体
心理
社会
的側面の
《問題点》
がある、らしい（S／O）、かも知れない（P／O）
［その確信度：確定的or未確定］
※（記載例）身／S/O：安静時狭心症、発現時期：約1カ月前から、頻度：週2～3回
（※S/O：Suspect of）
その根拠
＃1-S（主観データ）、＃1-O（客観データ）：
＃1-A（分析評価）：
もし判明していれば
［その確信度：確定的or未確定］
（C）
原因（Cause）
または
（BG）
背景（Background）因子
【・・・のために】
（AC）
随伴（Accompany）する因子
【・・・を（に）伴って】
（PP）
関与（Participation）
（すべきか）
【Yes／No／保留】
記載者名
＃2，＃3・・・・・・・・・

図6　診療看護の目標を端的に示す構造化された問題点リストの記載形式

①問題点リスト（Problems List）

問題点リストが医療記録の質の良否を決定するといっても過言ではない。記載欄を左右に分け、箇条書きに列挙する。新たに発生した問題点（Active Problems）を、問題点が解決ないしは修正されれば Inactive Problem を明示、時系列にクライエントの容態を通覧できるよう構造化して記載する。その内容は、「身体」「心理」「社会」側面の主観的問題点と客観的問題点を、「確信度」によって、情報収集段階から構造化された短文として記載する（図6）。

②初期計画（Initial Plan＝IP）

IPの記載内容は、初診時に計画すべき処置とその目的、あるいは到達すべき目標、および、それを実現する過程の第一歩である。計画すべき項目は、「確定診断への過程」（「観察（Ob）」「検査（Ex）」）「治療処置（T）」「指導教育（Ed）」「看護（Ns）」「インフォームド・コンセント

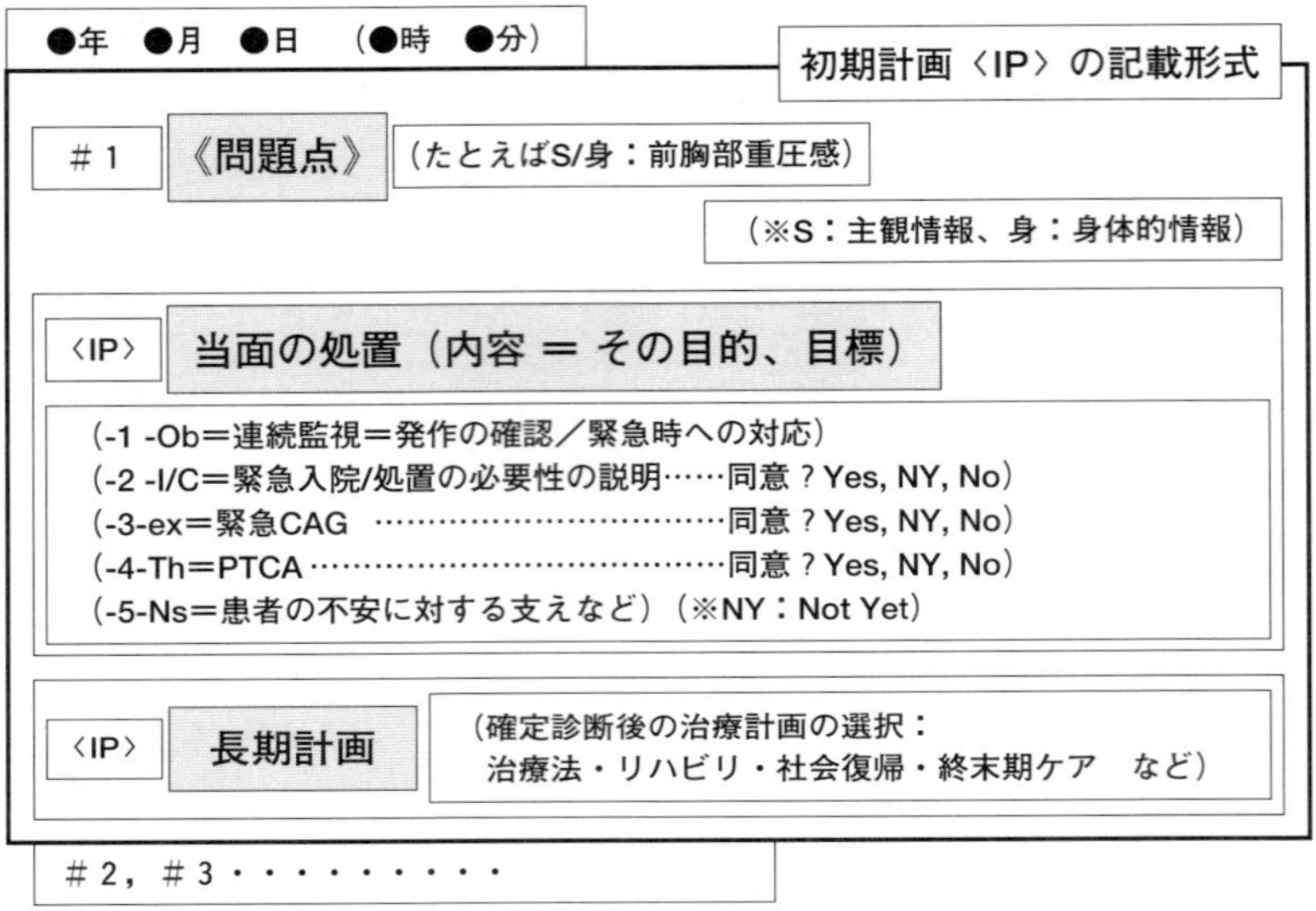
●年　●月　●日　（●時　●分）
初期計画〈IP〉の記載形式
＃１
《問題点》
（たとえばS/身：前胸部重圧感）
（※S：主観情報、身：身体的情報）
〈IP〉
当面の処置（内容 ＝ その目的、目標）
(-1 -Ob＝連続監視＝発作の確認／緊急時への対応)
(-2 -I/C＝緊急入院/処置の必要性の説明……同意？Yes, NY, No)
(-3-ex＝緊急CAG ……………………………同意？Yes, NY, No)
(-4-Th＝PTCA ……………………………同意？Yes, NY, No)
(-5-Ns＝患者の不安に対する支えなど)（※NY：Not Yet)
〈IP〉
長期計画
（確定診断後の治療計画の選択：
治療法・リハビリ・社会復帰・終末期ケア　など）
＃２，＃３・・・・・・・・・

図７　初期計画は当面の方向を示し、成果の良否を決める重要なプロセス

（ＩＣ）」および「関係者との仲介（Ｉｍ）」である。

ＩＰは、問題点ごとに「患者が当面どうなったらよいのか」、「患者が中長期にどうなったらよいのか」を示す。内容の妥当性が医療チームの間で十分討議され、共通認識されなければ連携したサービスができない。同時に、それは「初診時診療・看護計画」として患者に示されるものであり、「患者が主語」である（図７）。

（２）経過記録（Progress Notes＝ＰＮ）

原則的に、「主観情報（Ｓ）」「客観情報（Ｏ）」「考察評価（Ａ）」「計画（Ｐ）〈To do〉」の四項目に加え、それに基づいて行った「実施（Ｔ）〈Done〉」の内容である。〈To do〉と〈Done〉のプロセスの間には必ずインフォームド・コンセント（Informed Consent＝ＩＣ）」および「関係者との仲介（Intermediate＝Ｉｍ）」の過程が入る。誰（医

●年　●月　●日　（●時　●分）　　　経過記録〈PN〉の記載形式

＃１　《問題点》　（たとえばS/身：前胸部重圧感）⇒冠動脈狭窄・下壁梗塞

〈DoP〉　具体的な計画

＃１－１　連続監視＝不整脈発作の見地／緊急時への対応
　　単源性心室性期外収縮　3～4／80／分、連発（－）
＃１－２　Tr：緊急検査＝CAG、処置の結果＝PTCA、I／C

●年　●月　●日　（●時　●分）
＃２　Tr-ex＝緊急CAGの結果、
●右冠動脈　２に99％、左回旋枝より副血行路があり、逆行性に血流。
それにより、大きな範囲の壊死が食い止められた。
Tr－Th＝PTCAの結果
PTCA、ステント挿入にて充分な順方向の血流が得られた。
＃２－I/C
●患者・家族（妻）から質問：「不整脈は怖いのですか？」
⇒「多くの患者さんに診られる、心筋壊死による現象です。
必ずしも危険なものではありませんが、何が起こっても良いよう、
万全を期して、壊死の影響が静まるまで数日間、推移を観察します」（担当医師●●）
Ns＝患者の不安に対する支え：
⇒　私達が常にモニターで観察しています。安心してください。
何か、変わったことがあったら、いつでもナースコールを押してください。
（担当看護師◆●）

図８　経過記録は医療過程を忠実に表現し説明責任を果たすメディア

療専門職）が、誰（患者・家族などコンシューマ）にどのように説明し、それに対し患者がどのように応え、医療専門職がどのように対応したかを記録する（図８）。

（3）診療・看護要約（Progress Summary＝PS）

過去の医療内容を評価し、中長期の計画立案に不可欠である。診療・看護過程の区切り（急性期の集中医療が終了して、一般病棟へ転棟する際や、退院時に記載される入院中の経過の要約）（退院時要約／経過要約）であり、外来でも、とくに慢性疾患患者においては少なくとも年次的にその経過を要約する。記載者は医師のみならず看護師をはじめ病態によっては栄養士や心理療法士、理学療法士などが関連領域を要約することが望ましい。研修施設では研修医およびレジデントが記載してもよいが、指導医・看護師長が内容を確認、補足修正し、連名で署名する。

５　医療情報の変更・修正

ここでいう変更・修正とは、記載内容を痕跡なく消去することではない。後日（後刻）に発見した修正すべき個所は、積極的に修正すべきである。原則的には次の各項目の明示が必要であろう。①修正箇所、②修正者、③修正した日時、④なぜ修正したか。その際は、たとえば、新しい事実が見つかった・記載法に誤りがあった・考え方（方針）の変更が必要などを明示することによって「改ざん」には当たらないよう配慮が必要である。

筆者が運営管理する広島大学病院統合医療情報システム（ＨＵ—ＭＩＮＤ）における電子医療記録（Clinical Management System＝ＣＭＳ）では、対象記事の発生後二時間以内は自由に（この間をTemporaly noteと呼ぶ）、二時間を経過する場合は経過していることを警告した後に変更を許し、いずれも必要時にその履歴を読み出せる。

６　患者の知る権利を保障する患者専用情報システム

患者が自ら受ける医療の内容を知り得ることは当然の権利である。電子化の目的は、従来の紙面への手書き記録ではできなかった医療記録を、限られた時間に容易に、かつ確実に記録し、開示に耐える表現を取ることができるかということである。

課題は、医療記録のうち何を・どのように表現をすれば患者が理解し得て、治療法の選択および自らの

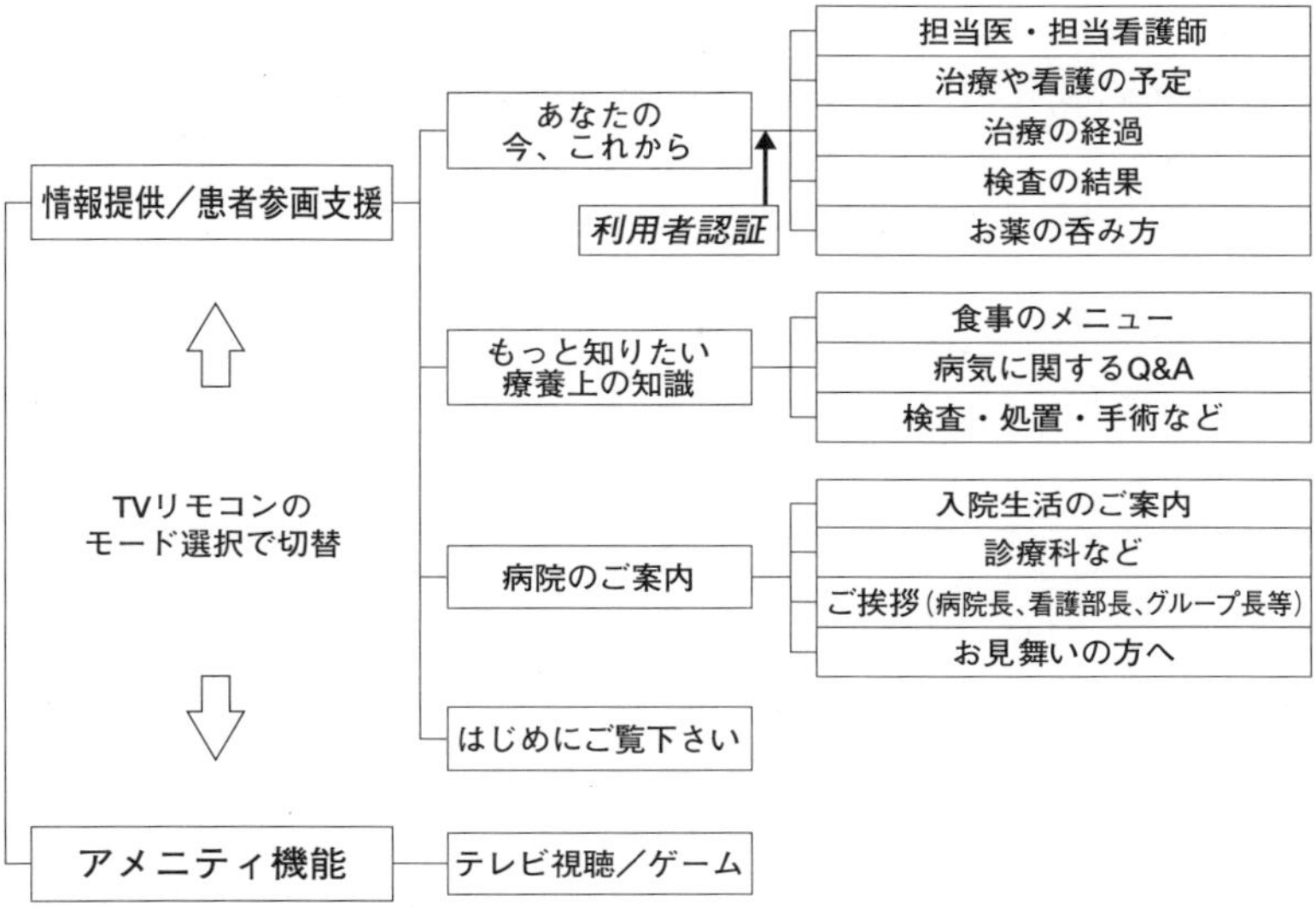

図９　患者への情報提供専用システムのメニュー

療養に役立つのか（テーラーメイド医療のための情報センシティビティにも配慮した構造化）。それをどのような場面で、誰が・どのような方法で（システム操作によって）情報開示するか。

広島大学病院は全ベッドサイドに、アームにより自在に動くディスプレイとパソコンを設置し情報提供を試行中である。この機材を既設の総合病院情報システムと連動させ、患者への積極的な情報提供ツールにしようとしている（図９）。

メニューは、一般的な案内情報と患者個別の問題に分離して提供する。前者は入院生活に必要な病院の設備、サービスの案内に始まり、安全な医療を支えるリストバンドなどの装着がなぜ必要で、理解と協力を求めるなどの「安全な医療を進めるために」のほか、「もっと知りたい療養上の知識」と称して、運動負荷試験やスパイロメータなど、医療専門職が熟知していることでも患者に説明し

『あなたの今、これから』＝医療計画書（表示例）

矢印をリモコンの方向キーで動かし、選局ボタン〈左〉を押して下さい。

予定	きょう	あした	8月21日	8月22日	8月23日	8月24日	8月25日
注射・点滴		7時から	●				
お薬				朝・昼・眠前	●	●	●
手術	説明（1時）	胃切除（9時〜）					
輸血		可能性あり					
検査	肺機能						
移動	全館可	術後安静	室内	病棟歩行可	●	●	全館可
食事	夕から絶食	絶食	重湯	五分粥	●	全粥	普通
入浴などの介助	タオルで	●	●	シャワー	●	●	●
排便	下剤使用	6時	室内トイレ	●	●	●	●

最初の画面へ戻る　一つ前の画面へ戻る　診療予定（一週間）

●＝継続すべき項目

図10　患者の知る権利の保障のための「あなたの今、これから」
—患者向け診療・看護計画の表示例（明日、胃がん手術を受ける患者のために）—

づらい内容をヴィデオオンデマンド（VOD）で提供する。

患者固有の情報をどのように提供するか。診療録・看護記録をそのまま提示するという考え方もあるが、広島大学病院は、「あなたの今、これから」「お薬の呑み方」などのメニューで、患者の言葉で理解しやすく表現することを工夫している（図10）。

7　総合的な情報管理に基づく情報開示と活用

情報保護と開示という、ある側面で矛盾する事象を克服できるEHRの実装設計を行う際に不可欠な要素は、IC形成の段階に応じた「開示情報」の適切な表現形と開示操作手順の設計、医療機関中心ではなく患者中心のデータ流通を実現するためのデータ構造とアクセス管理システムの設計（とくに、ゲノム情報を含むセンシティビティの

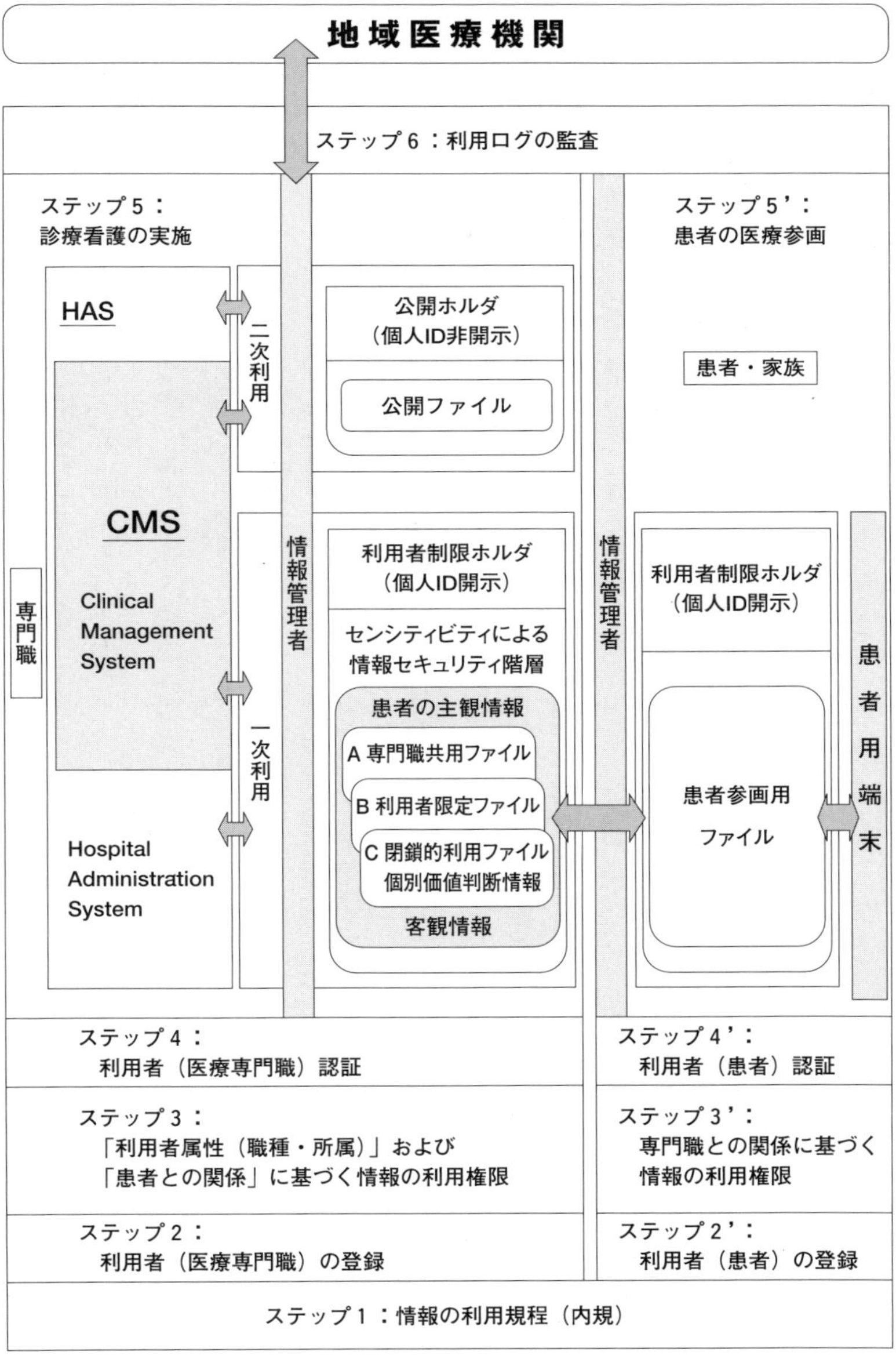
地域医療機関
ステップ６：利用ログの監査
ステップ５：
診療看護の実施
ステップ５'：
患者の医療参画
HAS
CMS
Clinical
Management
System
Hospital
Administration
System
専門職
二次利用
一次利用
情報管理者
公開ホルダ
（個人ID非開示）
公開ファイル
利用者制限ホルダ
（個人ID開示）
センシティビティによる
情報セキュリティ階層
患者の主観情報
A 専門職共用ファイル
B 利用者限定ファイル
C 閉鎖的利用ファイル
個別価値判断情報
客観情報
情報管理者
患者・家族
利用者制限ホルダ
（個人ID開示）
患者参画用
ファイル
患者用端末
ステップ４：
利用者（医療専門職）認証
ステップ４'：
利用者（患者）認証
ステップ３：
「利用者属性（職種・所属）」および
「患者との関係」に基づく情報の利用権限
ステップ３'：
専門職との関係に基づく
情報の利用権限
ステップ２：
利用者（医療専門職）の登録
ステップ２'：
利用者（患者）の登録
ステップ１：情報の利用規程（内規）

図11　医療チーム共通の患者情報管理構造の提言

高い個人データの流通管理機構の設計）である（図11　ステップ４・５）。これらの前提として、患者も医療チームとして位置づけた情報利用規定、それに基づくアクセス管理、それを担保する記録の管理体制が不可欠である（図11　ステップ１～３）。利用目的や担当者と患者の人間関係／インフォームド・コンセント（ＩＣ）の有無等により、同じデータでも「意味合い」が時々刻々変動する。とくにこのような「先見的に意味構造が決まらないデータ群」および「尊厳遵守への配慮が必要なデータ群」のための情報流通管理に着目して、情報開示用システムを設計している。

エピローグ――当面、何をどこまで明らかにしなければならないか

このようにして見ると、患者記録はもはや単なる記録ではない。医療の安全と質を保証するプロセスナビゲータである。電子化による情報システム化の意義は、地域のすべての医療機関において患者中心の医療を実践し、地域の健康安全のための継続的な支援基盤となることである。しかし、現在までのＥＨＲの利用者は、①情報収集・蓄積段階においては「診療看護過程に即して必要な情報が遅滞なく収集できる機能」「情報入力が柔軟にできる機能」に、②情報活用段階においては「多角情報が様々なキーワードで複合的に検索できる機能」などに多くの不満を有し、新たな課題を要求している。ＰＯＳに代表される構造化医療記録の必要性は論理的には理解されるものの、ＥＨＲへの画一的で固定的な実装が、臨床上受け入れ難いことは経験的に周知のことである。さらに、ゲノム情報をはじめ守秘性の高い個人情報がトランス

レーショナルな臨床の場で集積され、協同利用性と守秘性に配慮された構造化が不可欠である。

当面の課題は、①従来の紙記録による情報開示によって、「どこまでが可能で、何が出来なかったのか」、開示に耐える医療記録の構造と表現形を再検証すること。ＩＴ化によって何が克服されるかについて整理するとともに、②第一次利用に関して、全専門診療科の「共通構造」と専門診療科別・看護分野別の「特殊構造」とに類型化すること。③第二次利用が適切になされるために、現行の医療記録の構造が利用に耐え得るのか、プライバシー保護の必要度（以下、センシティビティ）に対応するために具体的利用場面を類型化して構造を検証する。④以上の患者中心に構造化されたＥＨＲを試行検証することによって、医療記録の再設計を行う必要がある。

このように医療の現場では情報の複雑化とともに多角的な活用が求められる。医療情報が安全かつ効果的に活用できるために、医療情報システムの企画構築、運用管理に関する専門職の位置づけが緊急の課題である。

日本医療情報学会は「医療がわかる情報システム専門職」「情報がわかる医療専門職」（医療情報技師）を十年間で一万人を目標に育成することにしている。

石川　澄

第Ⅱ部　疫学研究における医療情報と倫理問題

第3章　疫学と医療情報

1　疫学研究とは

疫学の「疫」は感染症を意味する（したがって、再度の感染から免れるメカニズムを「免疫」という）。古典的には感染症の流行様式を観察し、予防対策を探る学問であった。疫学は一九世紀中頃のロンドンにおけるジョン・スノウのコレラ対策を嚆矢《こうし》とする。スノウは発生したコレラ患者を地図上にプロットしていき、その中央にある井戸を原因としてこれを封鎖した。また二つの水道会社の給水領域のコレラ死亡率を比較し、一方が他方の五倍ほど高いことから、特定の会社の水道水の危険性を指摘した。これらはロベルト・コッホがコレラ菌を発見する（一八八二年）約三十年前の出来事であり、疫学的な観察によって発生メカニズムが明らかでなくても予防は可能である、ということを示している。

疾病構造が感染症から悪性新生物や循環器疾患などのいわゆる慢性疾患に移行するに従い、疫学の対象もこれらの疾患に移ってきた。現在ではがんの疫学と循環器疾患（脳血管疾患、心疾患）の疫学は、この領域の二大勢力となっている。また、以前は疾病発生が観察の主眼であったが、今日では対象が拡大し、「長寿の疫学」なども出てきている。そこで、疫学の定義をここでは「人間集団における健康状態とそれに影響を与える因子の頻度に関する研究」と定義しよう。特定の条件（たとえば、特定の水道会社の水を飲む、喫煙する、毎日運動をする習慣がある、等）が先行し、これに引き続き、特定の健康状態（たとえば、コレラに罹患する、肺がんで死亡する、九十歳まで自立した生活を送ることができる、等）が発生する。疫学の世界では前者を「曝露」（exposure）、後者を「疾病発生」（disease outcome）と称して、モデルを単純化している。そして、疾病発生の頻度（確率）に影響を及ぼす（頻度を上昇させても低下させてもよい）曝露を「危険因子」（risk factor）と呼んでいる。危険因子には、性、年齢、遺伝的因子など制御不可能なものもあるが、生活習慣などの制御可能なものに対してはこれを変えることによって、その後の健康状態も変化させることができる（疾病の予防ができる）と理解されている。

疫学的な観察の基本は、疾病がどのように発生しているかということである。この際の視点として、（1）人、（2）場所、（3）時間、の三要素が基本となっている。人の要素としては、性、年齢、人種、職業、宗教などが挙げられる。性や年齢分布を明らかにすることは疾患の特性観察の基礎だし、人種、職業（特定の職業従事者に特定の疾患［職業病］が多いことなど）、宗教（たとえば、教義として喫煙を禁止している宗教を信仰している者は悪性新生物の罹患が少ない、等）が疾患発生に影響を与えることもしばしば観察されている。場所の要素としては、地域集積性の観察や国際比較がある。前述のスノウのコレラ患者の観察のように、感染症については特定の地域で多発することが観察されているし、公害病なども同様の特徴が見られた。また、わが国では脳血管疾患は北日本に多いし、結核は西日本に多い。さらに、移民の研究により、人種（遺伝）的には同一であるが、環境因子の変化によって疾病頻度が変化することにより、疾病の危険因子に対する仮説を形成することもできる。時間の要素では、疾病の短時間内の集中的な発生から、年単位、あるいはさらに長い期間での周期性、または周期性はないものの増加傾向にある

表1　疫学研究の分類

観察研究（observational studies）

　生態学的研究（ecological studies）
　横断研究（cross-sectional studies）
　コホート研究（cohort studies）
　症例対照研究（患者対照研究、case-control studies）

介入研究（intervention）

　個人単位の割り付け
　集団単位の割り付け

のか減少傾向にあるのか、等の観察を行う。これらの観察により、特定の疾患の危険因子に関する仮説を形成していくことができる。以上のような観察を「記述疫学（研究）」と呼ぶこともある。

表1に示すように、このようにして得られた仮説を検証し、健康状態に影響を与える因子を明らかにしていく種々の疫学研究方法がある。観察研究では疫学研究者は曝露も疾病発生もただ観察しているだけなのに対し、介入研究では人間集団を対象として曝露に対して研究者が介入を行い、これによってその後の疾病発生の頻度が変化するかどうかを確認する、いわば人間を用いた実験である。生態学的研究（ecological studies）は、通常はすでに公表されているデータを用いて集団間の曝露状況と疾病発生頻度を比較するものである。たとえば、横軸に国民一人あたりのアルコール摂取量、縦軸に虚血性心疾患の死亡率を取り、一つの国を一つの点としてプロットしていけば、アルコール摂取量の多寡と虚血性心疾患の発生頻度についてある程度の示唆を得ることができるであろう。

横断研究（cross-sectional studies）は、通常は疾病発生に先行するはずである曝露をあえて疾病と同時に測定するものである。後述の症例対照研究やコホート研究と比較すると明確だが、過去や未来ではなく、現時点での状態を把握することによる情報の正確性に重点を置いている。たとえば、特定の集団の血圧値と血清コレステロール値を同時に観察し、両者の関連を明らかにするような研究がこれに該当する。疾病発生によって曝露が変化する（たとえば、病気になったので喫煙をやめる）ことはよくあるので、危険因子の評価にはやや弱い面があるが、遺伝的背景など疾病発生によっても変化しない曝露については強力な情報が得られる。また、曝露のみ（たとえば、特定集団の喫煙率）、あるいは疾病発生のみ（たとえば、血圧の分布）を観察することもしばしばあり、このような場合も広い意味で横断研究と呼ぶことができる。

コホート研究（cohort studies）は曝露群と非曝露群を設定し、追跡していくことにより疾病発生の有無を確認し、曝露と疾病発生の関係を明らかにする研究方法である。コホートとは特殊な用語だが、元来はギリシャ語を起源とする「小集団」という意味である。曝露群からの疾病発生頻度が非曝露群よりも高ければ、曝露は危険因子であることが判明する。観察の方向性が曝露から疾病発生であるため、素直な観察方法であり、結果の解釈も容易であるが、反面、人間集団を追跡していくために研究費や労力の負担が大きく、慢性疾患では結果が出るまでに時間が必要であり、さらに、稀な疾患では適用できない、という欠点も抱える。

コホート研究の欠点を解消する目的で開発された手法が、疫学独自の観察方法である症例対照研究（患者対照研究＝case-control studies）である。観察する疾病に罹患した者を症例（case）とし、これに対して適切な対照群（control）を設定し、両群で過去の曝露状況を観察する研究方法である。喫煙が肺がんの危険因子であるならば、肺がん患者の過去の喫煙率は対照群と比較して高いだろう、という考え方が基礎となっている。過去に遡って曝露状況を確認するため、慢性疾患でも結果が出るまでにコホート研究ほど時間を要せず、その分、研究費や労力も少なくて済む、という利点がある反面、曝露情報を過去に遡って確認しなければならず、多くは本人の記憶に頼ることになり、その正確性を保証することが難しい、稀な曝露の評価は難しい、といった欠点も抱えている。

コホート研究では曝露群と非曝露群を設定して、その後の疾病発生頻度を比較したが、曝露群・非曝露群の選択は、いわば対象者の選択に任せていた（したがって、観察研究である）。そこで問題となるのは、曝露・非曝露と疾病発生の両者に影響を及ぼす第三の因子の存在である（これを「交絡因子」と呼んでいる）。たとえば、喫煙者で心筋梗塞の発作を起こした人たちの中で、発作の後に禁煙した群と喫煙を続けた群で発作の再発頻度を比較すれば、「心筋梗塞発作後の禁煙は再発作の罹患率を低下させるか」という問いに対する一定の解答を出すことができる。しかし、最初の心筋梗塞の発作後に禁煙する群と、依然として喫煙を続ける群では、そのほかの要因も異なっている可能性があることは容易に想像がつく。たとえば、禁煙群では、ニコチン依存の程度が低い、健康に留意している、初回発作が重症だった、など様々な要因が絡んでいる可能性があり、仮に禁煙群で再発作の罹患率が低くても、これが真に禁煙によって低下したのかどうかの判断は慎重になされなければならない。そこで、対象者を禁煙群と対照群に無作為に割り付け、禁煙群には濃厚な禁煙指導を行い、対照群には一般的な指導を行う、という介入研究（intervention）を行うことになる。介入研究では介入群と対照群は通常は無作為に割り付けられるので、両群で観察された最終結果の違いは割り付けの違いによって起こったと容易に判断することができる。観察研究は曝露の有無を対象者が決定するので、人体に対して有害な曝露（たとえば喫煙）の観察も曝露自体に関しては倫理的にはほとんど問題が生じない。しかし、介入研究では研究者が曝露を割り付けるため、禁煙、運動習慣、予防接種、治療など対象者の健康状態を改善することが期待される曝露しか、研究の対象にはできない。この点は曝露と疾病発生の間の関連を最も的確に示す介入研究の最大の問題点である。なお、介入研究には個人単位で割り付けを行うものと、学校、職場、市町村など集団単位で割り付けを行うものがある。

2　疫学研究の必要性と重要性

前述の通り、疫学の対象は人間集団であり、動物実験や試験管内の反応などではない（遺伝子解析など、いわゆる実験系の結果を曝露情報などとして使う疫学研究も存在するが、このような場合でもあくまでも研究の主眼は人間集団である）。したがって、得られた結果がそのまま人間集団に適用できる、という最大の利点を有している。世界保健機関（ＷＨＯ）の下部組織である国際がん研究機関（International Agency for Research on Cancer＝ＩＡＲＣ）では様々な曝露のヒトに対する発がん性の評価を四段階に分けて行っている。ここで最も高い評価（ヒトに対する発がん性の確実度が高い）である「Ⅰ．十分な証拠あり」(sufficient) の評価を得るためには、疫学データが不可欠である。換言すれば、疫学データがない場合には、動物実験における発がん性や実験室での変異原性がいくら確認されようとも、せいぜい「Ⅱ．可能性が高い」(probable) の評価しか得られない。例を挙げて説明しよう。

白髪《しらが》染め（hair dye）が白血病を引き起こす、という話が衝撃的に伝えられたことが過去にあった。たしかに、白髪染めの成分に変異原性を示す物質が含まれているし、動物実験ではそのような事実が示されている。しかしながら、疫学研究ではコホート研究でも症例対照研究でも両者の関係は否定的（白髪染めを使用してもしなくても、白血病のリスクは変わらない）であった。IARCの評価では上述の通り、このような状況なので「Ⅱ．可能性が高い」と評価されていたが、否定的な疫学データしか出てこないので、現在では評価リストから削除されている（発がん性は認められない、ということ）。なぜ、このようなことが起こるのか？

変異原性のある物質の曝露をヒトが受けても、それが直ちにがん発生となるわけではない。変異原性の強さや、変異原性を持つ物質への曝露量、曝露経路など、様々な要因が関与するし、さらに生体の防御機能も存在する。疫学研究の結果はこのようなことをすべて包含したものである。一方、動物実験を行う研究者は「できるだけ陽性の結果を出したい」と考える（陰性の結果だと、結果を発表しようにも雑誌は採用してくれないし、次の研究費確保にも支障を来す）。そこで、（1）できるだけ大量に、そして、（2）できるだけ直接的に、曝露させ、がんを作ろうと努力する。そこで人間では髪の毛に少量つけるだけの白髪染めを、動物に摂食させることはもちろんのこと、場合によっては注射をしてまでがんを作ろうとし、また、その努力の甲斐があって「発がん性あり」と報告するのである。

さらに動物実験の結果には、「得られた結果が、種の異なるヒトにもそのまま当てはまるか」という、いわば種の壁を越えた外的妥当性の問題が大きく横たわっている。たとえば近年、胃潰瘍や胃がんの危険因子として注目を浴びてきたピロリ菌は、ヒト以外ではスナネズミなど一部の動物にしか感染しない。ハンセン病の病原体であるらい菌はヒトとアルマジロ以外には感染しないといわれている。同じ哺乳類であってもヒトは他の動物とは大きく異なっているため、動物実験で得られた結果は人の健康を考える上で参考にはなるにしても、これをそのまま適用するのは危険が大きい。

さらに疫学研究でしか解決しない課題も数多く存在する。筆者が取り組んでいる「川崎病患者の追跡調査」はその一つである。川崎富作博士が最初に報告したこの病気（したがって、神奈川県川崎市とは関係ない）は主として五歳未満の小児が罹患する発熱、発疹、眼球結膜の充血などを主症状とする疾患である。病気の本態は全身の血管炎であり、少数ながら冠動脈瘤などの心臓の後遺症を残す子どもがいる。それよりも将来的な問題として、「循環器系が未熟な幼少時に全身の血管炎を起こすと、将来、動脈硬化が起こりやすくなるのではないか」ということが懸念されている。したがって、「川崎病既往」が動脈硬化を介して脳血管疾患や虚血性心疾患などの循環器疾患の危険因子となる可能性が議論されている。現段階では「可能性」にすぎず、確定しているわけではないが、可能性があるので、血圧やコレステロールの管理の徹底、喫煙を開始しない、などの他の危険因子の制御をより徹底的に行うことはなされている。もし川崎病罹患が危険因子であることが明白であれば、既往者には検診を含めたより徹底した管理が求められるし、危険因子でなければ通常の管理で十分である（本人にとっても社会にとっても、余分な負担は好ましくない）。これを明らかにするためには、既往者集団を追跡していき、循環器疾患の罹患や死亡の頻度が川崎病の既往がないものと比較して高いかどうかを観察する必要がある（これはコホート研究の一種である）。現在、筆者は六五七六人の既往者を追跡し、死亡だけであるが情報収集を行っている。現段階では「心後遺症を残した者の死亡率は高いが、残さなかった者では死亡率の上昇は観察されていない」という事実が明らかになっている。しかし現在の追跡集団の最高齢者は三十一歳であり、まだこの集団は循環器疾患のリスクが上昇する年齢に達していない。川崎病罹患と動脈硬化の関連を明らかにするためには今後ともこの集団の追跡を継続していくことが不可欠だが、両者の関連を明らかにする方法はこのような疫学研究しかあり得ない。

以上のように、他の領域の研究は人間の健康問題についての一定の情報は提供するが、確定的な情報は疫学データに依るしかない。また、疫学研究でしか解答の得られない人の健康問題も数多く存在していることも事実である。

3　疫学研究と情報

人の健康問題を解決するためには不可欠な疫学研究だが、生態学的研究など一部の例外を除いて、ほとんどの疫学研究では個人情報を取り扱っている。それも、疾患発生などの健康に関する情報や、日常生活習慣などに関する情報など、常識的には「他人には立ち入ってほしくない自己の情報」である。しかし、これまでの議論で明らかにしたように、疫学研究は人間の健康問題を解決する上では不可欠なものであり、これを行うためには個人情報を取り扱うこともまた不可欠である。

すでにほとんど確立された概念だが、プライバシー権の今日的な解釈は「自己の情報に関する自己決定権」である。すなわち、自らの情報に関するアクセス権限（作成、利用、修正、廃棄など）について、誰が、どのような目的で、どのような形態で行使するかを自ら定めることができる、ということである。疫学研究に即していえば、自らの健康情報をどのような疫学研究に、どのような形で利用することを認める（あるいは、認めない）かを本人が決定することができることを保証すること（換言すると、個人の情報利用に関するインフォームド・コンセントを得る、ということ）が、対象者のプライバシー権を尊重した研究ということになり、倫理的にも妥当な疫学研究ということになる。したがって、十分な説明をした上で個人の情報を疫学研究に利用してよいかどうかを対象者本人に確認し、利用について同意が得られた者のデータのみを利用すれば、対象者のプライバシー権を最大限に尊重した研究ということができる。しかしながら、（1）罹患率などの疾病頻度を明らかにするような疫学研究では、対象者全員の情報を利用しなければ疫学研究として目的を達成できないこと、（2）研究への参加拒否が多く、参加率が低くなるとそのこと自体が選択の偏り（selection bias）となり、結果の妥当性が低くなること、（3）限られた研究費や人的資源により、すべての対象者個人に対して研究の説明を行い、同意を得ることが事実上不可能なこともあること、等の理由により、すべての場合において対象者の参加に対するインフォームド・コンセントを得ることができないこともある。

医学研究に限定せずに通常の研究を考える場合、「真理を明らかにする」という動機で実施されているが、医学研究では「疾患の治療、あるいはその前提としての診断など」という社会の要請で実施されている場合も多い。疫学研究では通常の医学研究以上に社会の要請がある場合が多く、単に「研究者の趣味」で実施している疫学研究はむしろ例外的であろう。筆者の場合を紹介すると、一九九六年から神経難病の一つであるクロイツフェルト・ヤコブ病の疫学研究に携わっている。この疾患はわが国で年間一〇〇例程度の発症という稀な疾患であり、プリオンという微粒子によって起こる感染性疾患である。一九九六年二月にイギリスから変異型クロイツフェルト・ヤコブ病がウシ海綿状脳症（いわゆる狂牛病）と関連している、という報告があり、これを受けて当時の厚生省ではわが国でも変異型クロイツフェルト・ヤコブ病患者がいるかどうかを確認する必要性が出てきたため、研究班を結成して緊急全国疫学調査を実施した。その際の班員として声がかかったときからこの疾患との付き合い（疫学研究）が続いており、筆者から「クロイツフェルト・ヤコブ病の疫学研究を行いたい」と提唱したわけではない。このときの調査結果では幸いなことにわが国では変異型クロイツフェルト・ヤコブ病の患者は存在しなかった（その後も今日に至るまで発生していないことを確認しているのは疫学研究の成果である）が、四十三例の硬膜移植歴を有する同病が明らかになり、その後も現在に至るまで厚生労働省の要請により疫学研究を継続している。なお、一九九六年の全国疫学調査では、対象者個人の同意を得ずに主治医から研究班に情報提供をお願いしたが、その背景として、（1）医療機関から研究班への報告は匿名化されていること、（2）情報提供に同意した者だけの情報収集だと発生頻度を過小評価することになり、研究自体の妥当性を欠く結果になること、（3）すでに死亡した患者も多く、これらの者から同意を得ることは不可能なこと、（4）同意を取る作業を主治医にお願いするほど主治医にも時間的余裕はなく、またそのような依頼を主治医に対して行うと協力が得られにくくなること、（5）研究班で同意を得るために医療機関に人を派遣するにしても、そのような研究費はなく、適切な人材もいないこと、などがあった。

以上のような疫学研究の特殊性に鑑み、すべての疫学研究において対象者の個々の同意を得ることは現実的ではなく、また、研究に参加することに同意した者だけを対象とした方法では研究が成立しないこともある。したがって、倫理的な側面に配慮しつつ、場合によっては対象者の同意なしに（あるいは不完全な同意の下に）研究を実施しなければならないこともある。

4　疫学研究と倫理

以上のようにヒトの、主として触れられたくない情報を取り扱うため、疫学研究を実施する上でより高い倫理性が要求される。このことを再確認したのが日本疫学会の「疫学研究を実施するにあたっての倫理宣言」（二〇〇二年一月二十五日）である。これに引き続き国の倫理指針、日本疫学会の倫理指針が公表されている。本節ではこれらの概要を示すとともに、問題点について議論する。

（a）日本疫学会「疫学研究を実施するにあたっての倫理宣言」（二〇〇二年一月二十五日）

この宣言では疫学研究のあるべき姿を五項目にわたって示している（表2参照）。最初の項目は「真理追究」であるが、五項目の中の最初にこの項目が置かれていることに注目したい。すなわち、真理の追求を目的としない「研究」は単に他人のデータを弄《もてあそ》ぶだけであり、倫理的な疫学研究はもとより、単に疫学研究の名にも値しないことが示されている。第二項目は対象者の人権尊重であり、これは当然のことである。その中では、インフォームド・コンセントに関すること、情報保護（セキュリティ）に関すること、第三者評価に関することがとくに指摘されており、これらの項目が人権尊重にとくに重要であることが示されている。第三項目は適切な方法の選択であり、方法と結果の重要性の比較衡量、および対象者の安全保証が提示されている。第四項目は社会規範の遵守であり、法律や後述の倫理規定などがここに含まれる。また、遺伝子解析など特別の曝露情報を扱う場合には、通常の疫学研究以上の規範の遵守も求められている。以上の事項が遵守されているかどうかの評価を社会から受けるためには、研究自体が社会に対して公

表 2　日本疫学会「疫学研究を実施するにあたっての倫理宣言」(2002年1月25日)

　今日に至るまで疫学研究は、健康の増進、疾病の予防、寿命の延長、生活の質の向上などを通じて、人類の福利厚生の向上を目指して実施されてきた。結核をはじめとする感染症対策、がんや循環器疾患などの慢性疾患の予防、難病対策、環境問題など、わが国においても多くの面で社会的貢献をしてきたことは、周知の事実である。そして、これらの疫学研究の多くは、その時代に則した方法で対象者の人権を最大限に尊重して実施されてきている。

　今後とも、疫学研究を遂行するにあたり、対象者の人権を保護するなど、倫理面に十分配慮した研究の必要性は、改めて指摘するまでもない。しかしながら、昨今のプライバシーの権利に関する意識の向上や、個人情報保護の社会的動向などに鑑み、日本疫学会として疫学研究の倫理原則を提示しておくことは、今後の疫学研究を円滑に遂行するために必要なことと判断した。

　日本疫学会会員は疫学研究を遂行するにあたり、次の５項目を遵守することを、ここに再確認する。

１．真理の追究を目的とした研究であること

　疫学研究は他の学術研究と同様に、真理追究を目的としたものである。また、疫学研究は人類の福利厚生の向上に資するべきである。

２．対象者の人権を尊重した研究であること

　疫学研究の対象は人であり、個々の対象者の人権を尊重した研究を行う必要がある。そのためには、（1）可能な限り対象者のインフォームド・コンセントを得ること、（2）個人情報の保護に万全を期すること、（3）計画段階で倫理審査委員会など第三者の評価を受けること、などが重要となる。

３．目的を達成するために最も適切な方法を用いた研究であること

　疫学研究が当初の目的を達成するために、方法と得られる結果の重要性を比較衡量して、研究実施時点の知見に照らし合わせて最も合理的な方法を採用するべきである。また、対象者の健康を損なうことがないよう、研究方法は安全性に十分配慮したものとする。

４．社会規範に反しない研究であること

　重要な社会規範である法律を遵守した研究を実施するべきである。生命倫理に反する研究も認められない。また、既存の医学研究や疫学研究を遂行するにあたっての規範を最大限に尊重する必要がある。

５．常に社会に開かれた研究であること

　以上の点が勘案された上で研究が実施されているかどうかの評価を、社会から受けることが出来るようにする。そのためには、研究の内容や結果の公表などを通じて、常に社会に対して責任を持って研究を公開するように、努める必要がある。

以上

表されなければならない。第五項目はこの点を指摘しており、結果のみならず研究内容の公表を規定している。

（b）日本疫学会「疫学研究を実施するにあたっての倫理指針」（二〇〇二年十月二十五日）

以上の学会の倫理宣言を受けて、日本疫学会では二〇〇二年十月二十五日に「疫学研究を実施するにあたっての倫理指針」を公表した。この指針の項目立てを表３に示す。以下、この指針の概要を紹介する。

「１．目的」は日本疫学会会員が疫学研究を倫理的に行うことを掲げている。「２．会員が研究を進めるにあたっての基本原則」は、前述の学会の倫理宣言、その他、国の指針などを遵守することが示されている。「３．対象」では、理論疫学研究やすでに公表された統計や論文のデータを用いる研究を除くすべての疫学研究を対象としている。

「４．インフォームド・コンセント」はこの指針の中核をなす部分であり、まず「対象者に対して研究の意義、目的、方法、予想される結果、対象者の負担等を十分に説明した上で、対象者本人の自由意思に基づく研究参加の同意を得ること（以下、「インフォームド・コンセントを得る」とする）」を原則とすることを確認した上で、疫学研究や対象者の属性をいくつかに分類して、詳細を示している。この点については後述の国の指針と併せて後に議論する。

「５．対象者の参加拒否の意思表示があった場合の取扱い」では、インフォームド・コンセントが得られた後に参加者（候補者を含む）から拒否の意思表示があった場合には、すでに収集したデータを破棄することを原則としているが、すでに集団としての解析結果が出ている場合には廃棄する必要はなく、また

表3　日本疫学会「疫学研究を実施するにあたっての倫理指針」項目

1．目的
2．会員が研究を進めるにあたっての基本原則
3．対象
4．インフォームド・コンセント
　（1）曝露に関して対象者に介入を行う研究
　（2）介入研究以外の研究
　（3）既存データのみを用いる研究
　（4）研究開始以前に人体から採取された試料を用いる研究
　（5）対象者本人のインフォームド・コンセントを得ることができない研究または極めて困難な研究
　　a．対象者が成人で、説明の内容を理解できない、または意思表示ができない場合
　　b．対象者が未成年である場合
　　c．既に対象者が死亡している場合
　（6）他の機関からデータや試料の提供を受けて行う研究
　（7）上記の原則でインフォームド・コンセントを得ることができない研究
5．対象者の参加拒否の意思表示があった場合の取扱い
6．守秘管理
7．研究結果の公表
8．個々の研究が本指針に適合するか否かの判断
9．国の倫理指針との関係
10．見直し
11．施行

拒否を認めることにより研究が成立しなくなったり科学的妥当性が損なわれる場合には一定の要件の下に拒否を認めないことへの道も開いている。「6．守秘管理」では不当アクセス（入手、修正、削除、利用）、盗難、紛失を防ぐ義務が定められている。「7．研究結果の公表」では可能な限り速やかで適切な方法での公表が規定されている。この場合、文書によるインフォームド・コンセントがある場合を除いて、対象者個人を特定できる形式での公表は認められていない。

「8．個々の研究が本指針に適合するか否かの判断」では、この判断を日本疫学会の倫理審査委員会、または会員が所属する施設の倫理審査委員会などに委ねている。これを受けて日本疫学会では二〇〇二年十月二十五日に「日本疫学会倫理審査委員会設置要項」を定め、現在、東西二つの倫理審査委員会が設置されている。

「9．国の倫理指針との関係」については、この指針が国の「疫学研究の倫理指針」（二〇〇二年六月十七日、文部科学省・厚生労働省）に準拠しており（というよりも、後述の通り一部厳しいところがある）、会員が所属する機関における手続きなど一部の項目を除いて、この指針を満たす研究は国の指針も満足することが示されている。国の指針では研究はすべて倫理審査委員会の意見をもとにした研究機関の長の許可のもとに実施することが示されているが、学会の指針としては不必要ということでこのような事項は含まれていない。

（c）文部科学省・厚生労働省「疫学研究に関する倫理指針」（二〇〇二年六月十七日）

以上の学会の流れとは別（ただし、完全に独立していたわけではない）に、国では一九九〇年代後半より倫理問題に関する動きを開始し（このあたりの背景は、山縣然太朗「疫学研究に関する倫理指針」〈『年報医事法学』一八号、二〇〇三年、一九九―二〇四頁〉で詳細に述べられている）、二〇〇二年には「疫学研究に関する倫理指針」を示した。この指針の項目立てを表4に示し、以下で若干の解説を行う。

「前文」では疫学研究の重要性、対象者への説明と同意の原則、倫理審査委員会の判断などが記載され、さらに疫学研究への一般社会の理解の必要性についても言及されている。

「1．目的」では疫学研究の重要性と学問の自由に触れた上で、社会の理解と協力の下に疫学研究の適正な推進を図ることをこの指針の目的として明示している。「2．適用範囲」はすべての疫学研究だが、（1）法律の規定に基づき実施される調査、（2）資料として既に連結不可能匿名化されている情報のみを用いる疫学研究、（3）手術、投薬等の医療行為を伴う介入研究、の三種類の研究は除外されている。「3．研究者等が遵守すべき基本原則」では、（1）疫学研究の科学的合理性及び倫理的妥当性の確保、（2）個人情報の保護、（3）インフォームド・コンセントの受領、（4）研究成果の公表、の四点が挙げられている。なお、（1）科学的合理性及び倫理的妥当性の確保の中には、研究機関の長の許可が含まれている（この点は後述する）。「4．研究機関の長の責務等」では、（1）倫理的配慮の周知、（2）倫理審査委員会の設置、（3）倫理審査委員会への付議、（4）研究機関の長による許可、の四点が規定されており、所属する研究者から疫学研究の許可を求められた際には設置する倫理審査委員会の意見を尊重して許可などを行うこととされている。

「5．倫理審査委員会」では外部委員、人文・社会科学の有識者委員、一般人の委員、男女両性による構成などが定められている。「6．疫学研究に係る報告」では複数年にわたる計画の場合には研究者に定

表4　文部科学省・厚生労働省「疫学研究に関する倫理指針」項目

前文

第1　基本的考え方
- 1　目的
- 2　適用範囲
- 3　研究者等が遵守すべき基本原則
- 4　研究機関の長の責務等

第2　倫理審査委員会等
- 5　倫理審査委員会
- 6　疫学研究に係る報告

第3　インフォームド・コンセント等
- 7　研究対象者からインフォームド・コンセントを受ける手続等
- 8　代諾者等からインフォームド・コンセントを受ける手続

第4　個人情報の保護等
- 9　個人情報の保護に係る体制の整備
- 10　資料の保存及び利用
- 11　他の機関等の資料の利用
- 12　研究結果を公表するときの措置

第5　用語の定義
- 13　用語の定義

第6　細則
- 14　細則

第7　見直し
- 15　見直し

第8　施行期日
- 16　施行期日

期的な報告を求めるとともに、研究対象者に危険や不利益が生じたときには直ちに研究機関の長を通じて倫理審査委員会に報告する義務を定めている。

「7．研究対象者からインフォームド・コンセントを受ける手続等」ではインフォームド・コンセントの方法について疫学研究の種類ごとに規定しているが、これについては後述する。「8．代諾者等からインフォームド・コンセントを受ける手続」では、（1）痴呆などにより有効なインフォームド・コンセントが不可能、（2）未成年、（3）死者で生前の明示的な意思に反していない場合、の三つの場合において、倫理審査委員会の承認と研究機関の長の許可のもとに代諾者等のインフォームド・コンセントで代用できるとしている。

「9．個人情報の保護に係る体制の整備」は研究責任者の義務としている。「10．資料の保存及び利用」においては、研究責任者の責務を定めるとともに、人体から採取された試料の利用について定めている。「11．他の機関等の資料の利用」では、まず研究責任者の手続き（倫理審査委員会の承認と研究機関の長の許可）を定め、次に資料を提供する側の手続きを定めている。資料提供には対象者の同意が原則であるが、（1）匿名化、（2）研究実施と資料提供についての情報公開と、対象者の拒否権の保証についての倫理審査委員会の承認、（3）社会的に重要な研究で上記（1）（2）では行いがたい場合には必要な措置を講じることについて倫理審査委員会の承認、のいずれかを満たせば例外的に対象者の同意がなくても提供可能とされている。

「12．研究結果を公表するときの措置」では、個々の対象者の特定を不可能とする措置が求められている。以下は、用語の定義、細則、見直しと続いている。

(d) 国の倫理指針の問題点

以上で概観した通りの国の倫理指針には、様々な問題が含まれている。

まず第一点は、日本国憲法第二三条で保証される「学問の自由」との兼ね合いである。「1．目的」の中には「学問の自由を踏まえつつ」という表現が出てきているが、「2．適用範囲」の中で「この指針は、人の疾病の成因及び病態の解明ならびに予防及び治療の確立を目的とする疫学研究を対象とし、これに携わるすべての関係者に遵守を求めるものである」とされている。

アメリカでは連邦政府が倫理問題に介入するのは、(1) 連邦政府の関係者が関与する研究、(2) 連邦政府の研究費（補助金など）で実施する研究、の二つに限られている。これをわが国に適用すれば、(1) 国（公）立大学・研究所で実施される研究、(2) 文部科学省や厚生労働省などの国の研究費（委託研究や補助金など）で実施される研究、に限定されることになるが、前述の通りすべての研究に適用されており、このような国家統制が可能かどうか、十分な吟味が必要であろう。

第二点も学問の自由に関する問題だが、研究機関で実施する研究はすべて研究機関の長の許可により実施しなければならないことである。研究機関所属の研究者がどのような形で研究を進めるかについては、その研究機関が独自に判断し、決定するべき課題であり、国が一律に規制する課題ではない。もちろん、研究機関の判断により、「すべての研究は研究機関の長の許可によって実施する」と規定することも可能であるが、これはあくまでも研究機関の自己責任のもとでの独自の判断であり、国から強制されるべきものではない。

第三の問題は、以上のような重要な問題を含む指針が、文部科学省、厚生労働省という行政機関によって、いわゆる「行政指導」という形でなされている点にある。法律でこのような規制を設けることは、これで上記の憲法上の問題がすべて解決するわけではないが、立法機関によるコントロールという点で、行政機関によるコントロールよりは問題が少ないことは間違いのない事実であろう。

第四の点も行政指導に関連するが、このような形になったために、紛争解決のための根拠としては甚だ脆弱なものとなったことである。すなわち、この指針に従わない疫学研究の対象者が、「当該疫学研究が国の指針に従っていない」ということを理由に、研究者（あるいは研究機関）を訴えることは可能であり、訴える根拠となり得る。したがって、疫学研究を実施する立場の研究者は、この指針を遵守せざるを得ない。しかし一方、この指針に従って実施された疫学研究といえども、対象者からの訴えに対し「国の指針どおりの研究である」として防御できないのは、「行政指導に従うかどうかの自由は行政指導された側にあり、従って行政指導に従ったからという理由で違法性が阻却されるわけではない」とする判例などに鑑みると、当然のことである。この指針が仮に法律であるならば、これに従って実施された疫学研究ということで少なくとも「不法行為」とはならないであろう（法律に基づく医師の届出が刑法一三四条の守秘義務違反の違法性を阻却することを考えれば、容易であろう）。なお、二〇〇三年五月三十日に成立した個人情報保護法では第六条で法制上の措置等が政府の責務として規定されているが、（1）本指針は個人情報保護法成立以前に出されていること、（2）上述の通り、すべての疫学研究について国家権力が規制をかけていること、（3）指針が「法制上の措置その他の措置」に該当するかどうか疑義があること、の三点により、問題は解決していない。

以上のように、指針の内容ではなく、そのあり方について今後に問題を残すものとなった。

（e）二つの指針におけるインフォームド・コンセントの違い

どのような研究においてどのようなインフォームド・コンセントが必要（あるいは不必要）であるかは、疫学研究を計画する段階で重要な課題となる。文書によるインフォームド・コンセントが必要な場合と、個別のインフォームド・コンセントを必要としない場合とでは、研究に要する手間や人員が大きく異なり、これによって必要な研究費も異なってくる。

表5は、日本疫学会と国の倫理指針において求められるインフォームド・コンセントの形態を要約したものである。多くの点で両者は共通しているが、若干の相違点も存在する。学会の指針では個人単位の介入研究ではすべて文書によるインフォームド・コンセントを要求しているのに対し、国の指針では人体から侵襲的に採取された試料を用いる場合のみで文書を要求し、他の個人単位の介入では口頭でよいとされている。この点は学会の方が厳しいものとなっている。

観察研究においては、国の指針では試料の収集形態が侵襲的かそうでないかで区分しており、学会の指針でも侵襲的な収集の場合には文書によるインフォームド・コンセントを求めている。これに加えて学会の指針では将来情報量が増加するかどうかで区分している。学会の指針では、血清を凍結保存し、将来新たな観察項目を設定（ただし、具体的な観察項目は最初の段階では分からないことの方が多い）することを予定した研究を「情報量が増加するデータを利用」する疫学研究として、このような場合には文書形式のインフォームド・コンセントを求めている。細かなことだが、未成年者に対する本人の同意について、学会の指針は十五歳以上、国の指針は十六歳以上とされている。学会の指針は臓器移植法による意思表示可能な年齢（民法九六一条による遺言可能年齢）に準拠している。

表5　2つの倫理指針におけるインフォームド・コンセントに関する規定の比較

疫学研究の種類	日本疫学会 「疫学研究を実施するにあたっての倫理指針」	文部科学省・厚生労働省 「疫学研究に関する倫理指針」
介入研究		
人体から侵襲的に採取された試料を利用	文書によるインフォームド・コンセント	文書によるインフォームド・コンセント
人体から非侵襲的に採取された試料を利用	文書によるインフォームド・コンセント	口頭でのインフォームド・コンセント
人体から採取された試料を用いない（個人単位の介入）	文書によるインフォームド・コンセント	口頭でのインフォームド・コンセント
人体から採取された試料を用いない（集団単位の介入）	インフォームド・コンセント不要 ただし公開と拒否の保証	インフォームド・コンセント不要 ただし公開と拒否の保証
観察研究		
人体から侵襲的に採取された試料を利用	文書によるインフォームド・コンセント	文書によるインフォームド・コンセント
人体から非侵襲的に採取された試料を利用	口頭でのインフォームド・コンセント	口頭でのインフォームド・コンセント
将来情報量が増加するデータを利用	文書によるインフォームド・コンセント	（設定なし）
人体から採取された試料を用いない	口頭でのインフォームド・コンセント	口頭でのインフォームド・コンセント
既存試料（データ）のみを利用	インフォームド・コンセント不要	インフォームド・コンセント不要
研究開始以前に人体から採取された試料	インフォームド・コンセント 困難な場合には（1）匿名化 （2）公開と拒否の保証	（設定なし）
本人のインフォームド・コンセントが困難な場合		
成人（痴呆など）	法定代理人などの代諾者の インフォームド・コンセント	法定代理人などの代諾者の インフォームド・コンセント
未成年	親権者のインフォームド・コンセント 15歳以上の場合には本人も 14歳以下でも可能な限り説明と同意	法定代理人などの代諾者の インフォームド・コンセント 16歳以上の場合は本人も 本人に対して説明と理解
死者	生前の明示の意思表示に反しない限り	生前の明示の意思表示に反しない限り
他の研究へのデータ提供	原則として対象者のインフォームド・コンセント 不可能な場合、（1）匿名化 （2）公開と拒否の保証	原則として対象者のインフォームド・コンセント 不可能な場合、（1）匿名化 （2）公開と拒否の保証 （3）不可能な場合には適切な措置のもとで倫理委員会の承認と長の許可

5　疫学研究における個人情報保護

対象者のいわゆるプライバシー権に鑑み、第4節で概観した倫理指針においては、いずれも疫学研究における参加は対象者の同意が基本とされている。しかし、第3節で論じたように、すべての疫学研究で対象者の同意を得ることが実際的ではなく、指針においてもとくに観察研究においては個別の同意を要しないことが規定されている。しかしこのような場合においても、（1）倫理審査委員会の承認、（2）研究自体の情報公開、（3）対象者の意思による撤退の自由の保障、（4）匿名化、等の方策により、プライバシー権の尊重が規定されている。

倫理審査委員会の承認は、研究者自身の認識もさることながら、特定の疫学研究の目的に鑑み、方法や個人のプライバシーの尊重の程度が妥当なものかどうかを第三者が判断する、という発想である。倫理審査委員会は研究者のみならず、研究対象者に相当する者（疫学会では「一般の立場を代表すると考えられる者」、国の指針では「一般の立場を代表する者」という表現を用いている）を委員としなければならないことを規定しているが、これは一般人（あるいは研究対象者となる可能性がある者）から評価しても研究が妥当なものかどうかを判断する必要性から出たものである。ちなみに、一般的に倫理審査委員会を立ち上げる際に、この一般人の委員をどのようにするかが一番難しい問題となる。（1）疫学に対するある程度以上の知識と理解が必要であり、なおかつ、（2）研究者が主体となる委員会できちんとした発言ができるだけの素質が要求されるためである。日本疫学会の倫理審査委員会ではこの要件を満たす、ある小児疾患の親の会の代表に就任していただいているが、関係する学術集会には常に出席され、理路整然とした発言をされる方である。すべての倫理審査委員会でこのような適任者が見つかるとは思えないが、倫理審査委員会設置母体からの情報提供などによって、状況の理解と把握に対してサポートするような体制も必要であろう。

研究自体の情報公開は、個々の対象者に対して間接的に「研究の対象となっている」という事実を周知するためには欠かせないものである。これにより、対象者の意思による撤退の自由の保障も現実的となってくる。すなわち、どのような研究が行われているのか、さらにその研究ではどのような人が対象者となっているのか、ということを知る機会がなければ、撤退の自由を保障しても絵に描いた餅となる。

匿名化は、プライバシー権の保証という点からは一つの解決方法である。プライバシー権を理論的に考えると、個人を同定するデータが情報に付加されているのでここの情報の主体が判明し、そのために「自己情報のコントロール権」が及ぶことになる。個人同定情報を破棄すれば情報の主体自体が不明となるため、プライバシー権も理論的には発生しない。各種の指針で情報の匿名化を図れば、同意に関する規定が緩和されている理論的背景はこの点にある。感覚的には「個人を同定する情報が付いていないのだから、データ流出などの事故の際にも個人が特定できずに、結果としては守秘管理できる」ということで容認されている。有病率を明らかにする疫学研究など、いったん集めた情報に対して将来的に新たな情報が追加されることがない場合には、守秘管理の観点からも積極的に利用されるべき手法である。

疫学研究の中には個人を同定（ある情報の主体が誰であるのかをきちんと認識すること）する必要はないが、識別（Aという情報とBという情報が同一の主体に関するものなのか、それとも異なる主体のものなのかを判別すること）する必要があることも多い。コホート研究など、対象者を追跡していく研究ではベースラインの情報とその後のイベント発生情報のリンクは不可欠である。また、有病率を明らかにする研究における断片的な情報でも、重複の確認を行うために個人識別は場合によっては重要となってくる。重複チェックにおいては生年月日や性別、居住地（都道府県など）を個人識別情報として利用することにより、個人識別はある程度可能であるが、コホート研究においては通常は個人を同定する情報を必要としている。このような場合に、個人同定情報を用いたリンケージは特定の第三者が行い、疫学研究者はリンクした後のデータだけを扱うようにすることも、一種の匿名化と考えることができる。今後、疫学研究を活性化するためには、たとえば学会などによるリンケージ機関の運営も検討される必要がある。

以上の議論は自己情報のコントロール権であるプライバシー権の観点から見た疫学研究における個人情報保護であるが、これ以前の問題としてデータのセキュリティという課題がある。むしろこれまでは個人情報保護＝セキュリティとして議論されてきた傾向があり、今日でも「セキュリティに配慮しているからプライバシー保護を行っている」といった誤った認識をいまだに聞くことがある。セキュリティが保たれていないことには自己情報のコントロール権は保証されないことは論を待たないが、逆は真ではない。すなわち、セキュリティが保たれてもプライバシー権は保証されたことにはならない。しかし、セキュリティはプライバシー保護の観点からも、また正確なデータに基づく妥当性のある研究遂行の観点からも避けて通ることのできない課題であることも事実である。紙面上のデータは施錠して保管する、コンピュータでデータを取り扱う時にはパスワード管理を厳重に行う、磁気媒体にデータを記録する場合には可能であれば着脱可能な媒体（光磁気ディスク、ＣＤなど）に保管した上で施錠して管理する、ハードディスクにデータを保管する場合には当該コンピュータをＬＡＮ等から切り離し、外部との接続を行わない、等の配慮が必要である。

6　疫学研究と健康情報の公共性

以上の通り、疫学研究における個人情報の取り扱いについて概観した。最近十年ほどの間に社会の事情が大きく変化し、個人のプライバシー権が大きくクローズアップされた。そして、かつては倫理問題などに配慮することなく、ある意味では研究者の自由な意向に従って実施されていた疫学研究にも一定の制約がかかるようになった。

このような状況の中で、社会からの疫学研究に対する風当たりは、依然として強いものがある。その最たるものは「疫学研究は個人の健康情報を無断で使用している」といったものである。あえてこのような論調に、批判を覚悟で反論したい。

医学と医療は表裏一体のものである。医療という経験的な現象の中から科学的手法を用いて経験論的法則を見つけ出していくのが医学であり、その法則を医療で患者のために活用しているのが医療の現状であり、将来もこの関係は普遍だと思う。この関係の中で最も重要なものは患者の情報である。医療において、患者の情報を正確に把握し、医学ではその中から経験論的法則を導き出し、時には基礎的な研究で補強して、最終的には患者に対して医療の現場で還元している。このような流れの中で、現在の患者が受けている医療水準はこれまでに発展してきた医学の恩恵であり、その基礎には過去の患者の情報の存在がある。「現在の医療水準を享受できるのは過去の患者の情報のおかげ」という表現も、決して誇張ではない。したがって、現在の患者の情報について、情報主体の個人の権利を保障しながら将来の患者のために利用する、ということは、社会的動物として人間をとらえた場合、それほど不当なことではない。このことは、逆に「自分は現在の医療水準を享受したい。しかし自分の情報を将来の患者のために利用されるのは断る」といったことや、「他人の情報を使って自分の病気の治療方法を開発して欲しい。しかし自分の情報を使われるのはいやだ」といった主張が妥当性を欠いていることからも明らかである。

「症例報告」というジャンルが医学の学会や専門誌の中にある。特殊な症例の経験（診断、検査成績、合併症、治療経過など）をしたことを客観的に報告するものであり、通常は教科書的な経験は対象とはならず、むしろ想定しなかった稀なケースがその対象となる。症例報告の存在意義は、（1）経験を医学・医療関係者の間で共有することにより、次に同様の症例と遭遇した場合の参考とする、（2）同様の症例を積み重ねることにより、その中から普遍的な法則が導き出せる可能性がある、の二点に集約される。この報告も近年は患者の基本的人権に配慮した形で行われるようになってきている。症例報告というジャンルが「患者のプライバシー保護」という名目で行われないようになれば、医療・医学の進歩・発展にブレーキがかかることは容易に予想できる。

一部の特殊な人たちを除き、医療・医学の発展が社会の要請・目標であるならば、その基礎的社会基盤として患者の情報は不可欠であり、このような観点に立つと、医療情報に関する情報主体（＝患者）のプライバシー権も社会的合意のもとに制限されることにも一定の合理性がある。むしろ、もう少し積極的に、患者の人権を保障した一定のルールのもとに、医療情報を公共のものと考える方が、理にかなっているのかもしれない。

以上のような医療情報に関する議論は、疫学研究における対象者の健康情報にも当てはまる。「喫煙は肺がんの危険因子である（したがって、喫煙をしないようにしよう）」、「高血圧は脳血管疾患の危険因子である（したがって脳血管疾患の予防には血圧の管理が重要である）」といった知見は、すべて過去の疫学研究から導き出された経験論的法則である。あるいは、「わが国全体で特定の疾患の患者が何人いる」といった研究結果は、資源の有効活用の観点からはきわめて重要な情報を提供している。対象者の人権保護のための方策は種々の指針などにより系統的に整備されてきた。今後とも疫学研究者は対象者の人権を尊重しながら、疫学研究を人類の福利厚生のために進めていかないといけないと思うし、これが円滑に進むための社会全体への疫学研究に対する普及・啓発にも力を注がなければならないであろう。

中村好一

第4章　疫学研究とバイオエシックス
――観察疫学研究における同意と信頼の重要性――

1　はじめに

疫学研究は、社会で生じるさまざまな疾病の原因を明らかにし、予防や治療、さらに健康政策の決定に不可欠な情報を提供する学問であり、このような研究ならびにデータの蓄積があってはじめて、エビデンスを基礎にもつ医療（evidence based medicine：EBM）が確立され、また健康政策（evidence based policy-making）が立案できるといっても過言ではない。そして、われわれ社会の構成員はこれらエビデンスに基づく医療や健康政策による恩恵を享受できることから、その社会的意義はきわめて大きい。一方、疫学研究では患者や被験者（研究対象者）の状態を長期的に追跡するものも多く、個人情報が不可欠なものが少なくない。また、これらの疫学研究に用いられる個人情報は、しばしば医療や健康診断（個人のための診療）の場面で医療ケアの一環として収集されてきた情報であり、本人が疫学研究に協力しているという認識のないところで個人情報が利用されたり、本人のうかがい知れないところで追跡調査が行われている状況がある。そのため、個人のプライバシー権の侵害などの倫理的問題が生じる可能性がある。

本章では、疫学研究について、とくに身体的侵襲性のない疾病登録等による観察疫学研究についてその

表１　基本的倫理原則

（１）自律性の尊重（respect for the autonomy of persons）
自律的な個人の自己決定を尊重するとともに、自律性が十分でない個人を護ること

（２）無危害（non-maleficence）
人に対する危害を回避する、もしくは最小化すること

（３）善行（beneficence）
人の善を優先し、最善の利益を追求し、最大化すること

（４）公正（justice）
リスクとベネフィットの公正な配分、ならびに手続きにおける公正さが保たれること

倫理的問題をバイオエシックスの視座から検討し、わが国での疫学研究の適正な在り方を探ることを試みるものである。

2　医科学研究における倫理原則

基本的倫理原則

人を対象としたあらゆる医科学研究の実施に関しては、国際的に承認された倫理原則（表１）がある。これらは、第二次世界大戦中に行われた生体実験への反省として定められたニュルンベルク綱領（一九四七）を起源として、後の世界医師会総会によるヘルシンキ宣言（一九六四）、国際医科学評議会（Council of International Organizations of Medical Sciences＝ＣＩＯＭＳ　以下ＣＩＯＭＳとする）による人被験者を対象とする生物医学研究についての国際ガイドライン（一九八二）等の議論の中でさらに整理されてきたものであり、バイオエシックスの基本的倫理原則とも重なるものである。これらの倫理原則においては、その基礎として被験者の「人権の保護」の理念があり、これはすべての人が平等に有している「人間

の尊厳」の尊重という基本理念に支えられるものである。

当然のことながら、疫学研究も人を対象とした医科学研究の一領域であることから、上記の基本理念を等しく遵守しなければならない。しかしながら、従来、これらの倫理原則は臨床医学研究や治験（新薬の臨床試験）といった身体的侵襲度の高い研究を念頭に置いて検討されてきた。これに対し、疫学研究は、①いわゆる臨床医学研究に比べ身体的侵襲度が低い（観察疫学研究では身体的侵襲がほとんどない）、②集団を対象とすることから個別のインフォームド・コンセント（以下、ＩＣ）の取得が困難な場合が多い、③追跡や照合を行うために個人を特定する情報（identifier）を取り去ることができない場合が多い、などの特性をもち、臨床医学研究とは前提となる状況に異なる点が少なくない。例えば、疫学研究では研究の科学性を保つという理由からＩＣの原則（自己決定権ならびに拒否権の保障）を遵守できない場合もある。すなわち、ある集団での疾病罹患率を調査する際に、ある特定の条件の対象者から同意が得られず対象から外れてしまう場合に、結果に大きな偏りが出てしまう可能性が否めないのである。また、研究の特性から個人を特定する情報を保持する必要がある（つまり匿名化が研究デザイン上不可能である）場合もある。

このような疫学研究の特性を踏まえた上で、人を対象とした医科学研究と基本理念を共有しつつ、具体的な研究場面でどのような対応が社会的に要求されるか、もしくは許容されるかといった明確な基準を、われわれはコミュニティとしてもつ必要があるだろう。

Micro-Ethics と Macro-Ethics

このような状況に対応すべく整理された倫理的な枠組みとして、Micro-Ethics と Macro-Ethics とがある（Gostin, 1991）。Micro-Ethicsとは、被験者である個人の権利保護に焦点をあてたもの（person-dominated medical ethics）で、前述の表1の基本的倫理原則をさす。これに対し、Macro-Ethicsとは、集団（集団を構成しているすべての個々人）の尊厳の尊重に焦点をあてたもので、次の五つの原則によって支えられる。すなわち、①集団の個々人の健康と福祉を護ることを最優先の義務とすること、②集団の個々人の尊重と彼らの自己決定権の尊重、③弱い立場の個々人の保護と研究実施の正当な理由の必要性、④集団の個々人のプライバシーやインテグリティ、自尊感情の保護、⑤集団の個々人に対する恩恵の公正な配分とインフラ構築の必要性、の五つの原則である。

Macro-Ethicsの原則もまた、「First Do No Harm」という考え方を基礎にもっている。すなわち、医師の義務が目の前にいる患者の害を最小に抑えることであるならば、疫学研究者たちの義務は個々の被験者のみならず被験者集団全体の害を最小に抑えることである。しかしながら、Macro-Ethicsにおいて、集団のベネフィットがある個人にとって害を与えるような場合に、Macro-Ethicsが簡単にMicro-Ethicsを踏み越えてしまうことが許されるのか、つまり個人の人権を制限することが許容されるのかといった重大な問題をこの考え方は含有している。また、個人の人権を制限することを許容できるような集団のベネフィットとは、どの程度の利益とするのかという点も明確ではない。

3　医療と疫学研究

疫学研究の倫理的問題がなぜ生じるのかを検討するにあたり、さらに医療と疫学研究の相違点を確認す

表2　医療Medicineと公衆衛生Public Health
―両者の相違点とは―

	医療	公衆衛生
対象	個人	住民／地域社会
目的	疾病の診断/治療/苦痛の軽減/リハビリテーション	健康関連要因の同定／測定 問題解決のための政策立案 保健・医療サービス提供
関連専門分野	生物学・生化学・免疫学・薬物学・病理学・解剖学	疫学·生物統計学·政策分析·経済学·社会学など
行動形態	医師・患者の個別的関係	行政・地域社会の包括的関係
行動原理	個人の自律性の尊重 (患者の自己決定権)	行政レベル：基本的人権の尊重 医療者レベル：医療倫理

註）Jonathan M. Mann, Medicine and Public Health, Ethics and Human Rights, Hastings Center Report 27(3), pp.6-13, 1997.

る必要があろう。

そもそも医療も疫学研究も医学の一領域であることから、目指すものは人びとの健康ならびに福祉の増進である。しかし、医療と疫学研究では、その対象ならびに具体的目的は明らかに異なる。すなわち、医療は目の前の患者個人を対象とし、当該患者の健康の維持や回復（具体的には診断、治療、苦痛の除去、リハビリテーション等）を目的としている。これに対し、疫学研究は個々の患者ではなく集団を対象とし、集団全体の健康維持のためのデータを蓄積し、医学や健康政策の基礎資料を与えることを目的としているこの相違点は表2の「公衆衛生」を「疫学研究」と読みかえて参照するとわかりやすい。

このように、医療と疫学研究は対象も目的も異なる。しかし、疫学研究は医療や健診などの場面にいる個々人を集めて集団として研究対象とする場合も多い。すなわち、個人のための医療や健康診断の場で得られた医療情報を、そのまま疫学研究に転用する場合も多いのである。さらに、疫学研究の科学性を保つ等の理由から、疫学研究への協力を拒否する者が出ないように、個々人に対して疫学研究の説明を行わないことを良しとする場合もある。このため、被験者本人が疫学研究に協力しているという認識のないまま、個人情報が疫学研究のために収集・利用されたり、追跡調査が行われるという事態が生じることがある。これが疫学研究において本人の同意原則、自由意思による研究参加の原則（自発性の原則）が守られず、プライバシー権の侵害が生じてしまう要因の一つであろう。

4　プライバシーの概念

そこで、プライバシー権の侵害が社会的にどのような意味をもつのか、この点を検討するためにまずプライバシーの概念整理をしたい。

プライバシー概念の変遷

わが国におけるプライバシー権に関連した国内のルールとして、二〇〇三年五月に「個人情報の保護に関する法律」が施行された。この法律は基本原則として、①利用目的の特定と制限、②適正な取得、③正確性の確保、④安全性の確保、⑤透明性の確保、の五原則を挙げている。本法では情報の利用や収集において「目的の明示」を求めているが、これは現在のわれわれの社会で当然とされているルールを明文化したものに過ぎない。

アメリカでの動きを概観すると、そもそもプライバシー概念は、マス・メディア等による私生活の曝露に対抗するものとして一八九〇年頃に「ひとりにしておかれる権利（right to be left alone）」として提唱された。これが一九六〇年代後半から「自己に関する情報の流れをコントロールする個人の権利（individual's right to control the circulation of information relating to oneself）」へと発展したといわれている。前者は「伝統的プライバシー概念」と呼ばれ、権利侵害に対する事後救済を求める消極的・受動的権利であったが、後者は「現代的プライバシー概念」と呼ばれ、権利保護のための事前保障を求める積極的・能動的権利と捉えられている（安冨、二〇〇〇）。

また一九二〇年代前半からは子育てや教育等のさまざまな問題に対する家庭の意思決定を保護するため、拡張的「自由」という考え方が採用され、さらに一九六五年には「避妊器具を使用することおよび避妊方法について夫婦に助言することを禁じる州法は、夫婦のプライバシー権を侵害するものであり違憲である」とするグリスウォルド対コネチカット判決が出た。また一九七三年には、妊娠した未婚女性が「テキサス州の中絶禁止法は憲法の保障するプライバシー権を侵害する」と訴えたロウ対ウェイド判決が出て、私的な事項に関する意思決定の自由がプライバシー権の内容に含められるに至った。このようにプライバシーの概念は、他者からの情報の保護だけではなく、国家の干渉に対抗し、家族計画の意思決定等も含むプライベートな生活圏を設定し、その内において個人は自由に選択し行動することができるという考えへと拡張を続けたのである（Beauchamp & Childress, 1994）。

さらにGostin（1992）によると、プライバシー権は三つのレベル、すなわち、①身体的、個人的、もしくは社会的な感覚において空間をもつ権利、②自らの健康や行動、生活環境に関する情報の開示をコントロールする権利、③個人、家族もしくは社会的な関係における親密性や信頼性を維持する権利、が要求されるという。これら自己の生活圏の保護権や自己情報コントロール権に、ロウ対ウェイド判決に見られる「自らについて決定する権利（自己決定の権利）」が加わったものが、いわゆる現在のプライバシー権の内容といえるであろう。そして、これらの権利から、「自らの個人情報にアクセスすることのできる人を選ぶ権利」も導くことができるのである。すなわち、疫学研究が身体的侵襲性がないからといって、研究者が勝手に個人情報にアクセスすることはプライバシー権の侵害になるのである。

プライバシー権が制限される場合

しかしながら、他の諸権利と同様に、プライバシー権も制限される場合がある。もちろんそれは権利を制限するだけの合理的な理由が存在する場合に限られる。この場合の合理的な理由とは、たとえば倫理原則や規則を遵守することの方がより重要だということ、それらの原則や規則はプライバシー権を侵害することによって首尾よく実現できるということ、それらを実現することも表現することもプライバシーを侵害しなければできなかったであろうということ、等である（Beauchamp & Childress, 1994）。

たとえば、法定感染症などの重篤な感染症等が発生した場合がそれに当たる。この場合に個人のプライバシー権を制限できる理由は、感染症を発症した個人の権利を制限し公衆衛生学上必要と認められる治療や隔離等の強制的介入をすることによって、他の人びとが回避し得る危害を被らないようにできるからである。この裏付けとなるのは、「他者に対する危害を回避する原則（他者危害の原則）」である。

この他者危害の原則とは、われわれの自由主義社会における重要なルールであり、個人の権利の枠組みの一端を構成している。つまり、個人のプライバシー権は他者への危害を回避するという目的のために必要な場合においては制限され得るということである。では、疫学研究において個人のプライバシー権を制限することが妥当とされる状況はあるのだろうか。

5　バイオエシックスの視座からの検討

疫学研究に限らず、研究の倫理性の実質的な検討とは、そこに発生するリスクとベネフィットを比較衡量し、その社会において適正にバランスをはかることである。その際、リスクの種類と重要性をどのように評価するかが問題となる。

疫学研究では、医療・保健領域のあらゆる個人情報が用いられることによる個々人のプライバシー権に対するリスクと、それらを用いた疫学研究の成果が将来医療として社会に還元されるという公益(common good)のバランスの議論を避けることができない。そこで、これらの問題を踏まえ、以下に疫学研究におけるリスクとベネフィットの比較衡量を試行してみる。

まず、天秤にかけられるべきものとして研究によるリスクや危害と、研究成果の還元というベネフィットとを考える。医療の場合は、原則として目的から結果までが患者個人において完結するので、当該患者の被るリスクとベネフィットを比較衡量することとなる。しかし、疫学研究では被験者個人の受ける直接の利益は目的の中には想定されておらず、個人の所属する社会集団全体の健康増進というベネフィットを、被験者の被るリスクと比較衡量することとなる。

まず、疫学研究におけるリスクを考えると、疫学研究では臨床医学研究と異なり身体的侵襲はほとんどないが、被験者のプライバシー権の侵害が考えられる。ここでのプライバシー権の侵害によるリスクとは、個人情報の漏洩による社会的差別等を被るリスクや、自分のものであると思っていた個人情報が勝手に使われるという不快さ、観察研究などにおける追跡されることの精神的苦痛等が挙げられるだろう。これに対して天秤の反対側の皿にのる疫学研究によるベネフィットを考えると、疫学研究では被験者の直接の利益ではなく、その被験者が所属している社会全体の利益を考えることとなる。すなわち、疫学研究における利益は疫学研究の結果から生じる「公益」となり、ここで問題となるのが、疫学研究の公益性を誰がどのように評価するか、そして比較対照である被験者のプライバシー権の侵害によるリスクを誰がどのように評定するかという点であろう。

公益の評価として、それを社会全体の利益といってしまえば、それは倫理規範をもつ社会において、社会の構成員である個人の人権侵害を肯定するにはあまりに漠然としていて十分な根拠とはいえない。次に、公益を、医学の発展ならびにエビデンスに基づく健康政策によって社会の構成員である個々人が得るであろうベネフィットと定義してみる。しかし、これでもやはり十分な根拠とはいえないだろう。では、公益を個々人の生存権まで発展させて捉えてみる。すると、プライバシー権と生存権の対立構造と捉えることが可能となり、この比較衡量においては個人のプライバシー権よりも個人の生存権の方が重く、また集団の生存権の方がより重いという解釈が成り立つかも知れない。したがって、生存権を根拠にプライバシー権の制限が許容できるという主張も成り立つかも知れない。しかし、そもそも個人の権利である生存権を集団の生存権として用いること、ならびに直接的に生命の存続を左右するわけでもない疫学研究の成果を生存権にまで拡大することは、論理に飛躍があり論拠としては成り立たないように思われる。

次に、疫学研究においてプライバシー権（特に自己情報コントロール権）を保障するために個々人からＩＣを得ることを義務付け、拒否権を保障することについて考える。これについては、科学的見地から、被験者が偏り、研究にバイアスがかかり、正しい知見が得られなくなってしまい、その結果として研究参加を拒否する個人が所属している社会を構成するすべての者（他者）が受けられるはずの疫学研究の成果から発生するベネフィットが著しく低下する（もしくはなくなる）という主張があるかも知れない。この場合、集団の他者の福祉（公共の福祉）と個人のプライバシー権を秤にかけることとなり、他者危害の原則からみると、集団が得られると見込まれる公共の福祉が甚大なものであるならば、個々人のプライバシー権の制限はやむを得ないとの解釈もできるかも知れない。さらに、同様の解釈を日本国憲法二五条の「すべての国民は、健康で文化的な最低限度の生活を営む権利を有する。国はすべての生活部面について、社会福祉、社会保障及び公衆衛生の向上及び増進に努めなければならない」に基づいて主張する立場もある。つまり、国の責務として「公衆衛生の向上及び増進」が規定されており、この目的のために疫学研究が不可欠であるならば、それを推進するために国民個々人の権利の一部を制限することは、憲法一三条の「生命、自由及び幸福追求に対する国民の権利については、公共の福祉に反しない限り、立法その他国政の上で、最大の尊重を必要とする」の後段「……公共の福祉に反しない限り……尊重を必要とする」によって、まさに公共の福祉のためであれば制限が出来るとする解釈である。しかし、疫学研究は短期的に結果が出るものではなく、また研究結果を踏まえて適切な健康政策をとることによって初めて公共の福祉を期待することが出来るという類のものであることから、ある疫学研究が甚大な公共の福祉を生み出すものであるかを事前に客観的に評価することはなかなか困難であるかもしれない。その意味で、疫学研究の公益性とプライバシー権の保護のバランスを適正に保つことは非常に難しいといえるだろう。

一方、医学研究における倫理の基本理念である「人間の尊厳の尊重」という視点から疫学研究を検討する。人間の尊厳を尊重するためには、疫学研究においても原則として本人の同意もしくは少なくとも了承が不可欠となる。すなわち、自らの個人情報の利用について本人が同意もしくは拒否をもってコントロールするというプライバシー権が尊重されることが重要となる。これを覆すためには、特定の場合に限り個人情報を利用されることについて、社会の構成員である個々人に周知し理解を得ることによって「社会的コンセンサス」を得る等の方法が有効ではないかと考える。このことにより、ある社会（コミュニティ）で生活していくことは、同時にそのコミュニティにおける公衆衛生ならびに健康政策を目的にある特定の情報が集積され、さらにそれは集団のすべての構成員において等しく負担されることであるということについて了解を得、個別の同意を得たのと同様もしくはそれに近い状況をつくることが必要なのではないかと考える。

さらに、このプライバシー権を制限するという行為は、社会にとってどのような意味をもつかを考えてみなければならないだろう。疫学研究では、情報を利用される人と研究結果から生じるベネフィットを享受する人が必ずしも同一ではない。したがって、本人が自発的に情報を提供するならともかく、一部の人びと（ある集団）のプライバシー権を制限して情報を収集して疫学研究を行うことは、公正の原則に反するとの批判を受けるかも知れない。さらに、本人の意思にかかわらず情報を収集・利用するという行為は、個々人の尊厳を無視する行為とも解釈できる。われわれの社会において「人間の尊厳の尊重」とはさまざまな人権の基礎にある理念である。したがって、われわれの社会がこれを軽視する行為を安易に認める社会であるとすれば、基本的人権という憲法概念自体が揺るがされてしまう可能性もある。このような法秩序の視点からも、プライバシー権の重みならびにそれを制限することの妥当性については、慎重に議論する必要があると考える。

6　考察

疫学研究は前述のとおり倫理的課題は多いが、われわれの社会においてエビデンスに基づいた医療や政策決定を進めるためには不可欠であり、社会において適正な医療や健康政策が必要である以上、今後も疫学研究は推進していかなければならないものである。このような現状を踏まえ、平成十四年六月に文部科学省・厚生労働省によって「疫学研究に関する倫理指針」が示された。以下は、本指針を踏まえて疫学研究の適正なあり方を考察する。

同意の原則とその免除

疫学研究は集団を対象とすることからその対象者は非常に多く、また既に収集されている資料を利用することも多いため、個別のＩＣの取得が時間的に、もしくは経済的・物理的に不可能である場合も多いという。また、同意権もしくは拒否権を保障することによって研究にバイアスがかかり、研究の科学性が低下することを懸念する声もある。しかし、拒否されると疫学研究が成り立たないのでＩＣを得ないという考え方は許容できないであろう。

表３　疫学指針におけるICの簡略化もしくは免除の要件

①　当該疫学研究が、研究対象者に対して最小限の危険を超える危険を含まないこと。
②　当該方法によることが、研究対象者の不利益とならないこと。
③　当該方法によらなければ、実際上、当該疫学研究を実施できず、又は当該疫学研究の価値を著しく損ねること。
④　適切な場合には、常に、次のいずれかの措置が講じられること。
ア　研究対象者が含まれる集団に対し、資料の収集・利用の内容を、その方法も含めて広報すること。
イ　できるだけ早い時期に、研究対象者に事後的説明（集団に対するものも可）を与えること。
ウ　長期間にわたって継続的に資料が収集又は利用される場合には、社会に、その実情を、資料の収集又は利用の方法も含めて広報し、社会へ周知される努力を払うこと。
⑤　当該疫学研究が社会的に重要性が高いと認められるものであること。

このような状況に対応するために、被験者の「人間の尊厳の尊重」の原則を遵守する一つの手段として、本指針（細則）では、次の要件を満たした場合に倫理審査委員会の判断を得てＩＣの簡略化もしくは免除ができるとしている（表３）。

これは、ＩＣの主な要素を「（患者・被験者による）リスクの引き受け」と考えるならば、個別の同意取得が困難な場合で、リスクが最小である（もしくはない）のでＩＣを簡略化もしくは免除できるとすることができるだろう。しかし、本指針が「人間の尊厳と人権の尊重」の基本理念から同意原則を導き出しているならば（筆者はそう理解すべきと考える）、個別の同意取得が困難な場合に倫理審査委員会が個人に対するリスクが最小のものであるということを確認することにより被験者を保護するという仕組みは、それのみで十分であるというよりも他の要件と組み合わせることによりなんとか基本理念に反しないだろうという程度のものであると理解すべきであろう。つまり、このＩＣの簡略化もしくは免除の要件は、必要条件ではあるが必要十分条件ではないことに留意しなければならないのである。

さらに、このＩＣの簡略化もしくは免除の要件には曖昧な点が多く残されている。たとえば、「最小限の危険」や「研究対象者の不利益」の定義が明確にされていないために、倫理審査委員会によって判断が異なる可能性が否めない。また、個人情報保護の適切性については情報漏洩のリスクとして「最小限の危険」の審査に含まれるとも理解できるが、電子化が進む現代においてどのレベルのセキュリティ・システムが必要であるかという点について、倫理審査委員会で十分に審査できるとは考えにくいだろう。

倫理審査体制の問題

疫学研究が、ニュルンベルク綱領以来の人を対象とした研究の大原則である「被験者の自発的同意」原則の枠を部分的にでも取り去る可能性があることに鑑みると、倫理審査委員会の役割はきわめて重要である。また、科学性や個人情報保護システムの妥当性等の重要な問題もすべて倫理審査委員会の判断に委ねられている。

しかしながら、わが国における倫理審査体制は、脳死臓器移植や遺伝子解析研究の実施を目的として設置された経緯もあり、患者や被験者の所属する施設もしくは研究実施者の所属施設に設置されていることから、疫学研究の審査を行うに適切な体制であるかについては疑問がある。疫学研究は地域の公衆衛生事業の現場でも広く行われているために、保健所等の倫理審査委員会をもたない機関において実施されている場合も多々あるからである。この点については、コミュニティに倫理審査体制を整備するなどの対策が必要であろう。

さらに、倫理審査委員会があったとしても、倫理審査において倫理性・科学性の審査を誰が行うのか、といった問題がある。本倫理指針では、疫学研究の特殊性を理解しその研究の科学的妥当性を判断できる疫学研究の専門家が倫理審査委員会の構成員に含まれるべきであるとは規定されていないため、倫理審査委員会には通常、疫学研究の専門家は含まれていない。これについては、ピア・レビュー制度の導入や、倫理審査委員会の委員の構成や委員の役割などについて改めて検討する必要があるであろう。

また、疫学研究は、個人識別情報付きの個人情報を長期にわたり集積していくというその手法特性から、個人情報のリスクマネージメントがきわめて重要である。しかし、このセキュリティ・システムの適切性の判断についても倫理審査委員会に委ねられているが、現状では明確な判断基準をもって十分に審査されているとは考えにくい。この点については、研究者に対して個人情報保護マニュアルの作成を義務化し、また倫理審査委員会に対しては個人情報マニュアルの審査の義務化と審査基準の明確さを求める必要があるであろう。しかし、前述したとおり電子化とネットワーク化が進む現代において、個人情報の漏洩を防ぎかつ正確性を保った管理を行うためにハードならびにソフトの面でどのような配慮をすべきであるかについては、倫理審査委員会で適切に審査ならびにモニタリングできるか不安が残る。

疫学研究を適正に推進するための提案

指針はあくまでも最低限の要件（minimal requirements）を示すのみである。このことは疫学指針に関する「指針の考え方」においても「……疫学研究の形態や内容、規模、期間が極めて多様であるため、運用面では、研究者の主体性や倫理審査委員会の判断にかなりを委ねる必要があることから、基本的な考え方、基本原則を示すものとする」と明記されている。したがって、研究者ならびに倫理委員会は、指針に示さ

表４　観察疫学研究に対する対応案

	個人識別情報	個人情報漏洩などのリスク	対　応
公的統計（事業）	IDなし	可能性なし	社会的コンセンサスのみ（事業として社会に周知する）
	IDあり	可能性あり	個別法 or 社会的コンセンサス/IC
個々の疫学研究	IDなし	可能性ほぼなし	社会的コンセンサス/IC
	IDあり	可能性あり	IC

れた「個人の尊厳及び人権の尊重」という基本理念を遵守しながら、合理的な判断根拠に基づいて判断していかなければならない。そこで、この基本理念を踏まえて疫学研究を適正に推進するための若干の提案として、私見を示したい。

疫学研究は一つの学問領域を指す広い言葉であるが、バイオエシックスの視座からその内容を整理すると次のように分類することができると考える。すなわち、身体的侵襲性のない観察疫学研究については、統計事業などの公的な統計と個々の疫学研究に二分し、さらにそれぞれを個人識別情報の有無（すなわち個人情報漏洩などのリスクの有無）でレベル分けをするのである（表４）。

つまり、国民の福祉のために国や公的機関が最低限把握しておかなければならない情報は、公的統計事業として収集することとし、毎年の罹患率など横断的情報を個人識別せずに把握する場合は、結果を広く社会に周知することを条件に社会的コンセンサスのみで実施することを認める。個人を識別して継時的に情報把握をする場合は、悉皆《しっかい》調査（全数調査）とする必然性があるならば法制化（個別法を整備）し、被験者の平等性と個人情報保護を保障することにより実施することとする。もし悉皆調査である必然性が認められないならば、社会に対して周知し理解を得て社会的コンセンサスを得て行うか、被験者からＩＣを得て行うこととする。個々の疫学研究では、個人識別情報を付したまま追跡調査を行うような場合は、個別のＩＣを得なければならないとする。

このように疫学研究をその形態や内容によって分類し、さらにこの分類を社会に周知することにより医療情報の無断使用に対する不安を軽減し、疫学研究に対する理解の助けとなるのではないかと考える。

さらに、疫学研究の結果の利活用に関して、より積極的な情報発信も提案したい。これは、一般社会に対する情報発信のみならず、医療専門家への情報発信も含めて考えている。すなわち、疫学研究とはどのような手法の研究であるのか、どのような個人情報が利用され、どのように保護されるのか、どのような成果があり、どのようにその成果が活用（社会還元）されるのかといった内容を一般市民に積極的に発信することによって、社会の疫学研究に対する理解を深めることに加え、情報提供において重要な役割を果たす医療専門家に対して、疫学研究の結果は疫学研究者だけのものではなく、医療専門家にとっても有用な情報として、その結果はいつでも利用できることを理解してもらい、正確な情報提供ならびに患者である被験者に対する説明に協力してもらうことが重要であると考える。このような結果の利活用が適正に行われてはじめて疫学研究は公益性という目的を果たすことができ、また疫学研究は社会全体の理解と協力がなければ実施し得ないものであるからである。

そして最後に、疫学研究が倫理性を担保するための提案として、現行のシステムが「研究者」「倫理審査委員会」「被験者（もしくは社会）」という立場の異なる三者によって多角的に研究の適切性が判断されるシステムであることを強く意識し、各々がその役割を果たすことを提案する。つまり、被験者は本人だけの力ではその人権を護ることはできないし、研究者だけでも倫理審査委員会だけでも護ることはできない。したがって、「研究者」は研究計画を立案するときに、「倫理審査委員会」は研究審査を行うときに、「被験者（もしくは社会）」はICを求められたとき、もしくは社会的コンセンサスを求められたときに、各々が疫学研究の特性と内在する倫理的問題を理解した上で適切に判断を行えば、三段階の審査がなされることとなり倫理性の担保という視点では非常に有効に働くと考えるのである。

7　むすびにかえて

本章では、バイオエシックスの視座から疫学研究のあり方を検討してきた。結局のところ、たとえリスクが小さく公益性が高いとしても、われわれの社会が個々人に保障しているプライバシー権を容易に制限できるとはいえず、「人間の尊厳と人権の尊重」の具現化の一つとして「同意」の原則を貫くことは重要である。おそらく、個人が有する権利を強制的に制限し得る合理的な状況とは、社会における開かれた議論というプロセスを経ることによって社会的コンセンサスが得られた状況か、もしくは国民すべてに等しく義務と権利が与えられる法律（個別法）によって規定された状況以外にはなく、あくまでも例外的な取り扱いとして許容されるというのが筋であろう。

また、疫学研究は、医学の一領域として医学全体が築いてきた国民との信頼関係の上にのみ成り立つものと考える。つまり、疫学研究は社会の公益のために行われる研究ではあるが、同時に社会の個々人の集団の協力がなければ実施し得ない研究であることから、疫学研究の重要性を最も認識している研究者らはまさに、個々人の人権に配慮し、社会のコンセンサスを得て、信頼の上に進めることが求められるのである。

もし国民が疫学研究の推進に対して強い不信感を抱くならば、疫学研究を行う研究者ならびに医療専門家、そして国による説明責任が果たされていないことを示しているのかもしれない。本章で指摘した点も含め、引き続き疫学研究のあり方についての倫理的検討が続けられ、疫学研究が「人間の尊厳と人権の尊重」という基本理念を遵守して適正に進められることが、将来の疫学研究のさらなる発展につながると筆者は信じている。

参考文献

（1）CIOMS/WHO, "International Guidelines for Ethical Review of Epidemiological Studies," 1991（光石忠敬訳『臨床評価』二〇、一九九二年、五六三―五七八頁）。

（2）CIOMS/WHO, "International Guidelines for Biomedical Research Involving Human Subjects," 1993（光石忠敬訳『臨床評価』二一、一九九四年、二六一―二九七頁）。

（3）Tom L. Beauchamp & James F. Childress, *Principles of Biomedical Ethics 4th edition*, Oxford University Press, 1994.

（4）Jonathan M. Mann, "Medicine and Public Health, Ethics and Human Rights," *Hastings Center Report*, 27(3), pp.6-13, 1997.

（5）Tom L. Beauchamp, *Moral Foundations*, *Ethics and Epidemiology*, Oxford University Press, pp.24-52, 1999.

(6) Lawrence Gostin, "Macro-ethical Principles for the Conduct of Research on Human Subjects: Population-based Research and Ethics," *WHO/CIOMS Steering Committee Report*, pp.29-46, 1992.

(7) Charlaes R. McCarthy, "Confidentiality: the Protection of Personal Data in Epidemiological and Clinical Research Trials," *WHO/CIOMS Steering Committee Report*, pp.59-63, 1992.

(8) Dan E. Beauchamp, "Philosophy of Public Health," *Encyclopedia of Bioethics*, pp.2161-2165, Simon & Schuster Macmillan, 1995.

(9) 丸山英二「医療・医学における個人情報保護」（『ジュリスト』一一九〇、二〇〇〇年、六九—七四頁）。

(10) 安富潔「地方自治体における個人情報保護の状況」（『公衆衛生』六四・八、二〇〇〇年、五五七—五六〇頁）。

(11) 文部科学省・厚生労働省「疫学研究に関する倫理指針」（平成十四年六月十七日）。本指針は「疫学研究のための倫理指針ホームページ」http://www.niph.go.jp/wadai/ekigakurinri/index.htmに掲載。

(12) 掛江直子他「小児疾病登録における個人情報保護と同意のあり方—小児慢性特定疾患治療研究事業を活用した小児疾病登録の検討を基に—」（平成十四年厚生労働科学研究〈子ども家庭総合研究事業〉報告書「小児難治性疾患登録システムの構築に関する研究」二〇〇三年、五三八—五四三頁）。

(13) 掛江直子他「新生児マススクリーニング追跡調査の同意のあり方」（平成十四年度厚生労働科学研究〈子ども家庭総合研究事業〉報告書「マススクリーニングの効率的実施及び開発に関する研究」二〇〇三年、二三—三〇頁）。

(14) 武藤香織・丸山英二・掛江直子・玉腰暁子・山縣然太朗「国内倫理審査委員会の運用状況ならびに疫学研究の審査の現状について」（平成十三年度厚生科学研究〈政策科学推進研究事業〉研究報告書「公衆衛生活動・調査研究における個人情報保護と利活用に関する研究」二〇〇二年、一九—二七頁）。

(15) 掛江直子「疫学研究の倫理審査―日本における倫理委員会の現状―」(平成十二年度厚生科学研究〈健康科学総合研究事業〉研究報告書「疫学研究におけるインフォームド・コンセントに関するガイドライン案の評価および遺伝子解析を含めた疫学研究の社会的還元のあり方に関する研究」二〇〇一年、三〇―三一頁)。

※なお、本原稿は、厚生科学研究費補助金厚生科学特別研究事業「疫学的手法を用いた研究等における生命倫理問題及び個人情報保護の在り方に関する調査研究」平成十二年度　総括研究報告書(主任研究者　丸山英二神戸大学教授、平成十三〈二〇〇一〉年四月)を、その後の状況を踏まえて加筆・修正したものである。

掛江直子

第Ⅲ部　大規模調査研究における医療情報と倫理問題

第5章 オーダーメイド医療の実現と集団データベース計画

――アイスランド、エストニア、イギリスの経験から――

遺伝子研究の進展とともに、いわゆる「オーダーメイド医療」への期待が一九九〇年代の後半ごろから語られるようになった。オーダーメイド医療とは、個人ごとの遺伝的体質に応じた疾病予防・治療・投薬が行われるような、将来の医療をさす。同じ疾患の患者には同じような治療法を施し、その結果として医療効果や副作用の点で時として大きな個人差が見られた従来の医療と異なり、個々の患者の遺伝的体質に適した治療法を選択し、その患者にとって副作用の少ないことが前もって予想される薬を処方することが可能になると言われている。

そうした未来型医療の実現に向けて、現段階で次のような研究が行われつつある。

（1）疾患関連遺伝子（ある疾患の発症メカニズムに関わる遺伝子）の同定、および機能解析。

（2）投薬・診断ターゲット（ある薬が効きやすい遺伝的体質、または侵襲性の高い検査法や治療法を行う意味があると予測される遺伝的体質）の同定。

（3）疾患と遺伝子、および環境要因（喫煙・飲酒・食習慣などの生活習慣や生活環境）の間の相関関係の解明。

これらの研究を推進するために有力なツールとして、大規模な集団データベース（population databases）やバイオバンクを用いた研究プロジェクトが注目されている。疾患と遺伝子と環境要因等の関係を調べるには、それらに関わる膨大なデータを蓄積する必要がある。そこで、数千人から数十万人もの人びとの健康関連情報（臨床情報や生活習慣についての情報など）を収集して集団データベースとし、同様に多数の生体サンプル（血液、細胞、腫瘍組織などの生体資料で、これを解析することによって個人の遺伝子情報その他の生物学的情報が得られる）を集めてバイオバンクに保管し、それらを総動員させて研究を推進してはどうか――これが「集団データベース利用型の遺伝子研究プロジェクト」の構想である。そのようなプロジェクトは、日本を含む複数の国々で計画されている。

しかし、このプロジェクトに不可欠な個人の健康関連情報や遺伝子情報は、いずれも、本人にとって他人に知られたくない部分を含む、極めてプライベートな情報である。この種のプロジェクトにおいて、個人情報はどのように扱われるべきか。集団データベースの構築や利用が倫理的に容認される条件は何か。以下では、こうした情報倫理上の問題を検討する。

他の国々に先駆けてこの種のプロジェクトを立ち上げたのは、アイスランド、エストニア、そしてイギリスである。とくにアイスランドでは激しい論議が展開されたので、この種のプロジェクトの倫理的問題を考えるのに役立つ材料を提供してくれる。本章では、第１節と第２節で「集団データベース利用型の遺伝子研究プロジェクト」の目的と意義、および問題点について解説した後、第３節でアイスランドの対応を中心的に扱う。続く第４節でエストニアとイギリスの取り組みにも触れ、最後に、望ましい対応について考察し、われわれの課題を述べる。

1　集団データベースの目的と意義

まずは、集団データベース利用型の遺伝子研究プロジェクトが、従来の研究とどう異なり、いかなるメリットが期待されるのかについて説明する必要があるだろう。

［プロジェクトの目的］　現在の遺伝子研究においては、様々な疾患の原因遺伝子のマッピング（染色体上の位置の同定）、単離（単独の化学物質として取り出すこと）、およびその機能の解析が進められている。その研究対象は、ハンチントン舞踏病のような典型的な遺伝病だけでなく、がんや糖尿病といった、多くの人がかかるような日常的疾患にも及んでいる（表1）。そうした日常的疾患についても、何らかの遺伝子が、発症を促進ないし抑制する因子として関わっていると考えられているからである。

しかし、多くの日常的な疾患においては、その「疾患関連遺伝子」は、その遺伝子があれば必ず発症するという働き方をするのではなく、ただ発症のリスクを増す要因として作用するのみであり、一つもしくは複数の遺伝子と環境要因とが影響し合って発症に至ると考えられる。そのような複雑な発症のメカニズムを解明するために考案されたのが、冒頭で述べた集団データベースやバイオバンクのプロジェクトである。それは、日常的な疾患を視野に入れた遺伝子研究プロジェクトであり、各種疾患と遺伝子、および環境要因の相関を解明することを主な目的としている。同時に、それらの知見に基づく効果的な新薬・治療法の開発、さらには予防医療の発展を目指している。

表１　研究対象とされる疾患

たとえば、遺伝子解析企業デコード・ジェネティクス社（アイスランド）が研究対象とする疾患は以下の通り。	
自己免疫性疾患	アトピー性皮膚炎、リューマチ性関節炎、インシュリン依存性糖尿病など
心臓血管系および肺疾患	心筋梗塞、高血圧、喘息など
悪性腫瘍	肺がん、前立腺がん、メラノーマ、甲状腺がんなど
中枢神経系疾患	アルツハイマー病、多発性硬化症、パーキンソン病、精神分裂病など
眼疾患	白内障、緑内障、黄斑変性、近視など
婦人病	子宮内膜症、子癇前症
代謝性疾患、他	非インシュリン依存性糖尿病、骨粗鬆症、高脂血症、肥満など

［参考資料①］

オーダーメイド医療実現化プロジェクト（日本）が挙げている主な研究対象疾患は以下の通り。（デコード社のリストと重なるものには＊を付けた）
アトピー性皮膚炎＊、リューマチ性関節炎＊、糖尿病＊、心筋梗塞＊、気管支喘息＊、花粉症、過敏性症候群、ケロイド、バセドウ病、てんかん、熱性けいれん、心不全、心筋症、閉塞性動脈硬化症、脳血管障害（脳硬塞、脳動脈瘤）、狭心症、不整脈、肺気腫、結核、悪性腫瘍（肺がん＊、前立腺がん＊、食道がん、胃がん、大腸・直腸がん、肝がん、膵がん、胆嚢・胆管がん、乳がん、子宮頚部がん、子宮体部がん、卵巣がん）、慢性肝疾患（Ｂ型・Ｃ型肝炎、肝硬変）、ネフローゼ症候群、尿路結石、白内障＊、緑内障＊、子宮筋腫／子宮内膜症＊、骨粗鬆症＊、高脂血症＊、歯周病、多発性脊椎椎間板変性、間質性肺炎・肺繊維症、造血器腫瘍、筋萎縮性側索硬化症、他

［参考資料⑦］

［各国の計画］　この種の集団データベース・プロジェクトは、代表的なものを表2に示した通り、複数の国で計画されている。アイスランドのように民間企業が政府と国民に話をもちかけたところもあれば、エストニアのように大学が発案し、新たに設立された政府系の非営利財団が主体となって推進しているところもある。イギリスのように医療関係の複数の公的組織が手を組んで推進しているところもある。アメリカでも小児を対象とするプロジェクトが国立衛生研究所を中心に計画されつつあるほか、大きな民間病院などで独自のデータベースが企画されている。日本でも、大学の研究機関が中心となってプロジェクトを申請し、文部科学省の資金援助を受ける形で進められようとしている。オーダーメイド医療を目指す集団データベース・プロジェクトは、各地でブームを迎えているのである。

［収集されるデータの種類とその必要性］　これらのプロジェクトでは、共通して、①生体サンプルとそこから得られる遺伝子情報、②臨床情報などの個人の健康状態に関する情報（生活習慣などの情報を含む）が収集される。いくつかのプロジェクトでは、③家族の病歴や家系に関する情報も収集される。

遺伝子研究を行う以上、①は当然必要である。②の臨床情報は、疾患および環境要因に関するデータとして収集される。③の家族や家系の情報が収集されるのは、疾患関連遺伝子の研究ではしばしば家系研究の手法が用いられるからである。

疾患と遺伝子の関係を調べる手法としては、（a）ある疾患にかかっている者とかかっていない者（薬の評価・開発においては、薬の効く者と効かない者）を集め、二つの群を対照させて遺伝子の発現プロファイールの差異を見るという方法のほか、（b）同じ疾患にかかっている血縁者同士の染色体の共有部分を

表２　各国における、大規模な個人健康情報データベース・バイオバンク計画

国名／プロジェクト名	研究機関・企業・団体名	構築予定のデータベース・バイオバンク	対象範囲とサンプル数	主な出資元
アイスランド／ 複合データベース 計画	deCODE Genetics社 （民間の遺伝子解析企業）	三種複合型データベース ①臨床情報データベース「HSD」 ②血液資料に基づく遺伝子情報データベース ③家系データベース	 ←全国民28万人（当初予定） ←約10万サンプル（2003年12月現在） ←過去11世紀にわたる68万人分	deCODE Genetics社
エストニア／ エストニア・ ゲノム計画	Estonian Genome Project Foundation （政府支援の非営利財団）	質問票に基づく個人健康情報、家系情報、および血液等の生体資料に基づく遺伝子情報を含むデータベース「Gene Bank」	100-140万人（予定）	EGreen International （アメリカ系投資家組織）
イギリス／ UKバイオバンク	UK Biobank （MRC等による共同経営、非営利。主管研究機関はManchester大）	①質問票に基づく個人健康情報（家族の病歴情報を含む。診療記録と照合されうる）データベース ②血液資料バイオバンク	45-69歳の50万人（予定）	UK Medical Research Council（MRC）， Wellcome Trust Department of Health
アメリカ／ 個人別医療リサーチプロジェクト	Marshfield Clinic	①血液資料に基づく遺伝子情報データベース ②電子診療記録に基づく臨床情報データベース ③環境・家族情報データベース	疫学研究地区の住民４万人（予定）	Marshfield Medica Research Foundation （助成金や寄付を含む）
／全米こども研究	国立小児衛生・発達研究所（国立衛生研究所（NIH）内）および連邦機関連合	環境要因、社会的・生物学的要因に関する情報（観察・報告に基づく）のほか、生体資料に基づく遺伝子情報を含むデータベース	胎児～21歳の10万人以上（予定）	国立衛生研究所 疾病予防センター 国立環境衛生科学研
日本／ オーダーメイド医療 実現化プロジェクト	東京大学医科学研究所 （中村祐輔教授等）	①統合臨床情報データベース ②DNA・血清バンク「バイオバンクジャパン」	←全国の医療機関（約８施設38病院）と提携 ←同上の患者約30万人（予定）	文部科学省 （2003-2007年度）
／久山町 ゲノム疫学研究	九州大学医学研究院 第二内科	臨床・剖検記録および 遺伝子情報を一元化したデータベース	40歳以上の久山町住民 約3500人	文部科学省 （2002-2006年度）

［参考資料①～⑧］

絞り込み、疾患に関連する遺伝子を特定するという方法がある。日常的疾患の研究では、後者の手法の方がより効率的に信憑性のある結果が得られるとも言われる。日常的な疾患では、人により微妙に症状も異なり、発症の前後に作用する遺伝子も多様で、患者と非－患者との発現プロフィールを比べるだけでは関連遺伝子を特定しにくいと思われるからである。これが、いくつかの集団データベース・プロジェクトにおいて、家系や家族の病歴についての情報も集められようとしている理由である。

［なぜ大規模でなければならないのか］　それにしても、数千人から数十万人規模という大がかりなプロジェクトを立ち上げることがなぜ必要なのだろうか。

まず考えられる理由として、大規模な母集団で調査することで、より信頼性の高い研究成果が得られることが挙げられる。また、疾患に関わる環境要因の研究を行うためには、人びとの生活習慣に関するデータを可能な限り多く入手した方がよいに違いない。

しかし、研究者にとってもう一つ見逃せないメリットは、ひとたび集団データベースやバイオバンクが設立されたならば、研究に必要な手間を大幅に削減でき、研究の効率性が飛躍的に向上する点にもあるだろう。数十万人規模のデータベースが確立されれば、ある疾患をもつ各地の患者のデータを一挙にリストアップできる。バイオバンクからは研究に必要なサンプルを随時入手することができる。従来の研究のように、研究課題ごとに被験者を募ってサンプルと患者情報を収集するような方法と比べて、この新しい方法が（データベース・バイオバンクとしていったん確立されてしまえば）はるかに効率的であろうことは明らかである。あらかじめ各個人の遺伝子情報や臨床情報を集めてコンピュータ・データベース化しておけば、コンピュータ上のみでの解析すら可能になるとも言われている。そうなれば、研究者は研究のために生体サンプルを採取する必要すらなくなる。データベースをただ検索すればよいのである。

［一般市民にとってのメリット］　では、臨床データや生体サンプルを提供する一般の人びとには、このプロジェクトは何の恩恵をもたらすのだろうか。

たとえばエストニアのプロジェクトが公言しているように、[3]「生体サンプルの提供者は、希望すれば自分の遺伝子情報について知ることができ、遺伝子カウンセリングも受けられる」とか、イギリスで示唆されているように[4]「本人も気づかなかった病気が判明すれば知らせてもらえる」といったことが一つの利点と考えられるかもしれない。しかし多くの先進国では、遺伝子検査やその他の検査を受けた場合、本人が求めれば検査結果を知らせてもらえる（もちろん、知りたくなければ知らされない権利もあるとされるが）という仕組みは整いつつあり、自分の健康情報を入手できたり遺伝子カウンセリングを受けられたりすること自体は何も大規模データベースの設立に伴って初めて得られるメリットとは言えない。むしろ、集団データベース・プロジェクトが一般人にもたらす利益は、日常的疾患の発症メカニズムの解明や、診断技術の向上や、新薬の開発を通じて間接的に得られる利益――つまり、将来の全体的な医療の向上という形で、やがて返ってくるような利益――だという方が正しい。もっとも、その利益を過小評価するべきではない。原因がまだ詳しく分かっていないアレルギー性疾患や様々なタイプのがんなどの発症メカニズムが解明され、それが治療法や予防法の開発につながることを望む人は多い。また、抗がん剤のような強烈な薬剤が（副作用は強くても）十分な効果をもたらすような体質の患者と、副作用に耐えられそうもない体質の患者とを、遺伝子のタイプによって見分けることができたなら、それは治療法を選択しようとしている患者と医師にとって大いに参考になるはずである。

別の観点から見れば、他にもメリットはある。プロジェクトによって得られた科学的な知見を（製薬産業などとの提携のもとに）薬剤開発などに利用できれば、国内に膨大な経済的利益がもたらされる見込みがある。また、このような大規模な新プロジェクトが国を挙げて展開されれば、その国内にはハイテク関連の職が大量に創出され、そうなれば国外への頭脳流出が減り、国の経済活性化につながると期待される。こうした経済効果への期待は、アイスランドのプロジェクト立案者によりアピールされており[10]、エストニアでは国民に対する説明パンフレットの中で述べられている[3]。

2　情報倫理上の問題

しかし、いくら医学的・経済的な恩恵が期待できるとはいえ、この種のプロジェクトに何も問題がないわけではない。これらのプロジェクトは、臨床情報、遺伝子情報、家系ないし家族の情報といった、個人情報の中でもとくに私秘的な性格の強い（平たくいえば、治療を受けるためといった特別な事情でもない限り、むやみに他人に知られたくない）情報とその情報源となる生体サンプルを、本人の治療に直接に役立てるためにではなく、研究目的で収集し、利用しようとしている。その情報ないしサンプルは、ある特定の研究課題が終了すれば廃棄されるのではなく、多様な研究課題にいつでも用立てられるべく保管され続ける。しかもそれは、かつてないほど大量の一般市民を巻き込んだ研究プロジェクトである。

主な問題点として、各国で一様に指摘されたのは次の二つである。

（1）この種のプロジェクトにおいて、どうすれば個人情報を保護したことになるのか。

（2）この種のプロジェクトにおいて、データやサンプル提供者からインフォームド・コンセントを得る必要はあるか。得るとすればどのような方法で得るべきか。

もっとも、これらの問題は、従来通りの対応だけで解決できると思えるかもしれない。医科学研究で個人情報を保護するために普通とられる対策は、「本人の氏名や身分証明番号（保険証番号など）その他の個人を特定する情報をコード化（暗号化）し、個人の身元が特定されないようにする」というものである。また、被験者からインフォームド・コンセントを得ることが医科学研究の基本原則であるとはいえ、研究対象となる人びとの数が多い疫学研究では、一人ひとりに詳しく説明し書面で意思を問うような厳密なインフォームド・コンセントを得るのは困難なので簡略化が許される――たとえば、対象者集団全体に対して説明を行い、不参加の意思を表明した人のみ研究対象から外すなどの措置をもって、インフォームド・コンセントに代えてよい――と考えられている。生体サンプルの研究利用についても、新しい研究課題が遂行されるたびにサンプル提供者から同意を取り直す必要はなく、サンプルを採取する時点で、採取されたサンプルがその後の多様な研究に利用され得ることを説明し、それらの多様な研究に利用され得ることについての「包括的な同意」を得ればよいとか、その後に実施される研究について反対の意思表明がなければ引き続き同意しているものと見なすという「推定同意」の考え方で足りる、などと言われることがよくある。(このような対応自体に疑問があるとの意見は検討の余地があるが、ここでは立ち入らない。)

以上をつなぎ合わせると、「個人健康情報と生体サンプルを用いて行われる疫学的研究」という性格をもつ集団データベース・プロジェクトは、個人を特定する情報をコード化し、生体サンプルの採取については包括的同意や推定同意をとれば問題ない、と思えるかもしれない。

しかし、われわれはもっと慎重でなければならない。集団データベース・プロジェクトは、従来の研究とは比較にならないほど大規模であり、しかも遺伝子情報・臨床情報・家系情報の間でデータの照合が何度でも繰り返されるという特徴をもつ。そこで、次のような問題を考慮する必要が出てくるのである。

第一に、このような大規模プロジェクトにおいては、従来の研究と比べてはるかに多くの研究者・データ管理者その他の従業員が携わると予測されるので、個人情報が漏洩する危険も高まると見るべきである。たとえ個人情報が暗号化されていたとしても、それが復号化されて(原情報とコードとの対照表や解読鍵があれば、これは可能である)、個人の身元が特定された形で漏洩するかもしれない。職員には守秘義務があるといわれるかもしれないが、その義務は実際に守られなければ意味がない。漏洩する可能性が現にあるならば、その危険を最小限に防ぐためのシステムを整えるべきである。

第二に、たとえ情報がコード化されたまま利用されるとしても、詳細なデータ照合を繰り返すうちに個人の身元がわかってしまうことも考えられる。大規模集団データベースにおいては、「たとえ個人情報が暗号化されていたとしても、データベースに誰かが外部から侵入したわけでないとしても、そしてデータ管理者に何の犯罪的な意図もなかったとしても、個人の身元が偶然にわかってしまい、それが外部の者に知られてしまうかもしれない」ことが大きな問題なのである。たとえば、「四十二歳の男性で十二歳まで喘息、三十歳のときに胃潰瘍の経験がある」といった臨床情報と、「父方の祖父と従兄弟がそれぞれ四十代で若年性のアルツハイマーを発症している」といった家族の病歴についての情報は、それぞれ氏名も身分証明番号も伏せられた「個人の身元を特定しない情報」であるかもしれないが、データ照合の結果、それらの情報が同じ人についてのものだとわかり、しかもすべての条件にあてはまる人は港区のSさんという特定個人であることに誰かが気づくかもしれない。さらに、いま述べたすべての条件にあてはまる人は現にアルツハイマーの発症リスクを高める遺伝子を持っている、といった検索結果を民間の保険業者などが入手できたなら、それは保険加入の参考資料として利用されるかもしれない。

そうした懸念に慎重に対処することが、集団データベース・プロジェクトが企画されている国々の課題である。また、それほど慎重な対処が求められるプロジェクトである以上、プロジェクトに参加する予定である一般市民から、プロジェクトが開始される前の段階で理解を求め、プロジェクトへの協力についてのより厳密なインフォームド・コンセントないしその適切な代替物を得なくてよいのかということも、あらためて検討しなければならないだろう。

3　アイスランドの対応

では、アイスランドの人びとはそうした問題にどう対応したのだろうか。その答えは、新しい法律の制定、より厳重な暗号化システム、データ照合により個人の身元が特定されてしまった場合の対策の明示、アクセス制限と罰則の規定、複数の監視機関の設置、公共論議の喚起、オプト・アウト制度の導入、といった項目で表すことができる。

アイスランドで提案されたのは、家系データベース、遺伝子データベース、臨床情報データベース、という三つのデータベースを別個に構築した上でそれらを単独機関が一括管理するという、三種複合型のデータベースであった。

このうち家系データベースについては、すでに民間の遺伝子解析企業であるデコード・ジェネティクス社が、現在および過去に存在したアイスランド人六十万人分の家系情報のデータベースを保有していた。アイスランドでは伝統として地区教会に過去十一世紀にわたる八十万人分のアイスランド人の出生・結婚・病気・死亡等の記録が保管されており、デコード社はこれをコンピュータ・データベースに入力したのである。デコード社はまた、サンプル提供に同意したアイスランド人から得た血液等の生体サンプルを蓄積しつつあり、その解析をもとに遺伝子データベースをも構築しようとしていた。これらに加えてアイスランド国民の臨床情報データベースを作ることができれば、家系・遺伝子・臨床情報という三種のデータベースを用いた「オーダーメイド医療に向けての疾患研究と薬剤開発」が可能となる。そこでデコード社は、アイスランド政府に働きかけ、各医療機関にある診療記録に基づいて国民の臨床情報を収集し、これを一カ所に集めた臨床情報データベース――アイスランドでは、これが「健康部門データベース Health Sector Database＝ＨＳＤ」と呼ばれる――を作成することを提案したのである。

アイスランドで問題となったのは、主に、この第三の臨床情報データベース（健康部門データベース）と、遺伝子データベース（あるいは、その情報源となる生体サンプルを保管するバイオバンク）の構築の是非についてであった。なぜなら、アイスランドにおいては、国民の家系記録は国の共有財産と見なされ、以前より公開されており、家系データベースの存在自体はとくに問題にならなかったからである。

まず問題視された点は、やはり、個人情報の保護とインフォームド・コンセントという、医療情報倫理の基本的な問題であった。加えて、とくにアイスランドでは、このプロジェクトを企画したのが民間企業のデコード社であったことで余計に物議をかもした。デコード社は健康部門データベースも自社で管理・運営しようと計画していたため、それでは民間企業が国民の臨床情報を独占利用することになるとか、デコード社の外部の研究者が従来のように臨床情報を利用できなくなる、などの批判がなされた。（もっとも、一つ注意しなければならないのは、デコード社の健康部門データベースは、個々の医療機関にある診療記録を取り上げるような仕方で作られるのではなく、個々の医療機関にある診療記録はそのままに、ただそこから臨床データの写しを得て作られるのだということである。このため、医療従事者や研究者が、医療機関の診療記録を利用することは従来どおり可能である。加えて、研究者はデコード社にデータの検索・照合を依頼して自分の研究に役立てることもできる。実際、デコード社はそうしたデータ検索サービスを業務の一つにしているのである。問題は、デコード社がデータベースの研究利用を外部の特定の者に対して制限したり、自社の利益のために特定の者に情報を流したりという不公平な取り引きを行った場合に生じる。）

いち早くこれらの問題を意識したデコード社は、直ちに対応をとった。集団データベース・プロジェクトの意義を国民にアピールするキャンペーンを開始するとともに、健康部門データベース等に関する新しい法律を策定するよう、自らアイスランド政府に申し出たのである。

［新しい法律の制定］　そうして成立したのが、「健康部門データベース法＝Act on a Health Sector Database no. 139/1998（ＨＳＤ法）」と「バイオバンク法＝Act on Biobanks no.110/2000」、その他の関連法である。(9)(13) 集団データベース・バイオバンクに関する新しい法律の制定、これがアイスランドの人びとがとった第一の対応であった。

一連の法律が成立するまでの経緯は表3の通りである。健康部門データベース法の最初の法案は九八年三月に議会に提出され、一年弱の公開論議を経て国会で可決された。この間、七百以上の新聞記事と百以上のラジオ・テレビ番組が組まれ、タウン・ミーティングや大学主催のカンファレンスも行われた。ＨＳＤ法の是非に関する世論調査も行われ、ほぼ一貫して世論の四分の三以上がデータベース支持を表明したと言われる。

成立したＨＳＤ法においては、健康部門データベースは政府よりライセンスを得た単独の管理者だけが構築・運営に携わること、データベースに入力される個人情報は二重の暗号化を経ること、データベースの管理・運営その他の業務は複数の外部監視機関によりチェックされること、国民は自分の臨床情報がＨＳＤに入力されることを拒否（オプト・アウト）できることなどが定められた（詳細は後述）。その後、同法を補足する形での法整備が行われた後、二〇〇〇年一月には、デコード社に対して健康部門データベースの運営ライセンスが正式に与えられた。同年にはバイオバンク法が成立し、同時に医療や医学実験等により患者・被験者が被害を受けた場合には補償が行われるという内容の「患者の保険に関する法律no. 111/2000」も成立した。

表3　アイスランド健康部門データベース（HSD）法および関連法成立の経緯

1998年3月末	アイスランド保健省、健康部門データベース（HSD）法の原案を議会に提出 原案は全国民の診療データがデータベースに入力されるというもので、インフォームド・コンセントについての規定もオプト・アウト条項もなく、取り下げとなる。
1998年6月	新HSD法案を各政党に送付、コメントを求める
1998年9月4日	データ保護委員会、保健大臣宛に新案へのコメントを寄せる 個人データの取り扱いに関わる法規はEUの規定に矛盾しないものとすべきこと、また、たとえ個人データを暗号化したとしても解読鍵が存在するならそれは個人データであること、等が指摘される。 ほかにも約40のコメントが寄せられる。
1998年10月	第三次HSD法案を議会に提出
1998年12月17日	HSD法、国会にて僅差で可決
1999年7月29日	健康部門の科学研究に関する政府規定 no.552/1999（保健社会保障省）
2000年1月1日	個人データ処理に関する個人保護の法律　no.77/2000発効
2000年1月19日	健康部門データベースに関連する、技術、セキュリティ、および組織管理についてのデータ保護委員会の条項（第2版、データ保護委員会）
2000年1月22日	健康部門データベースに関する政府規定 no.32/2000（保健社会保障省） デコード社に対し、運営ライセンス文書が与えられる（保健社会保障省）
2000年5月13日	バイオバンクに関する法律 no.110/2000 可決（2001年1月1日発効） 患者の保険に関する法律 no.111/2000 可決

［参考資料①⑨⑩］

る。

［個人情報保護の対策］　以上の法律を通じて、個人情報の保護については次の対策がとられたことにな

まず健康部門データベースに関していえば、第一に、二重の一方向暗号化という厳重な暗号化システムが採用された。データベースに送られる臨床情報のうち、個人の身元を特定し得る情報はまず各医療機関で暗号化され、次に政府の個人データ保護局で暗号化される。このようにしてすべての臨床情報はデータベースに入力される前に二重に暗号化され、本人の身元を伏せた形になる。しかも、暗号化は一方向暗号化の方式で行われる（この場合、原情報と暗号との対照表ないし解読鍵はまとまった形では存在しないため、いったん暗号化されたデータの復号化はできないか、実質的に極めて困難とされる。

第二に、それでもなおデータ照合等によって身元が特定され得ることに配慮して、健康部門データベースの照会においては一度に十人以下の集団に関するデータを提供してはならないこと、また健康部門データベース内のデータを家系データベースや遺伝子データベースと照合して得た結果が個人の身元を特定し得るものだと判明した場合には、その結果を破棄しなければならないこと、医療機関のスタッフは健康部門データベースの運営に関わってはならないことなどが定められた（「健康部門データベースに関連する、技術、セキュリティ、および組織管理についてのデータ保護委員会の条項」第五～七条）。

第三に、健康部門データベースへのアクセス制限と罰則の規定も盛り込まれた。ＨＳＤの作成と運営は、アイスランド保健省から期限つきの運営ライセンスを与えられた単一の管理者だけが行うこと、また法律の適用逃れを防ぐためにＨＳＤはアイスランド国内にのみ設置することが定められた（ＨＳＤ法第四条、第五条一項）。ライセンス保有者やその関係者が同法に違反した場合には、ライセンスの没収や禁固刑、

損害賠償を含めた罰則が科されることも明記された（同第十三〜十七条）。

第四に、複数の外部監視機関も設置された。政府の個人データ保護局は、データベースのセキュリティやデータベース内でのデータの取り扱い、および医療機関からデータベースへのデータ移送の安全性の監視にあたる。健康部門データベース作成運営委員会は、健康部門データベースの作成準備と日々の運営（ライセンス管理者と医療機関との契約交渉を含む）を監視する。さらに、学際的倫理委員会が、データベースへのすべての問い合わせの内容と、データベースを用いた研究の倫理性について審査する。

こうしてアイスランドは、膨大な臨床情報を収集する健康部門データベースの情報管理に関して、データの厳重な暗号化のみならず、個人の身元が特定された場合の対応、アクセス制限、罰則つきの情報漏洩対策、複数の監視機関による監視も含めたかなり明確なマニュアルを提示したのである。

バイオバンクについても基本的に同様の対策がとられている。生体サンプルは、ラベルが貼られ個人の身元がわからないように保管される。そのサンプルを身元の明らかな特定個人と結び付ける際には、データ保護局の定める基準に従わねばならない（バイオバンク法第八条）。サンプルを科学研究に利用するにあたっては、国家生命倫理委員会か関連医療機関の倫理委員会による研究計画の承認を受けた上で、データ保護局の許可を得なければならない（同第九条）。バイオバンクの全従業員は、秘密を守るべきもの（サンプルから得られる個人の遺伝子情報など）について守秘義務を遵守せねばならない（同第十一条）。これらの規定に違反した者には、やはり罰金や禁固刑などの罰則も用意されている（同第十五条）。

［インフォームド・コンセント］　インフォームド・コンセントの問題に関しては、健康部門データベー

スとバイオバンクのそれぞれについて次の方針がとられた。

健康部門データベースにおける方針は、臨床データの入力および研究利用に関してすべての国民から個別のインフォームド・コンセントを得ることはしないが、その代わりに「共同体全体への説明と意思の確認」を行うとともに、個人の選択権としてデータ入力の拒否を要請する権利を認める、というものである。まず、HSD法案が審議された段階で、各種メディアやタウン・ミーティングを通じて健康部門データベースの内容やHSD法に関する情報提供が国民に対して行われ、公開論議が催され、世論調査も実施されたことは、共同体全体に対して情報提供を行い人びとの意思を確認するという、いわば共同体全体に対するインフォームド・コンセントとも呼べるようなものを意図してなされたことに他ならない。この試みはしばしば「共同体の同意＝Community consent」と表現された(10)(12)。

さらに、個人の選択を尊重するものとして、健康部門データベースへのデータの入力拒否を申請できるという選択肢（オプト・アウト）が市民の権利として保障された。同時に、これらの市民の権利に関する情報や健康部門データベースに関する情報を一般国民が入手できるよう、公衆衛生局長や各医療機関は情報提供に努めなければならないことも法律で定められた（HSD法第八条）。また、オプト・アウトするか否かを人びとが熟慮するための期間として、HSD法の発効からデータ入力の開始までに六カ月の猶予期間が設けられた（猶予期間終了後もオプト・アウトは可能である）。オプト・アウトの申請用紙は全国の医療施設・薬局・役所・インターネット上で入手可能なよう手配された。

他方、バイオバンク用の生体サンプル採取における方針は、包括的同意と推定同意の考え方を採用しつつ、その同意を常に取り下げることができるという形で個人の選択権を保障する、というものである。生体サンプルの採取にあたっては、サンプル提供者に対して採取の目的やサンプルの利用価値、採取に伴うリスク、およびそのサンプルが科学研究利用のためバイオバンクに永続的に保管されることなどについて情報を与えた後に、書面による同意を得ようと努めなければならない。そのようにして採取された生体サンプルは提供者の反対が示されない限りは研究に利用され続けるが、提供者はその「推定同意」をいつでも取り下げることができ、自分の許可する特定の研究についてのみ利用するよう申し出ることもできることが法律に明記された（バイオバンク法第七条）。

以上の対応によって、個々の研究利用について書面で同意を得るという意味での厳密なインフォームド・コンセントではないものの、各個人が自分の提供するデータやサンプルの取り扱いに関して「選択しようと思えば選択できる」機会を保障し、その選択のために必要な情報は徹底的なプロジェクト概要についての情報公開と公開論議とを通じて幅広く提供するよう努める――これが、インフォームド・コンセントの問題に関するアイスランドの対応である。

なお、民間企業がデータベースを運営することに関しては、データベース入力前の暗号化により民間企業の者は個人の身元を特定する情報には一切触れないようにしたこと、またプロジェクトの業務は新しい法律に従わなければならず、かつ外部機関の監視のもとに行われなければならないとしたことで、一定の対策が立てられたことになる。

国民の反応はといえば、二〇〇三年六月末の時点で健康部門データベースからオプト・アウトした人数は全国民の約八％にあたる二万四百二十六人にとどまった（ＨＳＤ法に反対する団体マンバーントの報告[14]）。

ＨＳＤ法の制定からデータベースへの入力が始まるまでの猶予期間六カ月の間にオプト・アウトの人数は急増したが、約二万人に達して以降は横ばいの状態が続いてきた。この報告を聞く限り、プロジェクトに対する国民の支持はそう低くないように見える。

もっとも、アイスランドの対応をめぐっては、提案された暗号化技術の信頼性を疑う意見、罰則や監視機関の有効性を疑う意見、オプト・アウトや推定同意ではインフォームド・コンセントの代わりにはならないという意見など、その後も多くの批判が挙げられてきた。最近ではさらに、こうして法整備を達成したはずの健康部門データベースの構築がそのうち頓挫する、もしくはすでに頓挫したのではないかという重大な懸念も指摘されている。（デコード社の公式の声明によれば、二〇〇三年十二月現在、健康部門データベースは作成中で、データベースのセキュリティに関する最終チェックを受けている段階だとされている。しかし、データベースの商業利用に見合ったデータの使いやすさを求めるデコード社と、厳重すぎたセキュリティ基準とが結局のところ噛み合わず、またデータベースに登録する診療情報の項目をめぐって提携病院と思惑が合わなかったことなどにより、デコード社は実質的にＨＳＤの構築を断念したようだ、というのである。この件については朝日新聞総合研究部の織井氏が詳しい[1]）。それでも、デコード社はすでに、国家規模のＨＳＤとは別のところで、アイスランドの十万人の協力者から血液サンプルと、サンプル採取の際に同時に質問書に答えてもらうことで得られる個人の健康情報を入手している（これについてはデコード社は協力者全員から文書でのインフォームド・コンセントを取得している。その文書のサンプルは同社ウェブ上で公開されている。協力者は自分の提供するものがある特定の疾患研究にのみ利用されることを認めるか、それとも以後の研究利用のために暗号化された上で長期的に保管されてよいとするか、のいずれかを選んで同意書を作成できる）。デコード社は関連法規で確立された情報保護の基本原則を遵守する姿勢を示しており、そのために国民は少なからず協力的であり、デコード社はその協力に基づいて研究を行える状態にある。集団データベースにおける個人情報の保護と研究参加者の選択権の保障に関してどれだけ集中的な制度づくりを行ったかという点では、アイスランドの試みにはなお十分に見るべきものがある。

4　エストニアとイギリスの試み

［エストニアの対応］　エストニアでも、生体サンプル、健康情報、家系情報を遺伝子バンク（Gene Bank）と呼ばれる集団データベース・バイオバンクに収集するプロジェクトが進行しつつある[3]。その倫理的・法的な枠組みは大まかに見ればアイスランドのものと似ている。まず、エストニアも新しい法律を制定している。二〇〇〇年十二月に成立した「ヒトゲノム研究法＝Human Genome Research Act」がそれであるが、これは遺伝子研究一般に関する法律というより、遺伝子バンクの構築・運営について規定することを目的とした法律である。それによれば、遺伝子バンクにおける個人情報の保護についてはやはり暗号化や監視機関の設置などの対策がとられている。個人データや血液サンプルは、収集された直後に十六字以上のランダムな文字列からなるコード番号を付けられ、必要に応じてそれ以上の暗号化もなされることになっている。コード化された個人データは復号化されることもあり得るが、どのような場合に復号化が許される

かは法律で限定されている（データ提供者の要請に応じて、情報を本人に開示したりデータを更新・消去したりする場合など）。プロジェクトの活動はデータ保護局や倫理委員会によって監視され、法に違反した者にはやはり罰金や懲役などが科されることになる。

他方、アイスランドと大きく違うのは、第一に、エストニア・ゲノム・プロジェクトを遂行するのは政府を母体とする非営利機関であること、また第二に、プロジェクトへの協力はあくまで本人の自由意思によるとの原則が打ち出されていることである。とくにこの第二点は強調されており、生体サンプルと健康・家族情報は、プロジェクトへの参加についてインフォームド・コンセントを与えた人びとからのみ収集されることになっている。プロジェクトの目的と内容について説明を受け、データやサンプルが保管されて以後の研究に利用されるということを理解した上で同意した人びとから生体サンプルが採取され、その同じ人びとに健康状態と家族関係に関する質問表に回答してもらうことによって健康・家族情報も収集される。病院の医療記録から自動的に臨床データが回収されるのではなく、プロジェクトに協力する本人の自己申告という形で健康情報や家族情報が収集されるというのが顕著な特徴である。もちろん、エストニア国民にはプロジェクトに関する情報をいつでも入手できる権利が保障されており、プロジェクトの概要説明・同意書の書式・健康状態や家族関係についての質問票の書式などがオンラインで実際に公開されている。また、遺伝子バンクにある自分のデータやサンプルを抹消してもらうことも国民はいつでも要求できる（同意書にはコード番号が記載されるので、協力者は自分の提供するデータやサンプルに付けられるコード番号を知ることができる）。このように、個人の自由意思によるプロジェクト参加という側面をより強調している点で、「知らずに黙っていれば自分の診療情報が勝手にデータベースに入力されてしまう」として非難されたアイスランドの健康部門データベースと比べて、エストニアは一歩踏み込んだ対応を行っている。

ただし、エストニアに関してもう一つ不明なのは、このプロジェクト全体の是非について国民的な論議がどれだけ展開されたのか、また国民がこのプロジェクトについて実際にどれだけ理解しているのかということである。このプロジェクトの倫理的側面について話し合うために倫理学や法律の専門家から成る倫理委員会が設立されたが、その委員はエストニア・ゲノム・プロジェクト財団が任命している（必要によっては委員の解任もできるという）。また、この国の遺伝子バンクの主任管理者は非営利財団であるが、主任管理者から認可を受けてデータとサンプルの処理を行うことのできる認可管理者なるものも法的に認められており（ただし、暗号化・復号化処理は主任管理者しか行ってはならない）、認可管理者であるEGreenというゲノム製薬企業はシリコンバレーに本部を構えエストニア国民のデータの商業利用を業務内容としてはっきりと謳っていることを、エストニアの国民はどれだけ詳しく知っているのだろうか。(3)エストニアの人びとの意思を尊重し、各人が集団データベースへの参加について後悔しない選択を行えるようにするためには、このプロジェクトの意義とリスクの双方について率直な情報公開を行うと同時に、人びとが忌憚のない意見を述べられるような論議の場を設ける必要がある。

［イギリスの対応］　イギリスの「ＵＫバイオバンク」においては、二〇〇三年九月二十四日に専用の倫理的ガイドラインである「ＵＫバイオバンクの倫理および管理の枠組み」の第一次草案が、プロジェクトの資金提供元であるウェルカム・トラスト、イギリス医療審議会（ＭＲＣ）、イギリス保健省によって提

出され、それに対するコメントが集められ、検討されているところである。したがって、プロジェクトの詳しい法的・倫理的枠組みはまだこれから審議されるところであるが、現段階での計画の概要を見る限りでは、イギリスのプロジェクトは、エストニアと同様にデータ・サンプル提供者の自律に配慮を払いつつ、より率直にプロジェクトの内容とリスクについての情報公開を行おうとしている印象を与える。

まず、イギリスにおいてはプロジェクトの研究対象が四十五歳から六十九歳までの同意能力のある成人に限定されており、個人の自由意思による参加であるべきことが一層明確に考慮されている。これらの人びとは、ＵＫバイオバンクによって適当な研究対象として参加協力を要請された段階でプロジェクトに関する説明を受け、同意書に署名した上で、エストニアと同様に自分の健康状態や生活習慣や家族の病歴についての質問票に答え、体重や血圧測定などの簡単な身体検査を受け、血液サンプルを採取されることになっている。しかし、イギリスのプロジェクトではまた、国民健康保険の記録システムや各医療機関の医療記録からも、プロジェクト協力に同意した人びとの健康関連データが収集されることになっている。

個人情報の保護については、採取されたサンプルとデータのうち、身元を特定する情報はやはりランダムな文字列で表わされたコードに置き換えられて保管されるが、それらは完全に匿名であるわけではなく、その後のデータ処理のために、データ管理者がデータと特定個人の身元とを結び付ける場合もあり得ることが公言されている。ただし、それらのプロジェクトの活動を見守る独立の監視機関がやはり設置される予定である。なお、ＵＫバイオバンクのデータは幅広く研究のために用いられることができ、民間の製薬企業などもそのデータを入手することができるが、その利用には厳しい制約が課される。また保険業者はデータを入手できないことになっている。

このプロジェクトの倫理的側面に関する広範な公共論議を行おうという努力も行われつつある。毎年、専門家や患者団体の代表などによるワークショップや、世論調査や、様々なグループ（開業医、看護師、一般人）からの意見聴取会などが行われている。

5　望ましい対応と、われわれの課題

アイスランド、エストニア、イギリスの状況を比べると、いずれも「個人情報の保護」と「データ・サンプル提供者のインフォームド・コンセント」を問題とし、そのための倫理的・法的枠組みとして基本的には類似したものを採用しながら、いくつかの点で各国独自の対応を試みている様子がよく分かる。

同様の企画を持つ日本では、これらの国々が採用しているような、集団データベース専用の法律ないしガイドラインは未だ設定されていない。国民に向けての詳細な情報公開や公開論議も、他の三国と比べてまだ詳細とはいえない――とくに、生体サンプルと遺伝情報の扱いだけでなく、診療情報を含めた個人情報がどのようにデータベース化され管理されるのかに関しては、いま一つ明快な説明がなされていない。しかし、従来にない大規模な個人情報データベースにおいては、ただ個人の身元を特定する情報をコード化するだけでは個人情報の保護は万全ではない。そうであるからには、個人情報保護のシステムや監視機関の設置を含めた集団データベースの運用規定を明確に定め、このプロジェクトにおける個人情報の保護に関する責任の所在を明らかにするような新しい法律（あるいは、少なくとも、ガイドライン）を定めることが不可欠である。また、このプロジェクトの目的と将来的な見通し、予測されるリスクをも含めた公

平かつ詳細な（つまり、期待を煽る宣伝のみにとどまらないような冷静な観点からの）情報を、広く一般市民に（あるいは、少なくとも、データやサンプルの提供者となり得るすべての人びとに対して）提供し、積極的に論議してもらう機会を設けること、そして実際にデータやサンプルを提供するかしないか、どのような条件において提供するかを個々人が熟慮し、選択できる機会を明確に保証することが必要である。

多くの人の人生に少なからぬ影響をもたらし得る事柄においては、影響を受けるそれらすべての人びとに配慮し、彼らの意思を尊重すべきである――このことは、生命倫理の基本とされてきた自己決定権の思想から見ても、「人格を単なる手段として扱うのではなく、常に同時に目的として尊重せよ」という昔ながらのカント的な倫理的見解に照らしても、「それぞれの人が何を望むかを考えつつ、影響を受けるすべての人びとに等しく配慮せよ」という功利主義的な倫理的立場から見ても正当化され得る、非常に基本的な倫理原則である。集団データベース・プロジェクトについての一般の人びとの意思を確かめ、それを尊重すること、そして個人の意思に反しないような仕方で個人情報を慎重に扱うことは、その基本的な原則をごく当たり前に実行することに他ならない。その具体的な対応をどれだけ真剣に行うかが、アイスランドやエストニアやイギリスで問われたのであり、日本でも今まさに問われようとしているのである。

※本稿は、財団法人ファイザーヘルスリサーチ振興財団の助成（平成十四年度）による研究成果の一部である。

参考文献・資料

（1）deCode Genetics　http://www.decode.com/company/　なお、アイスランドのデータベースに関する最新の状況については、朝日新聞総合研究本部の織井優佳氏に貴重な情報をいただいた。記して感謝申し上げる。

（2）"Population Databases Boom, From Iceland to the U.S. [news focus]," *Science*, vol.298（8 Nov 2002）：1158-1161.

（3）Estonian Genome Project　http://www.geenivaramu.ee/；EGreen Inc.　http://www.egreenInc.com

（4）UK Biobank：http://www.ukbiobank.ac.uk/

（5）Marshfield Clinic's Personalized Medicine Research Project：http://research.marshfieldclinic.org/pmrc/pmrc_pmrc.asp

（6）The National Children's Study：http://nationalchildrensstudy.gov/

（7）オーダーメイド医療実現化プロジェクト（http://biobankjp.org/）文部科学省科学技術・学術審議会、生命倫理・安全部会第七回議事録、平成十五年三月二十日（http://www.mext.go.jp/b_menu/shingi/gijyutu/gijyutu1/gijiroku/001/03032001.htm）。

（8）久山町ゲノム疫学研究：http://www.med.kyushu-u.ac.jp/intmed2/kouketsu/8.html

（9）Iceland, Ministry of Health and Social Security　http://brunnur.stjr.is/interpro/htr/htr.nsf/pages/gagngrens.htm

（10）Nordic Council of Ministers（eds.）, *Who Owns Our Genes?*（proceedings of an International Conference October 1999, Tallinn, Estonia, organized by the Nordic Committee on Bioethics）, Copenhagen, 2000.

（11）Annas, G. J., "Rules for Research on Human Genetic Variation—Lessons from Iceland," *The New England Journal of Medicine*, vol.342 no.24（15 Jun 2000）：1830-1833.

（12）Gulcher, J.R. and Stefansson, K., "The Icelandic Healthcare Database and Informed Consent", *The New England Journal of Medicine*, vol.342 no.24（15 Jun 2000）: 1827-1830.
（13）奥野満里子「アイスランド『健康部門データベース法』の成立とその問題」および「資料7―1アイスランド健康部門データベース関連法規（邦訳）」、バイオインダストリー協会『平成十四年度環境対応技術開発等（バイオ事業化に伴う生命倫理問題等に関する研究）に関する報告書』［経済産業省よりの受託研究］平成十五年三月、第二章一二〇―一四九頁。
（14）Mannvernd : http://www.mannvernd.is/english/index.html
（15）"The Quiet Revolution [editorial]," *Nature Biotechnology*, vol.21 no.7（Jul 2003）: 715.
（16）"Profile : Kari Stefansson [news]," *Nature Medicine*, vol.9 no.9（Sep 2003）: 1099.
（17）"Bankable Assets? [Editorial]," *Nature Genetics*, vol.33 no.3（Mar 2003）: 325-326.
（18）"U.K.'s Mass Appeal for Disease Insights [news]," *Science* vol.296（3 May 2002）: 824.
（19）増井徹「英国のバイオバンク計画の意味するもの」『ジュリスト』一二四七、二〇〇三年六月、二九―三頁。
（20）Hadley, C. "Righting the Wrongs [analysis]," *EMBO reports*, vol.4 no.9（Sep 2003）: 829-831.

奥野満里子

第6章　地域保健情報の活用と倫理

1　はじめに

わが国では人口の高齢化が著しく、それに伴い疾病構造と医療の需要形態が大きく様変わりしつつある。一方、医療技術の進歩は著しいものの、供給体制の地域格差は一向に是正されているとはいえない。長寿社会を得たにもかかわらず、それを支えてくれる健康保険、介護保険、年金などはさまざまな問題点が指摘されている。われわれが健康的かつ豊かな生活を営むためには、病気にならないように予防することと、保健、医療および福祉の分野におけるサービス体制の充実と、相互の連携が必要である。そうしたことを推進していくためには、情報技術を各分野に応用するとともに、各分野の連携を支えるために、総合的な保健医療福祉情報システムの構築が緊急の課題となっていると考える。

医療施設と同様、地域の保健事業にコンピュータが導入されて久しく、一定の成果が得られているところも少なくないが、地域住民を中心に考えた健康づくりや生活習慣の改善などへの支援という立場からは、未だ多くの課題を残している。最近では訪問看護に携帯端末を利用することや、公的介護保険に対応した情報システムの開発なども試みられるようになり、保健医療福祉ネットワークシステムの構築がますます緊急な課題となっている。

しかしながら、保健、医療および福祉の分野への情報技術の導入や、保健医療福祉ネットワークシステムの構築そのものが、健康的かつ豊かな生活を保障してくれるわけではない。やはり、それらをどのように管理・運営していくかが重要である。健康や生活に関わる情報は、ほとんどがいわゆる個人情報に属するものであり、扱い方によっては生命を軽視し、人権やプライバシーを侵害する恐れがある。まさに、生命倫理に関わる問題を内包していることになる。生命倫理および医療倫理に反することなく、健康に関する情報の収集・管理・分析・活用・評価が行われなければならない。

本章では、看護系大学において「疫学」「保健統計学」「情報科学」の三領域の教育・研究に携わってきた立場から、これまでの保健活動における倫理的問題を十分検討してこなかった反省をも含めて、地域保健活動およびその現状と課題について概説し、情報と地域保健との関わりについて論じるとともに、地域保健における情報収集活動の基本ともいうべき健康調査を行うにあたっての倫理上の問題点について述べたい。

2　地域保健活動の現状と課題

公衆衛生学と地域保健活動

地域保健活動は、地域で生活するすべての人びとが健康を維持し、増進していくことを支援するための活動であるということができる。そして、地域住民の一人ひとりの健康を守るためには、地域という空間と同一の時間を共有する人びととの全体の健康に目を向ける必要がある。感染症について見れば明らかなように、一人の感染が周囲の人びととの感染を引き起こし、逆に周囲の人びとにより個人が感染を余儀なくされることもある。このことは感染症だけに限ったことではない。個人が健康的な生活を送りたいと考えていたとしても、地域の風俗や習慣がそれを妨げる場合もあるし、地域の生活環境そのものが健康障害を起こす原因になっている場合もあり、個人の力では解決しがたいことがある。そこで、病気を予防し、健康増進を図り、適切なリハビリテーションを確保するには、集団サイズで、どのような病気が人びとを苦しめているのか、それにどのように対処すべきなのかなどの問題点を発見すること、それをもとに予算を立て、生活環境を整え、マンパワーや機関などを適正に配置し、具体的に活動を展開していくことが必要である。すなわち、臨床医学や看護では対象が主として個人レベルであるのに対して、地域保健では対象を集団レベルで捉え、活動を展開するところに特徴がある。したがって、後述するが、そこで扱われる情報は、臨床の場のものとは量や質が異なる面がある。

公衆衛生学（public health）は集団の健康を扱う学問であり、目標とするところは人びとの健康水準と生活の質（QOL＝quality of life）の向上であるといえる。一方、保健学（health science）も公衆衛生学と同様に、人びとの健康の保持・増進を目的としているが、個人の健康づくりをより重視している。従来、公衆衛生では、どちらかというと公的・行政的活動という色彩が強かった。近年、地域における健康問題や住民のニーズの多様化などとともに、住民参加による活動も活発になってきた。そこで、WHOでは一九七〇年ごろから、公衆衛生に代えて地域保健活動（community health care）という用語を用いるようになってきている。しかし、公衆衛生も地域保健も目ざすところは同じであり、疾病の予防対策を重要な課題としている。

疾病予防と生活習慣病対策

疾病の予防対策には、疾病の自然史に沿って、健康増進と特異的防御を目的とする一次予防、疾病の早期発見と即時治療、それに disability 制限（治療）を目的とする二次予防、リハビリテーションなどによる社会復帰を目的とする三次予防とに分けられる[1]。従来は一次予防のみが予防と考えられてきたが、ここにおける予防の考え方は、疾病の自然史に沿って悪化層に移行しないようにするということにある。

周知のように、わが国の現在の死因は、がん、心臓病、脳血管疾患を合わせると死因の六割以上を占めている[2]。一方、平成十一年の患者調査によると、医療機関を受診している総患者数は、高血圧性疾患七百十九万人、糖尿病二百十二万人、虚血性心疾患百七万人、脳血管疾患百四十七万人、悪性新生物百二十七万人であり、合計すると千三百万人以上に上っている[2]。

そうしたことから、旧厚生省は昭和三十年代初頭に成人病という言葉を導入し、対策に乗り出した。「成人病とは主として、脳卒中、がんなどの悪性腫瘍、心臓病などの四十歳前後から急に死亡率が高くなり、しかも全死因の中でも高位を占め、四十―六十歳位の働き盛りに多い疾患を考えている」（成人病予防対策協議連絡会）ということであった。成人病という概念は、年齢の上昇とともに避けられないものであるとの印象が強く、その対策も疾病の早期発見と即時治療という二次予防に重点を置いていた。しかし、がん、心臓病、脳血管疾患などは生活習慣と密接に関係しており、生活習慣を改善することで予防も可能であることが明らかになってきた。

そこで、健康を維持・増進し、疾病を予防するためには、生活習慣が密接に関係していることを強調するとともに、これまで二次予防に重点を置いていた従来の対策に加え、生活習慣の改善を目ざす一次予防対策を推進するために生活習慣病という概念が導入された。生活習慣病対策は単に疾病の予防や治療を行うことにとどまらず、積極的に健康づくりを行うことが必要である。

健康づくり運動と科学的根拠に基づいた保健政策

わが国の健康づくり対策では、一九七八年から第一次健康づくり対策が開始され、一九八八年から第二次国民健康づくり対策を実施してきている。さらに、二十一世紀における国民健康づくり運動（健康日本21）では、壮年期死亡の減少、健康寿命の延伸と生活の質の向上を目的に、がん、心臓病、脳卒中、糖尿病等の生活習慣病による死亡、罹患、生活習慣上の危険因子など、国民の健康にかかわる事項について九つの分野につき二〇一〇年までの具体的な数値目標を設定している。目標値を設定するには、各種統計資料や健康調査などを集計・解析するなどして、現時点での正確な情報から未来を見通した情報を生成することになる。

最近の医療では、科学的根拠に基づく医療（ＥＢＭ＝Evidence-Based Medicine）が強調されるようになった[2]。地域保健活動においてもその活動や研究成果を見直し、エビデンス（evidence）に基づいて良心的に最適な保健サービスを提供していく必要がある。すなわち、科学的根拠に基づいた保健政策（Evidence-Based Health Policy）が求められている。

ＥＢＭというとエビデンスのみが強調されがちであるが、医療者として倫理が求められていることになる。そして、患者や地域住民が本人の意志と選択により治療や健康づくりが行われるように、正確な情報を提供することが重要な点であり[3]、従来のような「お仕着せ的な医療・保健」は慎む必要がある。なお、エビデンスは、正確なデータや情報が基本となる。

わが国では健康に対する関心はますます高まっているものの、どちらかというと健康上や生活上の問題が顕在化した人びとを対象とした医療や福祉に大きく関心が向けられ、ともすれば健康の保持・増進、生命の安全というような基本的なことへの関心が希薄になっているようにさえ見受けられる。今後、健康づくり運動・対策は、単に地域住民の健康問題として取り上げるのではなく、安心して豊かな生活を営むことができるような地域づくりを目ざした総合的な計画として位置付け、展開していくことが必要といえよう。

そうしたことを支援し達成していくには、総合的な健康づくり支援システムと人的資源を含めた支援のネットワークを構築することが重要であり、その地域や集団に合った独自の支援システムを開発し、エビデンスと倫理を重視し、目標を達成していくために努力していくことが大切である。

わが国の保健医療福祉情報のシステム化への取り組み

ここで、これまでのわが国における保健・医療・福祉サービスや情報のシステム化に向けた取り組み[1]について簡単に見ておきたい。

旧厚生省は一九七二（昭和四十七）年に「医療システム開発準備室」を発足させ、翌年には医療システム開発調査室を設置した。そして、一九七四年には「財団法人医療情報システム開発センター（MEDIS

―DC）」を設立している。厚生省の医療情報システムの開発は、この医療情報システム開発センターへの業務委託で進められてきた。そして、一九九三（平成五）年に「保健医療情報システム検討会」を設置し、翌年七月の中間報告で、二十一世紀に求められている情報システム構築に向けての提言がなされている。

さらに、一九九五年には「情報化推進連絡本部」と「保健医療福祉サービスの情報化に関する懇談会」が設置されている。その懇談会報告書では情報化の基本理念、意義、現状と課題、推進体制などが示された。

また、一九九七年度より「高度情報社会医療情報システム構築推進事業」に着手し、電子カルテを出発点として、医療機関の内外にわたる統合的医療情報システムの構築を目ざしてきた。電子カルテとは、診療に関する情報を電子的に記録するシステムのことである。電子カルテの開発とともに、医療機関の内外において情報を伝送しあうための通信・伝達方式等の標準化、そして遠隔医療の推進等に重点的に取り組むことになった。遠隔医療は医療機関間を情報通信機器で接続し、医師の間で画像等を送ることで診断や治療の支援を行う telemedicine と、患者の家と医療機関の間を情報通信機器で接続しその情報に基づいて診療を行う telecare とがある。

最近では、保健医療分野の情報化を推進するため、二〇〇一（平成十三）年には「保健医療分野における情報化にむけてのグランドデザイン」が公表され、電子カルテシステムとレセプト電算処理システムに関して、二〇〇六（平成十八）年度における情報化普及の具体的な数値目標が示されている。また、医療の地域格差の解消と安心できる地域医療の提供を目ざし、遠隔医療のさらなる普及推進が図られている。

以上のように、医療・保健分野ではあらゆるレベルでコンピュータによるシステム化が進み、倫理上の問題を含め、情報システムの管理・運営のための体制づくりや法整備が求められている。

3　情報科学と地域保健活動

情報の定義

「情報」という言葉は「情を報じる」、すなわち、「人間の心（感情）を通知する」ことを示しており、一般的には「あることがらについてのしらせ」（広辞苑）ということになる。情報は簡単に言えば「しらせ」ということになる。しかし、情報の意味するところは単なる「しらせ」だけというわけではない。

われわれは日常的にさまざまな「しらせ」を得ているのであるが、「しらせ」がたまるとどのようになるのだろうか。たとえば、私たちは本を読むことによって情報（しらせ）を得ているのであるが、本を読むことによって知識を得ることになる。すなわち、情報（しらせ）がたまると「知識」となるのである。そこで、情報のもう一つの面として知識が浮かび上がってくる。とくに情報が蓄積されると知識となり、近年、知識としての情報が注目されている。

知識は、私たちがものごとを決め、実行していくうえで必要かつ役立つものである。そうしたことから、最近の辞書では前述の「あることがらについてのしらせ」に加えて、「判断を下したり行動を起こしたりするために必要な、種々の媒体を介しての知識」（広辞苑第五版）を情報としている。地域保健活動では地区診断などを行い、実際に活動を展開していくことになるが、まさに、そのために必要なのが知識であり、蓄積された情報ということになる。すなわち、情報なくして地域保健活動は成立し得ないと言っても過言ではない。

情報とデータ

ふだんわれわれは情報とデータとをあまり区別することなく使っていることが多い。しかし、情報科学では両者を厳密に区別する必要がある。前述したように、情報は「しらせ」であり「知識」であった。一方、データとは、統計学を例にとると「ある要素を測定し標識づけを行い表現したもの、ないしはそれを分析した結果」[4]ということになる。すなわち、この定義で明らかなように情報は抽象的であってもかまわないが、データは具体的に表現されていなくてはならない。たとえば、体温を測定し三八℃であったことから「熱がある」ということを知ったとしよう。この場合、三八℃というデータから「熱がある」という情報を得たことになる。つまり、データの中で有用なものが情報となり、データは評価されて情報となり得ることがわかる。したがって、データ収集と情報収集はイコールではない。種々のデータからどのように情報を引き出すかが重要なポイントとなる。

情報とセキュリティ

情報はいつでも安全でかつ信頼して利用される必要がある。すなわち、セキュリティ（security）が確保されていなければならない。そして、少なくとも次の三点に十分注意を払い、守らなければならない[5]。

その一つは情報の機密性である。情報は許可されていない人には見せてはならない。とくに、住民の健康生活に関する情報はプライバシーに関わるものが多く、不利益や損害が生じないようにその保護に努める必要がある。

次に、情報の正確性である。地域保健に限らず、扱われる情報は正確でなければならない。対象者の誤認や誤記入などのミスで誤ったデータや情報に変わったり、不正な侵入により故意に改ざんされたりすることがないようにしなければならない。

いま一つは情報の可用性である。情報は必要なとき、いつでも利用可能でなければならない。情報が蓄積されていてもアクセスや検索ができないようでは意味がない。

以上の三点は運用の仕方によっては相反することもある。しかし、情報システムを構築する場合、こうした条件を満たすようにしなければならない。

健康現象と情報

地域保健活動では、「健康上の問題を有する地域住民のみならず、将来健康上の問題が生じることが予想される地域住民とともにその解決方法を探し、必要に応じてよりよい援助を提供する」ことになる。すなわち、健康ないしは健康問題という概念を抜きにして地域保健活動は成立しない。しかしながら、健康ということばを日常的に使っているにもかかわらず、具体性をもって表現するとなると、意外に捉えがたい概念であることがわかる。健康の定義も人や団体、また時代によってさまざまであるのが実情である。しかし、ある地域のその時代で人びとが共通に持つ健康の概念も存在する。

現在、最も多くの人びとに受け入れられている健康の定義は一九四六年に示されたＷＨＯ（世界保健機関）の憲章による、「健康とは肉体的、精神的ならびに社会的に完全に良好な状態をいうのであり、単に病気や虚弱でないことをいうのではない」という定義である。かつては健康というと身体的な面のみが強調されていたが、時代の変遷とともに心身両面にまで拡大され、近年ではＷＨＯの概念にみられるように、健康を生活という場面で捉えようというように変わってきた。いわゆる生活概念で健康現象を捉え、健康問題に対処しようという考え方になった。

ところで、情報科学の見方・考え方の基盤となるのが物質・エネルギー・情報の三つの概念である。すなわち、世の中の出来事や仕組みなどをこれら三つの概念で捉えようというのである。

私たちが生活を営むためには、私たち人間（主体 host）を取り巻く環境からたえず物質・エネルギー・情報の供給が必要である。そのことは酸素や食物摂取を例にとれば明らかであろう。反対に、二酸化炭素を排出するのであるから、人間は環境を変えていくことになる。環境から主体への働きかけを環境作用、逆に主体から環境への働きかけを環境形成作用と呼ぶことがある。主体や環境を把握する方法の一つに、要因として分類する方法がある。たとえば、主体要因として性・年齢・遺伝・学歴など、環境要因として物理的・化学的・生物的・社会的・経済的要因などに分類されることがしばしば行われている。学歴や社会的要因などのように、主体か環境かのいずれに入れるべきか迷う要因が出てくるが、このことは主体と環境とがきわめて複雑に関係しており、錯綜していることを意味している。

健康現象も主体と環境との相互作用の中で捉えることができる。主体と環境とが複雑にからみあってバランスを保っており、いわゆる動的平衡状態になっている。このバランスがうまく保たれていれば主体は健康ということになるが、バランスがくずれると主体は疾病状態に陥る。単純化すると、環境が悪くても主体の抵抗力や耐性が強ければ病気にならないし、反対に主体が虚弱であっても環境を整えることによっ

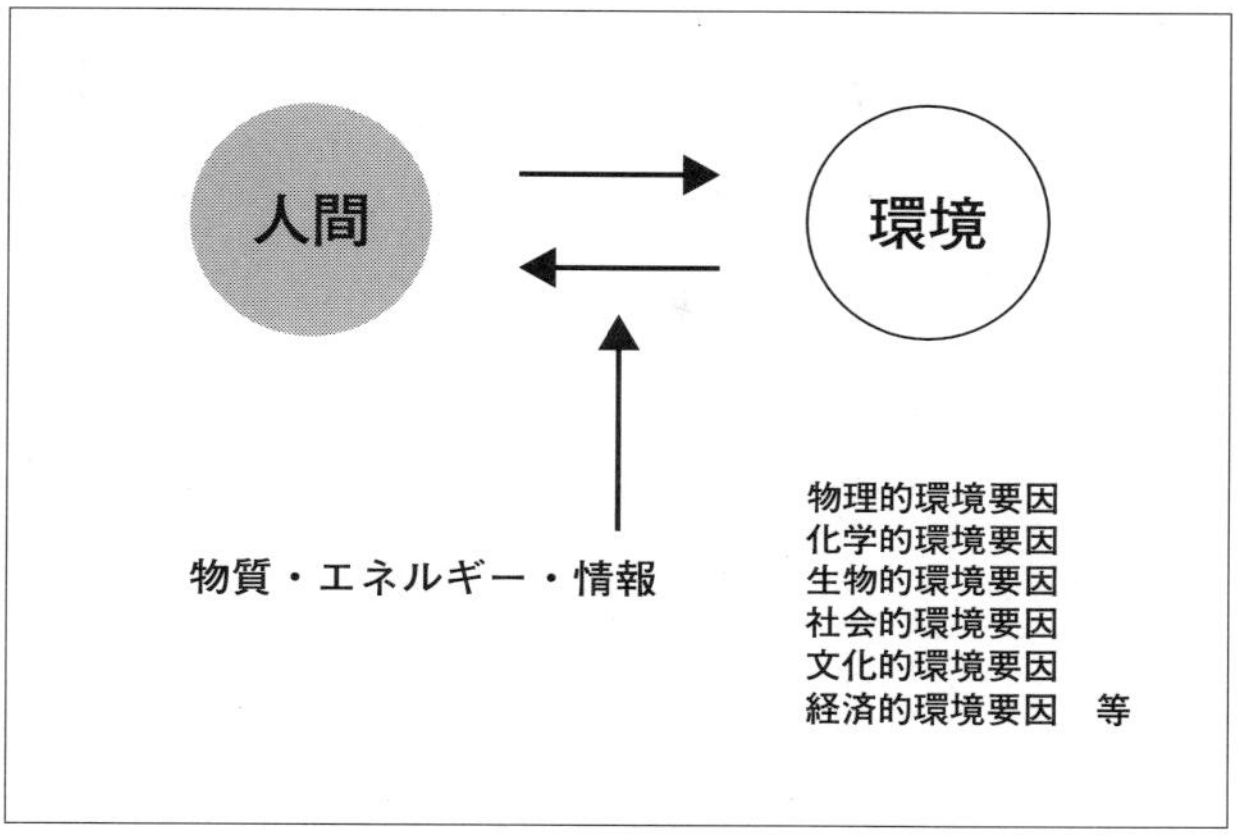

図１　人間生態学と健康

て病気を回避できることになる。

このように、健康現象を人間と環境との相互作用の中で捉え、解決しようとする考え方を人間生態学(human ecology)と呼ぶ（図１）。

保健・医療の分野では人間生態学的立場によって「人びとをできるだけよい状態」に保つことが必要である。そのためには、人が環境とのバランスをうまくとれるように、物質・エネルギー・情報を最適な状態にコントロールないしはマネジメントすることが重要であるといえる。すなわち情報は、物質やエネルギーとともに健康を維持・増進する上で重要な概念であることを強調しておきたい。

4　地域保健活動で扱う情報

個と集団の情報

地域保健においても、前述した人間生態学に立脚して健康現象を人間と環境との相互作用として捉え、地域住民の健康の維持・増進のための活動を進めていくことになる。したがって、地域住民一人ひとりの心身の状態に関する情報のほか、生活環境に関する情報の把握が必要である。とくに、地域保健活動では人びとの生活の場での実践が主であることから、生活環境に関する情報は施設内での援助活動以上に重要となる。さらに地域保健では、前述したようにすべての住民が対象となるから、個々人の総和としての健康の水準をも情報として把握し、それを住民一人ひとりの健康の維持・増進に役立てるとともに、地域集団としての健康水準の向上にも努めなければならない。そこで、保健活動で扱われる情報を大別すると次のように分類できる。

（１）住民一人ひとりの健康状態に関する情報
（２）集団の健康水準に関する情報
（３）個人および集団を取り巻く環境に関する情報

住民一人ひとりの健康状態に関わる情報は、図２に示すように個人がどのような人であり、どのような生活を営んでいるかなどの住民の基本的な生活情報がベースとなり、保健・医療・福祉情報が結びついたものとなる。福祉情報とは福祉関係施設や福祉サービス利用状況などから得られる情報であり、医療情報とは国民健康保険や医療機関などから得られる情報である。なお、保健情報に関しては、保健・医療・福

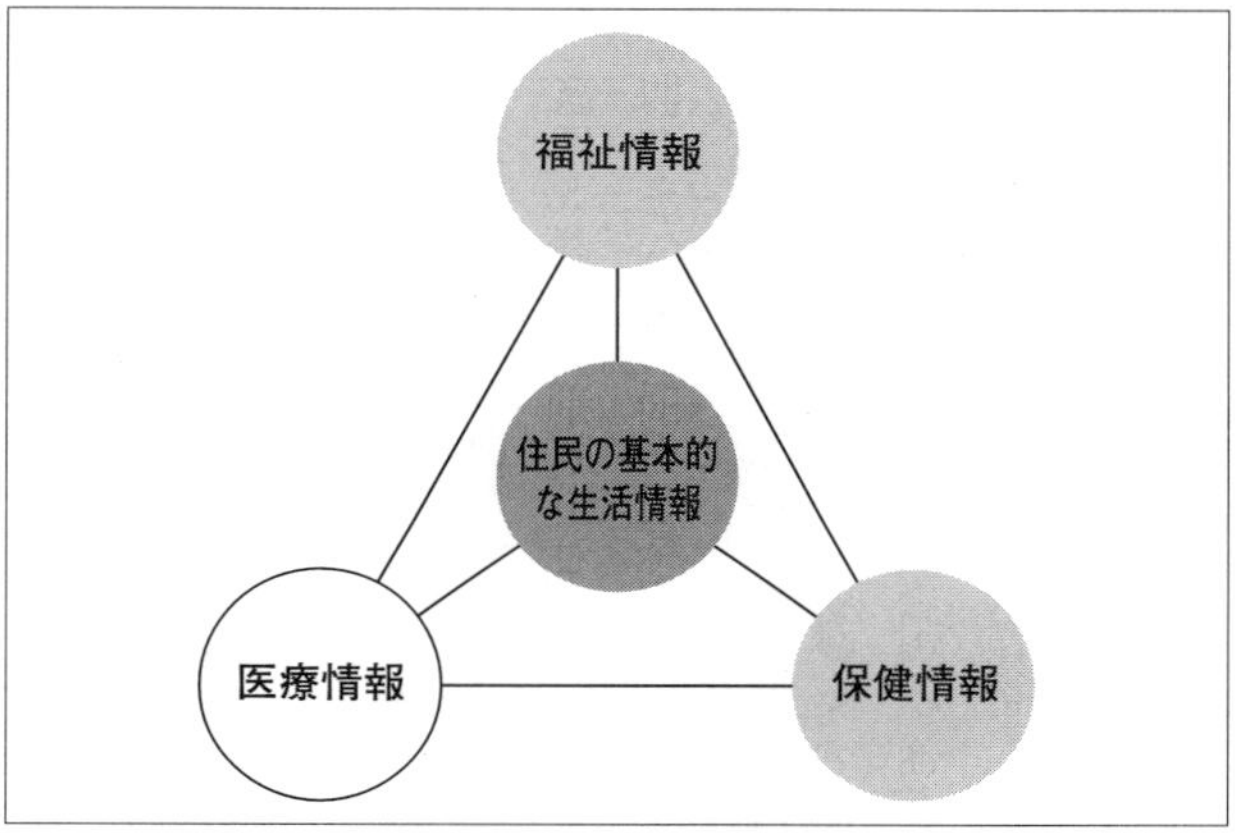

図２　住民の生活と健康に関する情報

祉情報のすべてを含めて保健情報（広義）ということができるが、ここでは健康教育・健康診査などの保健事業や活動などから得られる情報を保健情報（狭義）ということにする。

環境に関する情報

環境に関する情報は、環境をどのように捉えるかによって異なってくる。従来の要因別分類によると、環境は熱・音・光・電離放射線・振動などの物理的要因と、水・酸素・二酸化炭素・栄養素など化学的要因とを合わせた物理化学的環境要因、ウイルス・細菌・原虫・微生物などの生物的環境要因、そして経済・文化・宗教・習慣などの社会的環境要因に分類される。環境に関する情報もこれに準じて分類することが可能となるが、この分類方法には自然科学的な方法論や測定法などが密接に関係している。

表1　都道府県保健所と市区町村の保健婦・士の活動状況

（単位　%）　平成12年度（'00）

	都道府県保健所	市町村	政令市・特別区
地区管理	18.5	12.1	11.8
保健福祉事業	36.5	57.3	56.5
コーディネート	13.7	8.4	8.9
教育・研修・企画	5.8	2.2	2.6
業務管理	5.1	2.8	4.2
業務連絡・事務	12.2	9.8	9.5
研修参加	6.2	4.2	3.9
その他	2.1	3.0	2.7

注　1）地区管理：地区管理のための情報収集・分析・管理・提供、保健福祉計画の策定と進行管理、保健師活動計画、事業の企画・管理等
2）保健福祉事業：家庭訪問、健康相談、健康教育等の実施と準備、整理等
3）コーディネート：ケースへのサービスが総合的なものとなるための調整や地域ケア体制構築、整備、維持のための連携・調整
4）業務管理：保健婦業務を統括する者の管理的業務
5）業務連絡・事務：業務に関係する連絡や保健福祉事業における助成・交付等の処理事務
6）本調査について3年ごとの施行となっており、15年度の結果は早くとも年末にならないと判明しない予定。したがって12年度のものが直近である。
資料　厚生労働省「保健婦・士活動調査」（2003年版「国民衛生の動向」より）

保健師活動と情報処理

地域保健活動には、医療・保健専門職だけでなく、行政職をはじめ理工学、社会学、経済学などさまざまな専門家が関わっている。その中でも、保健師は地域保健活動において広範な役割を担っている。その一例として、表1に平成十二年度保健婦・保健士活動調査を示した。保健師の活動状況は、都道府県と市区町村では項目別割合に差が見られるものの、住民への直接的なサービス提供である「保健福祉事業」が活動の多くを占めている。その次に多いのが地区管理であり、そのための情報収集・分析・管理・提供も保健師の重要な業務になっていることが再確認できる。すなわち、保健師は情報処理やそれにまつわる倫理に関してのエキスパートであることが要求されている。

ところで、保健師は地域住民に対しての直接的なサービスとして、住民が相談に訪れた場合、

個別に相談に応じ、さらに家庭訪問を行い、地域住民に対して健康に関わる情報を提供するとともに健康づくりを支援している。さらに、日時・場所を設定し、集団健診、健康相談、健康教育などの活動を行っている。

地域保健活動は前項で述べたようにさまざまな情報を扱うことになるが、とくに訪問援助や健康教育などの活動を通して得られる個人の情報は、疾病の予防や健康づくりのために貴重な情報といえよう。この個人の情報の活用の仕方やまとめ方が地域保健活動の質と密接に関係しており、それについてのさまざまな工夫が必要となる。そして、保健の専門職としてそうした情報の守秘やプライバシー保護を励行しなければならない。しかし、業務を遂行する上で、健康に関する情報の収集・管理・分析・活用・評価を適正に行うための指針や条件などは未整備といってよい。緊急に検討していく必要があることはいうまでもないことである。

支援対象者が少ない場合や業務が限られている場合には、保健師一人ひとりがこれまで培ってきた独自の情報処理方法でよく、必ずしもコンピュータの利用を必要とするものではないが、現実にはその反対の状況であり、業務を合理的・効率的に遂行していくためにコンピュータの導入が検討されることになろう。しかし、コンピュータを導入すれば保健師業務の改善につながると単純に考えるわけにはいかない。コンピュータの導入に際しては、既成のＯＡ技術に保健師業務を合わせていくだけでなく、保健師がこれまで培ってきた独自の情報処理方法の分析に基づきコンピュータ化が可能なのはどの業務のどの部分なのかを見きわめていくことが必要になる。すなわち、本来の保健師活動に必要な情報は何か、地域住民の健康を維持・増進するにはどのような情報が必要なのか、あるいは情報の流れはどうかなどとともに、自らの援助活動における思考過程を十分に整理・検討しておきたい。たとえば、保健師の思考過程を明らかにするためには保健師の判断に関する計量的検討等も必要である。このような試みを通して、自らの判断の偏りや弱点をチェックすることは、コンピュータを導入するためだけでなく、援助活動の改善に必要なことである[7]。

なお、活動に必要な情報処理システムを構築する場合、前述した情報の機密性、情報の正確性、情報の可用性のセキュリティの三原則を十分検討する必要がある。

5　健康情報の活用と倫理

健康調査と倫理

前述したように、地域保健活動を展開していくには住民の健康状態や生活実態を把握する必要がある。集団の健康水準については資料の他、公官庁が実施した各種の統計調査データから健康指標（health indicator）を算出して測定することができる。しかし、これまでの健康指標は死亡や疾病をもとにしたいわば不健康指標であり、住民のニーズを把握し支援を行うには限界がある。そこで、ＱＯＬ（生活の質）に対応した健康指標の開発が必要である。しかし、それには測定方法の開発と新たな研究の実施が前提となり、今後の課題である。

一方、個人の健康水準を測定するには体力測定や健康診断などが行われる。しかし、個人の生活習慣、健康や生活に対する意識などを客観的に測定する方法は未だに確立しておらず、面接や質問紙による調査に頼らざるを得ない。こうした調査は非侵襲的であり、非調査者に十分な説明と同意、そして拒否できる自由が保障されていれば、ほとんど倫理に反しないであろう。無記名の質問紙調査であれば、回答が寄せられた場合、個人が特定できず、同意が得られたものとして扱ってよいだろう。

しかし、健康調査に関していえば、個人が特定できなければ援助ができないのであるから、記名となることが多い。さらにこうした調査は、意識だけでなく健康状態が把握されていないと意義や利用価値があまりなくなることから、健康診査データとリンクして処理されることになる。その場合、大部分が個人情報であり、使用目的が明確化されている必要がある。

集団健診における情報と倫理

個人の健康状態を把握するため、健康診断を集団健診によって実施することが多い。

集団健診は疾病や異常の早期発見と即時治療のために欠かせない保健事業であり、受診者が自らの健康状態を知り、疾病の予防や健康づくりに向けて保健行動や生活習慣の改善や点検を図る動機づけとしても重要な役割を果たしている。さらに、保健行政や活動に関わる専門職にとっても地域住民の健康問題を明らかにする手がかりになり、保健施策の策定や保健事業を展開する上で貴重な情報をもたらしてくれる。

しかしながら、そうした数々のメリットがあるものの、情報の管理や倫理面での課題がないわけではない。

その一つが検査の有効性である。健診と略される健康診査は特定の病気の者を新たに発見するということを目的とする検診とは少し異なり、健康状態がいかなるものであるかをチェックするために実施されるものとして理解される。すなわち「検診」は、がん検診のように新たに異常者を発見することが重要であり、それができない「検診」は無効であるといえよう。一九八八年、旧厚生省はがん検診の有効性の評価をまとめた。それによると、胃がん、大腸がんおよび子宮頸部がんについては有効性が明らかであるが、肺がん、乳がん、子宮体部がんの検診の有効性については、検診方法などの改善を含めその後の検討が必要であった。スクリーニング検査[8]においては、感度 sensitivity（疾病に罹患している人びとを正確に発見することができる能力）と特異度 specificity（疾病に罹患していない人びとを正確に見分けることができる検査の能力）とは裏腹の関係にあり、ともに高くすることは困難である。しかし、識別能力がほとんどない検査を実施することは、経済的に問題であるのみならず、受診者の利益や説明責任なども含めて倫理的にも問題である。

第二の問題点は集団健診における検査項目についてである。循環器病健診を例にとると、昭和四十年代ごろは問診、身体計測、尿検査、血圧、眼底、心電図などであったが、現在では血液検査も加わり、さながら「ミニ人間ドック」のように検査項目は充実してきた。確かに検査項目が多ければ多いほど、健康状態を詳細に知る上で受診者のみならず保健・医療関係者にも貴重な情報が得られることになる。しかし、一律に受診者全員にそうした検査をすべて実施する必要があるのだろうか。受診者の希望や年齢層によって、検査の内容をよく理解してもらったうえで選択可能とすることも検討してもよいのではないだろうか。

第三の問題点は検査の実施方法によるところの個人情報の漏洩や倫理問題である。集団検診は保健センターなどの専用の施設を使い実施する場合もあるが、公民館や学校の体育館などで実施されることが多い。その施設の広さや部屋数、受診者の流れなどを勘案し、それぞれの検査の測定場所を決めることになる。

それぞれの検査においては、複数の担当者が関わることになり、測定者と測定値を記録する係が異なる場合、数値が読み上げられることがある。そのような場合、他の受診者が数値を知ることとなりプライバシーが守られないことが生じる。このことは問診においてもよく見受けられる。一つのテーブルに複数の担当者が座ることになり、担当者が密集する形となる。したがって、問診内容が隣の受診者に筒抜けになることもある。医師による診察の場においても、カーテンやパネルなどで仕切られ、視覚的には他の受診者からは遮断されているものの、相談内容などが他の受診者にも知られてしまう可能性は大きい。予算や施設の面での制約があるが、人権やプライバシーにより配慮して会場の設営や健診方法を検討する必要がある。

第四の問題点は、健診データの収集に関する問題である。受診した場合、検査データは健診カルテに記入される。検査結果は、検尿や心電図のようにその場で明らかになり記入される項目と、血液や眼底などのようにしかるべき処理をしなければ結果が得られない項目がある。前者の場合、誤記入という、「情報の正確性」において問題が生じることがある。記入された値と測定値とを照らし合わせてデータの再確認を行うとともに、複数でチェックするようにしたいものである。誤記入は単純な記入ミスによるだけではない。受診者を取り違えて記入してしまうことがあり得る。本人であることを徹底して確認する必要がある。こうしたことは臨床の場でも起こり得ることで、保健・医療従事者としての基本的なことを励行することでその多くは防ぎ得ることである。後者のように健診会場でリアルタイムに検査結果が得られない血液検査データなどの場合、検査会社に分析を委託して、健診後にカルテに記入することになる。分析結果は帳票だけでなく、デジタル化されたデータとして納入される。検査結果をカルテに記入するのではなく、帳票をカルテに貼り付けることもある。また、デジタル化された検査データをカルテに記載された他の検査データとつなげることになる。いずれの場合もいわゆるレコードリンケージという作業であるが、ある個人のデータに別の個人のデータが連結してしまう危険性がある。

第五の問題は、データや情報の管理・活用に関しての問題である。健診結果は受診者に報告されると同時に、受診者の健診成績の経年変化などを見るために、カルテから一定の期間（概ね五年）健診データを記入できるカード（最近ではコンピュータに蓄積していることが多い）や健康手帳に転記される。転記に伴う誤記入などの問題は先に述べたとおりであるが、そうして蓄積されたデータの活用である。もちろん、健診において異常値ないしは異常の判定があれば、受診者に対して医療機関への受診を勧奨し、食生活や生活習慣についての助言を行うことになる。しかし、そうした健診結果が健康づくりに利用されているとはいいがたい。たとえば、老人保健法による健康診査は、どの市町村においても最も力を注いでいる保健事業である。最近では、健康診査結果をデータバンクとしてコンピュータに蓄積している市町村も多い。しかし、健康診査により得られたデータの利用はほとんどの場合、異常所見が認められた受診者の健康（疾病）管理に限られるようである。さらにデータバンクについても、正常者をも含めた受診者全員の健康管理に役立つようなシステムにはなっていないのが実情といえる。老人保健法における健康診査の本来の目的は「老人が健やかな生活を送る」ことに資することであり、診査結果は受診者全員の健康づくりや疾病予防に活用されることが望ましい。したがって、異常所見が見られなかった受診者（正常者）に対しても、診査データを利用した健康づくりのための支援の方途を検討することが必要であると考える。そこで、明らかとなった健康状態に見合った対策がなければ健康診査を行う意義が薄れてしまい、受診率にも影響が出てくるであろう。健康診査データをこれまで以上に健康学習や健康相談、訪問指導に取り込めるようなシステムを考案することが必要である。このようなシステムをここでは仮に健康診査データ活用システムと呼ぶことにする。

第六の問題は、データや情報の分析についてである。検査結果は受診者個人に報告されるだけでなく、受診者のうち異常者の出現率がどのようであったかなど、受診者全員の状況を集団として集計し、県などに報告するとともに、広報などを通じて住民にも示される。それが単純集計やクロス集計などの簡単な集計であれば、市町村の職員や健診会社によって行われるだろう。しかし、高度な統計解析を行う場合、大学などの研究機関に依頼することになろう。そのような場合、主たる目的が、市町村の保健計画や活動への利用か、あるいは疫学研究のような調査研究の一環として実施されているかによって扱いが異なる。いずれの場合も単に健診成績を集計するのではなく、健康調査、生活習慣調査、塩分調査などのデータとリンクさせて集計・解析されることになる。それらの場合、健診データが匿名化されており、個人が特定できなければ個人情報とはいえないと考える。したがって、倫理審査委員会の承認と研究機関の長の許可が得られれば、とくに問題はないと思う。すなわち、「疫学研究に関する倫理指針」における「個人情報の保護」にも矛盾するものではない。しかし、問題点がまったくないわけではない。健診データはあくまでも受診者の健康管理のためのデータであって、そのために利用されるべきであり、市町村や研究機関の研究のためのデータではないという主張もあるだろう。いわゆる目的外使用であるという見解もある。個人が健診データを提供することにより、その研究の成果として市町村の保健施策や活動に活かされ、さらに、わが国の健康水準の向上に役立つことで、結果として個人の健康の維持・増進に貢献するというように、広く解釈すれば「目的外使用」の謗《そし》りは免れるかもしれない。研究参加への同意をどこまで必要とするかも含め、今後さらに検討すべき課題であろう。市町村において住民参加による倫理委員会の設置や、受診者には、人権とプライバシーを侵害しないことを前提に、健診データを集団として集計・解析することに同意した上で受診してもらうことも必要かもしれない。しかし、何よりも重要なのは住民、市町村担当者、研究者の信頼関係であることを強調しておきたい。

6　まとめ

以上、看護系大学において保健師養成のために「疫学」「保健統計学」「情報科学」の三領域の教育・研究に携わってきた立場から、地域保健情報の活用と倫理について私見を述べてきた。要約すると以下のとおりである。

（1）われわれが健康的かつ豊かな生活を営むために、地域保健では個人だけでなく、集団を対象として疾病の予防や健康づくりなどについての活動を展開していくことになる。そのためには、保健、医療および福祉の分野におけるサービス体制の充実と相互の連携が必要であり、情報技術を各分野に応用するとともに、各分野の連携を支えるために総合的な保健医療福祉情報システムの構築が課題となっている。そうした情報システムを適正に管理・運営していくためには、倫理上の問題を含めた体制づくりや法整備が求められている。

（2）情報なくして保健活動は存在しないといっても過言ではない。人間生態学的視点によれば、保健活動とは対象となる人びとに対して、環境とのバランスがうまくとれるように、物質・エネルギー・情報を最適な状態に保つように支援することであるといえることから、情報科学的視点から地域保健活動を見直す意義は大である。

（3）地域保健活動で扱われる情報は、住民一人ひとりの健康状態に関する情報、集団の健康水準に関する情報、個人および集団を取り巻く環境に関する情報などに大別でき、対象者の基本的な生活情報がベースとなり、保健・医療・福祉情報が結びついたものとなる。したがって、地域保健活動で扱う情報は、臨床で扱われる情報とは量的にも質的にも異なる面があり、地域保健活動に特化した形でのシステム化が必要となる。その場合、情報の機密性、情報の正確性、情報の可用性のセキュリティの三原則を十分検討するとともに、業務に携わる者は情報の守秘やプライバシー保護を励行しなければならない。

（4）地域保健活動を展開していくには住民の健康状態や生活実態を調査する必要がある。集団の健康水準については、資料の他、公官庁が実施した各種の統計調査データから得ることができるが、今後はＱＯＬ（生活の質）に対応した健康指標の開発が必要である。一方、個人の健康水準を測定するには、健康診断や健康調査などが必要となる。その場合、対象者に対して十分な説明と同意、そして拒否できる自由が保障されている必要がある。健診や調査データは個人情報であり、情報の守秘、人権やプライバシーを保護しなければならない。また、匿名化されているデータであっても利用目的を明確に開示し、できるだけ同意を得られるようにすることが望ましい。その体制づくりとして、住民参加による倫理委員会の設置などを検討する必要がある。そして、最も重要なことは住民、市町村担当者、研究者間の信頼関係であると考える。

中野正孝

参考文献

(1) H. R. Leavell and E. G. Clark, *Preventive Medicine for the Doctor in His Community: an epidemiologic approach*, ed 3, Mc Graw-Hill, New York, 1965.

(2) 厚生統計協会編『国民衛生の動向・厚生の指標』臨時増刊、五〇・九、二〇〇三年。

(3) D. L. Sackett, et al, "Evidence based medicine. What it is and what it isn't," *BMJ*, 312: 71-72, 1996.

(4) 星旦二・藤原佳典「『健康日本21』地方計画のめざすもの」（『保健婦雑誌』五六・五、二〇〇〇年、三六五—三七〇頁）。

(5) 中野正孝『新版看護系の統計調査入門』（真興交易医書出版部、二〇〇二年）。

(6) 中野正孝他『系統看護学講座基礎8　情報科学』第三版（医学書院、二〇〇一年）。

(7) 中野正孝「保健婦の判断に関する基礎的研究」（『千葉大学看護学部紀要8』一九八六年、五九—六五頁）。

(8) D. L. Streiner and G. R. Norman, *PDQ Epidemiology*, ed2, Mosby-Year Book, Inc. St. Louis, 1998.（野尻雅美他訳『論文が読める！早わかり疫学　研究デザインとその評価』〈MEDSI、二〇〇〇年〉）。

第Ⅳ部　診療現場における医療情報と倫理問題

第7章　開業医から見た医療情報倫理
――プライマリ・ケア医の立場での医療情報倫理――

1　はじめに

二十一世紀に入っての日本は、さらに一層、高齢・少子化と情報化が進展し、それらに対応する社会体制の構築が追いつけない感がある。

日本の社会でＩＴ時代到来といわれて久しいが、果たして関係者の期待通りのＩＴ化が進んでいるのであろうか？

日本医師会会員約十五万八千名のうちで、日本医師会へメールアドレスを登録している会員は、Ａ１会員（開業会員）約三〇・五％、Ａ２会員（勤務医会員、医療賠償責任保険に加入）約三一・三％、Ｂ会員（勤務医会員、医療賠償責任保険未加入）三二・四％程度であり、とくに高齢の開業会員は、趣味にキーボードをたたくことはあっても、日常の診療においてパソコンを自分で操作することは少ない。（表１）

医療の分野での情報化は、点と面での展開が必要である。個々の医療機関で独自の整備が必要な点の部分と、その地域全体がネットワークを作る面の部分である。

前者は、資金とやる気のある人材がいれば比較的早く完成する。しかし後者は、前述のＡ会員を巻き込

表１（社）日本医師会、メールアドレス登録者率
(2003年10月1日現在)

会員種別	会員数（人）	登録者数（人）	登録者（％）
A1 （開業医、医賠責加入）	82,762	25,257	30.5
A2 （勤務医、医賠責加入）	34,738	10,871	31.3
B （勤務医、医賠責未加入）	39,685	12,872	32.4
C 〈その他の会員〉	1,572	774	49.2
全体	158,757	49,774	31.4

＊携帯電話を除く
＊医賠責：医師賠償責任保険

んだ地域ぐるみ、医師会ぐるみの対応が必須であるために、長ければ一世代（二十年）かかる可能性も含んでいる。

もちろん、ＩＴだけが医療情報ではない。科学技術の進歩に伴う医学の急速な進歩は、医学の実践である医療の分野においても、その倫理観について大きな変革をもたらしている。[1]

医療の進歩に関しては、単に高度先進医療や生殖医療のみでなく、プライマリ・ケアの現場においても近年の技術革新はめざましく、国民の権利意識の高揚とも相俟って、近代医療に耐え得る「医療の倫理」の構築が急務となっている。このような社会的背景の中で、日本医師会は第二次大戦後続いた「医師の倫理」の見直しを行い、二〇〇〇年四月「医の倫理綱領」を全会員に配布した。[2]さらに、二〇〇四年二月、「医師の職業倫理指針」の策定をした。[3]

医療情報の倫理に関する医療関係者の取り組みについては、とりあえず、国民の要望に応えることができる医療情報の提供体制の構築を、粛々と進めていくことが責務であると考える。

本章では、開業医やかかりつけ医、プライマリ・ケア医の情報倫理を論じようと考えているが、まず言葉の定義をはっきり示したい。

開業医——自ら経営する病院や診療所等において実際に医療に従事する医師であり、地域住民の診療に常時従事し、学校医や産業医等として地域医療の一翼を担う医師である。大学や研究所、その他の病院に勤務する医師（勤務医）と対比して使われる。

かかりつけ医——広義には、日常の診療活動のうちで、疾患別または診療科別に大部分の患者から信頼されている医師である。狭義には、内科系または小児科系を主たる診療科とする診療所の院長で、全身的かかりつけ医機能をもって大部分の患者から信頼されている医師である。

プライマリ・ケア医——患者からプライマリ・ケア機能を期待されている医師。プライマリ・ケア機能とは、初期（プライマリ）に近接して、常在的・総合的な方法で基本的・本来的な対応を行い、保健・医療・福祉までの幅広い領域での対応（ケア）をすることである。アメリカの National Academy of Science はプライマリ・ケア機能の本質的な条件として、次の六項目を挙げている。①サービスの受けやすさ、②医療の包括性、③強調性、④サービスの持続性、⑤サービスの責任、⑥医療環境の認識などである[4]。

2　プライマリ・ケアの現場では、どんな問題があるか？

プライマリ・ケアでの患者情報を医師の立場から見ると、当面の検討課題として次のような項目を挙げることができる。

（1）診療録（カルテ）や看護記録等

（２）病状説明と告知
（３）処置、注射、検査、手術の説明と同意
（４）薬の情報
（５）患者の医療情報の管理と開示
（６）医療連携

これらの項目について現時点（二〇〇三年）の医療レベルにおける現状を分析し、問題点を検討する。

（１）診療録や看護記録等の保存と電子化

診療録は、医師が患者を診察した際の記録簿であり、看護記録は看護師が患者の観察や世話をした記録簿である。

診療録は医師が記入する。医師法第二十四条第一項には「医師は診療をしたときは遅滞無く診療に関する事項を診療録に記載しなければならない」と、法的に義務づけられている。記載要項については、医師法施行規則第二十三条で、患者氏名、年齢、性別、住所、病名および主要症状、治療方法、診療年月日などが規定されている。しかし、記載方法や記載内容については、誰が見てもわかりやすい方法や内容に書くようにということで、医師の裁量に委ねられている。五年間の保存義務がある。[5]

看護記録は看護師によって記録される患者および看護活動に関する公的書類であり、五年間の保存が義務づけられている。入院時記録（看護歴）、看護計画表、看護経過記録、体温表、看護要約（退院時）、各種のフローチャート、チェックリスト、予約・処置表などが含まれる。記載は黒インクまたは黒ボールペ

ン（夜勤帯の看護記録は赤が一般的）を使用し、修正する場合は横線二本を引いて書き直す。修正液は使わない。最後に日時を記入し、署名をする。[6]

これまでの入院診療における診療録や看護記録は、診療体系と看護体系の中でそれぞれ独立して記載されていて、記載事項の相互関係や意義が明らかでないものもあり、お互いの閲覧は回診の際か入退院の際または有事の際に行われていた。すなわち、SOMR（Sours Oriented Medical Record＝情報源型診療記録）であった。[7]むしろ、外来診療の方が、主として診療録に医師も看護師も記入することが多く、共通の記録簿の役割を果たしていた。

近年の医療は、入院も外来も医療チームでの対応が常識となってきて、共通の患者記録が必要になってきた。

チーム医療としての診療録や看護記録はどのような方法が最も適当であろうか？　一つの方法として、POS（Problem Oriented System＝問題解決志向システム）に基づく記録方式、POMR（Problem Oriented Medical Record＝問題志向型診療記録）が推奨されている。[8]患者の抱える問題ごとにSOAPを順番に記入してゆく方法である。すなわち、S（Subjective＝自覚的症状）、O（Objective＝他覚的症状）、A（Assessment＝感想・判断）、P（Plan＝方針）を時系列で記録していくことにより、医師と看護師の記録を共有することが可能となる。これにより、患者中心の、見落としの少ない医療が実現できるとされている。[9]

さらに、POMRの記録媒体として、紙よりも電子媒体の方が、より保存性と利便性に優れていることは論を待たない。とくに、検査データや画像診断のデータの時系列の保存も併せて行えることは、最大の利点である。

(2) 病状説明と告知

告知のことを英語圏では真実を伝えること（telling the truth）という。医療が医師と患者との対等な立場での契約で成り立っているという考えに立つと、患者は自分の病状や病名について「知る権利」を持っている。一方、医師は患者が希望すれば「説明する義務」を持っている。

この場合、病状が重ければ重いほど、患者の病状を、いつ、どのように伝えるかが難しい。さらに、その後の精神的な動揺を支援する体制が、患者の周囲や家族にできているかが重要な問題となる。したがって、プライマリ・ケアの現場では、病状説明や告知は、患者自身が自己決定権を行使できる精神状態かどうか、告知後の周囲の支援体制はできているかを勘案しながら行うことになる。

しかし、このような割り切った考え方ができにくい日本の風土も、一方にはある。医師と患者の信頼関係が、「もう、わしの命は、あの先生に預けた、何も聞くことはない」（パターナリズム）と患者に言わせて、患者の死後になって家族や親族から苦情が出ることがある。[10]

「ムンテラ」という言葉がある。ドイツ語のムント（口頭の）とテラピー（治療）の合成語である。医師が患者や家族に、病状、予後、治療方針について説明し、患者や家族に同意してもらう日本の医師同士の隠語である。多くの場合は、言葉だけで同意してもらうために、患者・家族を丸め込む印象を与えかねない。しかし、ムンテラの目的は、①患者に正しい医療上の情報を与えて、医師の指示通り実行してもらうため、②患者に精神的安静を守ってもらうため、③患者の治療への努力を促すため、④患者と医師との信頼関係を引き出すためである[11]。

プライマリ・ケア医にとってムンテラは重要であるが、時間的な制約のために患者・家族からの質問の打ち切りや医師の権威の押し付けになって、時に非難を受けることがある。

患者は医師や医療従事者から十分な説明を受け、それを理解したうえで、自分に行われる予定の検査や治療について自ら選択したり、同意したり、時には拒否したりすることができる（インフォームド・コンセント、Informed consent＝説明と同意[12]）。

わが国の医療現場は、風土的にも、医療経済的にも、患者の自己決定が十分尊重された環境にないと考える。だからといって、ムンテラのみで、インフォームド・コンセントが定着しなくて良いとは考えていない。プライマリ・ケア医こそ、インフォームド・コンセントを忠実に実践すべきである。患者側から見ると、十分に説明を聞いたうえでの同意（納得同意）であるべきであるし、選択（informed choice, informed decision）でなければならない。しかし、現実の臨床の現場では、緊急の場合、患者に判断能力のない場合、患者が説明を希望しない場合、医師の説明が患者に害を与える可能性が高い場合などは、医師は患者に説明し同意を得ることを躊躇したくなる[13]。

しかし一方では、患者との信頼関係をより強固にして、できる限り患者のためになる医療を行うことに精魂を傾け、一部にくすぶる医療不信を払拭することに努力する。

（3）処置、注射、検査、手術の説明と同意

プライマリ・ケアの現場における医療行為では、処置や注射、検査、手術、時には透析、がんの薬物療

法、放射線照射などまで関わることになる。

大きな地区医師会やほとんどの県単位の医師会には苦情相談窓口が設置されているが、次のような苦情は第一線の診療所や病院の窓口や診察室でも交わされる会話である。

「注射したところが腫れて痛い、後遺症が出ないか心配だ」「BCGを接種した場所が化膿して心配だ」「とくに問題なかったが、医師が簡単なことを言うので、両足の静脈瘤の手術をした。痕が痛く、外見も悪くなり手術を後悔している。無責任な手術をしてくれた」「喘息の発作が出たので、かかりつけの病院を受診した。いつもの医師と違うので、いつもの注射を依頼したら、今までとは違う肩に注射されて、頭に激痛が走った」などである。

プライマリ・ケアの現場では、医師は看護師の協力を得て、処置、注射や検査等を行うことが多い。また、医師は注射や点滴を看護師に指示して、看護師が行っているケースが多い（保健師助産師看護師法第三七条）。

在宅の患者の点滴の抜去の際に、その患者宅が診療所から遠い場合は、家人やそのほかのチーム医療の職種の人に依頼せざるを得ない。この場合の責任はどうなるのであろうか？

現在、ほとんどの医療の現場で使用されている検査や手術の説明書、同意書、承諾書を見ると、なんと冷たい文章であろうか？　曰く、「くも膜下出血の病状に関する説明」「入院治療計画書」「退院療養計画書」、曰く、「上部消化管・大腸の内視鏡検査同意書」「○○手術同意書」「手術検体の取扱いに関する説明書兼同意書」「輸血同意書」「特定生物由来製品の説明文及び同意書」等々。しかも、署名したうえに印鑑まで押すことになっているものもある。

いずれも、慣れていない患者には圧迫感を与えるものであり、時には恐怖感まで抱かせて、良くなりたい一心の患者や家族がそれらの文章を読み、説明を受けて、果たして正当な理解ができるのかどうか心配である。

しかし、医療側はこれらの同意書をとっておかないと安心して医療行為ができないし、これらの書類が万一の医療過誤の際に重要な証拠となるのである。

なんと冷たい患者・医師関係ではないか？　いや、冷たいと感じることがそもそも間違っているのであろうか？

（4）薬事情報

近年、国の政策誘導によって医薬分業が急速に進行してきた。主治医に書いてもらった処方箋を、「かかりつけ薬局」（調剤薬局）に持っていって、あるいはファックスで送って、薬剤師によって薬の説明を受けながら薬を調剤してもらうシステムである。二〇〇一年の時点で、全国で約五億六千万枚（日本薬剤師会推計）、受取率は四五％以上とされている。医薬分業は先進国ではほとんど実施されているが、一番のメリットは「処方」という患者の医療内容の開示である。さらに、「薬歴」を登録して、重複内服や禁忌薬の使用をチェックすることができる。薬の記録はそのつど、薬の説明書（薬剤情報）として、薬とともに患者に渡すことになっている。一九九九年頃から「お薬手帳」を発行して、一連の薬の情報を手帳に記入する方法を地域ぐるみで採用しているところもある。また、同年から、日本薬剤師会は薬歴の入ったフロッピーを患者に渡すか、その他の電子媒体を使って、プライバシーに留意できる管理方法を開発中である[14]。

現在、調剤薬局で発行する多くの「お薬の説明書」（薬剤情報）には、万一の場合の副作用の部分も丁寧に記入してある。「これを読むと、副作用が怖くて薬が飲めません」と訴えた患者がいた。さらに、患者が日常飲んでいる保健薬や特定保健用食品（厚生労働省許可分は約三百品目、二〇〇二年八月現在）、健康補助食品（サプリメント＝Dietary Supplement）の情報も主治医としては把握しておきたいが、その細かい情報を提供した例はまだ少ない。

（5）患者の医療情報の管理と開示

「自分の診療記録を見せて欲しい」という患者の要望は、日本では一九九〇年代から強くなっている。患者には自分の身体状況や医療経過について知る権利がある。一方、医師には患者の病状についての口頭での説明に加えて、患者が希望した場合には、必ず診療録や検査記録を見せる法的義務があるのかどうかについて議論が起きている。また与党医療保険制度改革協議会は、カルテの情報を患者に提供すべきことを医療制度改革の重要課題としている（二十一世紀の国民医療、一九九七年八月）。

前記は、一九九八年十月の『ジュリスト』の記事である。

さらに、一九九六年九月に大阪高裁が兵庫県の情報公開条例に関して、県がレセプトを本人に公開してもプライバシーを侵害する恐れはないという判決を出して、県が非公開とした処分を違法と判断した。この判決に促されて、厚生省（現厚生労働省）通知で（一九九七年六月）レセプトを本人・家族へ開示するようにとの通知を保険者に出している。そのような社会情勢の中で、一九九七年七月、厚生省は「カルテ等の診療情報の活用に関する検討会」を設置し、諸記録の開示の法制化を提言した[15]。

一方、これを受けて日本医師会は一九九八年七月、「診療情報提供に関するガイドライン検討委員会」を設置して、提供を実践するための具体策の検討に入った。その結果、一九九九年四月、「診療情報の提供に関する指針」として、日本医師会員全員の倫理規範の一つとして制定することを代議員会で議決した[16]。その後、具体的な実施要領として「診療情報の提供に関する指針の実施に向けて」を答申[17]、さらに、二〇〇二年八月、指針の改定を答申[18]、同年十月、「第二版診療情報の提供に関する指針」を第一〇七回臨時代議員会で制定した。その改定の主要部分は遺族への開示方法についてである。要約書の部分は削除されたが、補足として要約書を出すことが好ましいと変更になった[19]。

一方、厚生労働省は、二〇〇三年九月十二日付で、医政局長名で「診療情報の提供等に関する指針」を各都道府県知事に通知した。その中で、医療従事者等が積極的に診療情報を提供することを促進して、医療従事者等と患者等との信頼関係を構築することを目的とするとして、医療従事者等への周知徹底と遵守の要請を行った[20]。

医療の現場において患者の診療記録を確実に保管し、求められたら、説明や開示をすることは当然のことである。診療録には診療行為等のほかに、患者についての印象、医療従事者の感想や覚書も記録されている。さらに、記録方法が区々であり、略字も多く、現段階の開示に当たってはかなり時間をかけた説明が必要である。

今後の課題として、診療記録を日本語に統一し、略号は決められたもののみを使用するということも考慮の対象となるであろう。また、診療録の記録の方法について、専門分科会ごとに取り決めをして、それを研修医の臨床研修に取り入れることが必要である。

(6) 医療連携

医療が細分化して、認定医制度や専門医制度を実行し、または試行している学会は現在、五十以上にのぼる。専門科医師が増えて、全科を診る医師（プライマリ・ケア医、家庭医、一般医、総合臨床医、総合診療医など）の養成が追いつかない現状である。二〇〇四年から始まる新臨床研修医制度においては、できるだけ多くの科の実習を体験（クリニカル・クラークシップ）し、さらに他の職種とのコミュニケーション技術を習得することが求められている。

医療の現場においては、診察医が自分の不得意な病気の可能性のある患者や能力を超えた検査や治療を必要とする患者を、他の診療所や病院へ紹介する場合や、検査や急性期の治療を終わって在宅療養を希望する患者は逆紹介で、病院から患者の住居の近くの診療所（多くは、かかりつけ医）へ紹介される。これらの場合を「病診連携」という。一方、診療所から専門科目の診療所へ紹介する場合を「診診連携」という。医療機関の機能分化が進んで、患者にとっては有益な方法であるが、患者の大病院志向を誘導することになり、一時はうまく作動しなかった。しかし近年、医療保険の中で「診療情報提供料」などによる政策誘導策がとられて、地域の医療提供資源を有効に使うことができるようになってきている。

電子カルテ・システムは、これらの連携には非常に有効な手段である。病歴、検査データ、画像診断データ、現在の処方、当該患者に関する禁忌事項、問題点など、具体的な資料をあげて記載し、相手医療機関に電子メールで送付し、診断の確定や加療の継続を求めるのである。しかし、現在電子メールで送付できる医療機関は限られており、地域ぐるみの取り組みが始まったところはまだ少ない。

電子カルテのネット化については、これが実現すればその地域の患者データを地域の医療機関で閲覧できるようになり、患者の病歴や検査所見を引き継ぐことができる。さらに、患者は自宅で自分の医療データを閲覧することも夢ではない。そのためには、改ざん防止技術や利用者の認証システムなどで秘密保護対策を十分に講じなければならない。現在、宮崎県、熊本市、京都府、東京都などの医師会がこの問題に精力的に取り組んでいる。

一方、一九九七年、介護保険法が成立し、二〇〇〇年から施行されて三年目にしてようやく地域に定着してきた(21)。

介護保険制度に関わるプライマリ・ケア医の役割は、主治医として「意見書」を書く、「訪問看護指示書」を書いて、訪問看護ステーションから毎月発行する「訪問看護計画書」と「訪問看護報告書」をチェックする。適宜開催される「ケア・マネージメント会議」「ケア・アセスメント会議」に出席して意見を述べるなどの仕事がある。

この場合、利用者情報の医学的部分の提供は、どこまでの提供が適当かなどでその選択に苦労することが多く、実際には必要な部分だけを抜き取って行うことになる。

3　患者の不満と医療提供側の対応

前述の日本医師会「診療情報の提供に関する指針」が実施された場合、診療記録の開示の請求が医療機

表２「診療に関する相談窓口」受付事例（日本医師会、2001.1〜2002.9）

１．診療情報の提供に関して	635	(8.7%)
２．診療内容に関して	4112	(56.1)
３．上記両方に関係	64	(0.9)
４．その他	2512	(34.3)
合計	7323	(100.0)

＊都道府県医師会での受付　3710（50.7%）
　郡市医師会での受付　3613（49.3%）

関に持ち込まれ、医療施設の管理者・医師と患者との間に紛争が発生することが予測される。その際の受け皿として、都道府県医師会内に、患者からの苦情相談を受け付ける窓口と苦情処理機関を設置することが有用である。苦情処理機関内に当事者と利害関係のない第三者が介在することによって、当事者の誤解が解消し、事態に即した円満な解決が期待されるとして、日本医師会は両者の設置を促している[22]。

日本医師会がまとめた全国の都道府県医師会および郡市地区医師会の「診療に関する窓口」での受付件数は、二〇〇〇年一月から二〇〇二年九月までの三十三カ月間で、七千三百二十三件であった。発足して間がなく、広報不足の感は否めないが、いきなりこれだけの相談が出てきたことに注目したい[23]。（表２）

広島県医師会は日本医師会の指示を受けて、二〇〇〇年四月から、事務局内に「広島県医師会苦情相談窓口」を設置した。窓口の担当者は医療行政のベテランの事務職である。

表３に二〇〇二年の一年間の相談件数と種類を示している。一年間で六百九十四件、月平均五十八件であった。この数とほぼ同数の相談の電話が、県行政にも掛かっているといわれている。

表3　医療・苦情相談の種類（広島県医師会　苦情・相談窓口、2002.1〜12）

1．診療情報の提供に関するもの	48件	（6.9%）	
2．診療内容などに関するもの	131件	（18.9%）	（苦情）87件 （相談）44件
3．専門医などの問い合わせ	100件	（14.4%）	（苦情）132件 （相談）51件
4．医療機関の対応に関するもの	183件	（26.4%）	
5．医療機関等からの照会	187件	（26.9%）	
6．その他	45件	（6.5%）	
合計	694件		

その種類は、医療機関の対応に関するもの二六・四%、診療内容などに関するもの一八・九%であり、合計四五・三%は苦情がらみのものであった。他に専門医などの問い合わせが一四・四%あった。内容については、表4、表5を参考にして頂きたい。

4　プライマリ・ケアと情報倫理

保健医療計画は、国、県、地域（二次保健医療圏）で十年ごとに策定し、五年ごとに改定して、行政はそれに基づいて地域の医療提供体制の整備を図っている。介護保険制度の導入により、保健・医療・福祉の棲み分けがより複雑になってきたが、各種医療施設や福祉施設の展開は概ね図1の通りである。

さらに、サービスの部分を医療と介護で分けてみると図2のようになる。訪問看護、療養上の医学的管理、通所リハビリテーションなどはグレーゾーンに位置する。

これらを支えるマンパワーは、患者を中心に図3のようになる。たとえば、介護を要する一人の在宅患者がいるとすると、診療所から主治医が診察に、訪問看護ステーションから訪問看護師が医療看

表４　医療・苦情相談の内容Ｉ（広島県医師会　苦情・相談窓口、2002.1～12）

１．診療情報の提供に関するもの		48件
（１）公的機関からのカルテ開示	（医療機関から）	11件
（２）本人・家族からのカルテ開示	（　〃　）	９件
（３）カルテ開示の一般的事項	（　〃　）	８件
（４）トラブル？カルテの写しがほしい	（患者から）	９件
（５）自分のカルテが他人へ	（　〃　）	５件
（６）転院等でカルテの写しがほしい	（　〃　）	４件
（７）その他	（　〃　）	２件
２．診療内容などに関するもの（苦情）		87件
（１）手術・検査・注射の関連		21件
（２）誤診・見逃しなど		16件
（３）診療後の後遺症など		16件
（４）医療の管理・運営		16件
（５）薬について		６件
（６）診療の説明など		５件
（７）その他		７件
2′．診療内容などに関するもの（相談）		44件
（１）受療の相談		15件
（２）医療ミス？への対応		６件
（３）この医療機関で入院継続か、転院か		５件
（４）医療費の負担など		５件
（５）薬や運動の害		５件
（６）セカンド・オピニオンを求めたい		４件
（７）その他		４件
３．専門医などの問い合わせ		100件
（１）○○病の専門医は？		33件
（２）こんな症状、何科へ		25件
（３）ちょっと特殊な医療・検査		21件
（４）こんなことをしてくれる医療機関は？		15件
（５）その他		６件

表５　医療・苦情相談の内容Ⅱ（広島県医師会　苦情・相談窓口、2002.1～12）

４．医療機関の対応に関するもの（苦情）	132件
（１）費用負担、診断書、領収書など	37件
（２）診療などへの不満	35件
（３）医師・看護師などの発言・対応	26件
（４）病院の入院、退院	20件
（５）医療ミス？への対応	8件
（６）その他	6件
4′．医療機関の対応に関するもの（相談）	51件
（１）費用負担	17件
（２）診療所・病院の対応	16件
（３）受療の相談	10件
（４）医療ミス？などへの対応	4件
（５）その他	4件
５．医療機関等からの照会	187件
（１）医事紛争・医療苦情相談など	45件
（２）医療法・医師法などの関係	40件
（３）診療報酬・健康保険法の関係	34件
（４）保健・医療・福祉の制度	19件
（５）診療に関する問い合わせ	13件
（６）同和図書・ポスターなど	10件
（７）職員の問題	5件
（８）その他	21件
６．その他	45件
（１）医療・医療機関の改善を	8件
（２）医療財政	3件
（３）その他	34件

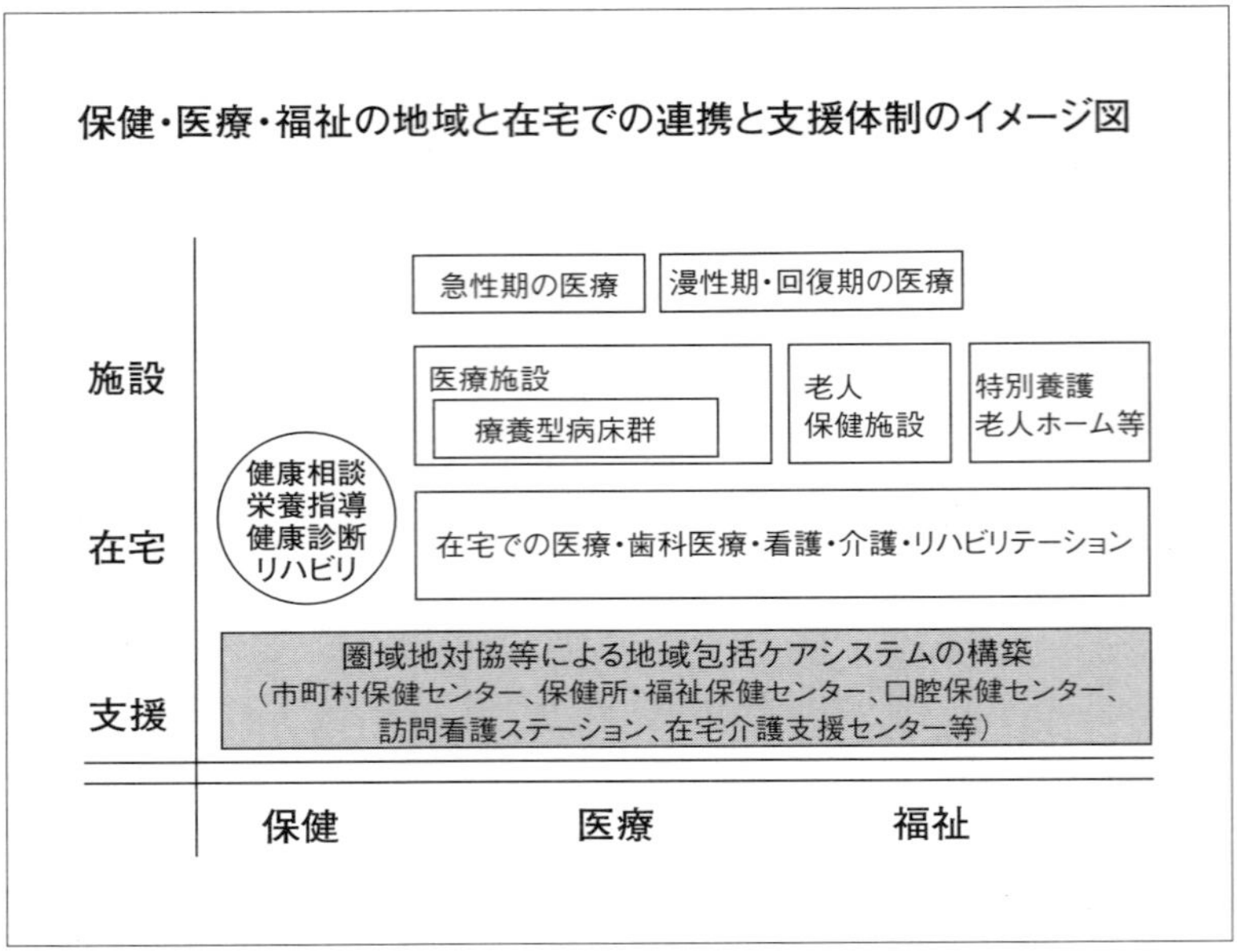

図1　保健医療の地域的展開

護に、介護支援センターからヘルパーが身体介護や家事援助のデイケアに、薬局からは訪問薬剤師が服薬指導に訪問してそれぞれの仕事をする。患者一人ひとりの細かいサービスの組み立ては、その患者担当の介護支援専門員（ケア・マネージャー）が行う。

家族が看護や介護に疲れた時、旅行で留守をする時は、患者はショートステイで老人保健施設へ短期間の入所をする。また、リハビリが必要な患者は、デイサービスで専属の理学療法士や作業療法士の指導を受ける。

医療の必要性の高い慢性の病気を持った患者は、介護保険適用療養型病床群に入所するか、それとも医療保険適用療養型病床群に入院する。

このような医療・看護・介護の提供体制を「包括ケア」と呼んでいるが、関連職種相互の患者情報に関する連絡体制が包括ケアの成否の鍵となる。通常は患者宅に置いた連絡帳で情報

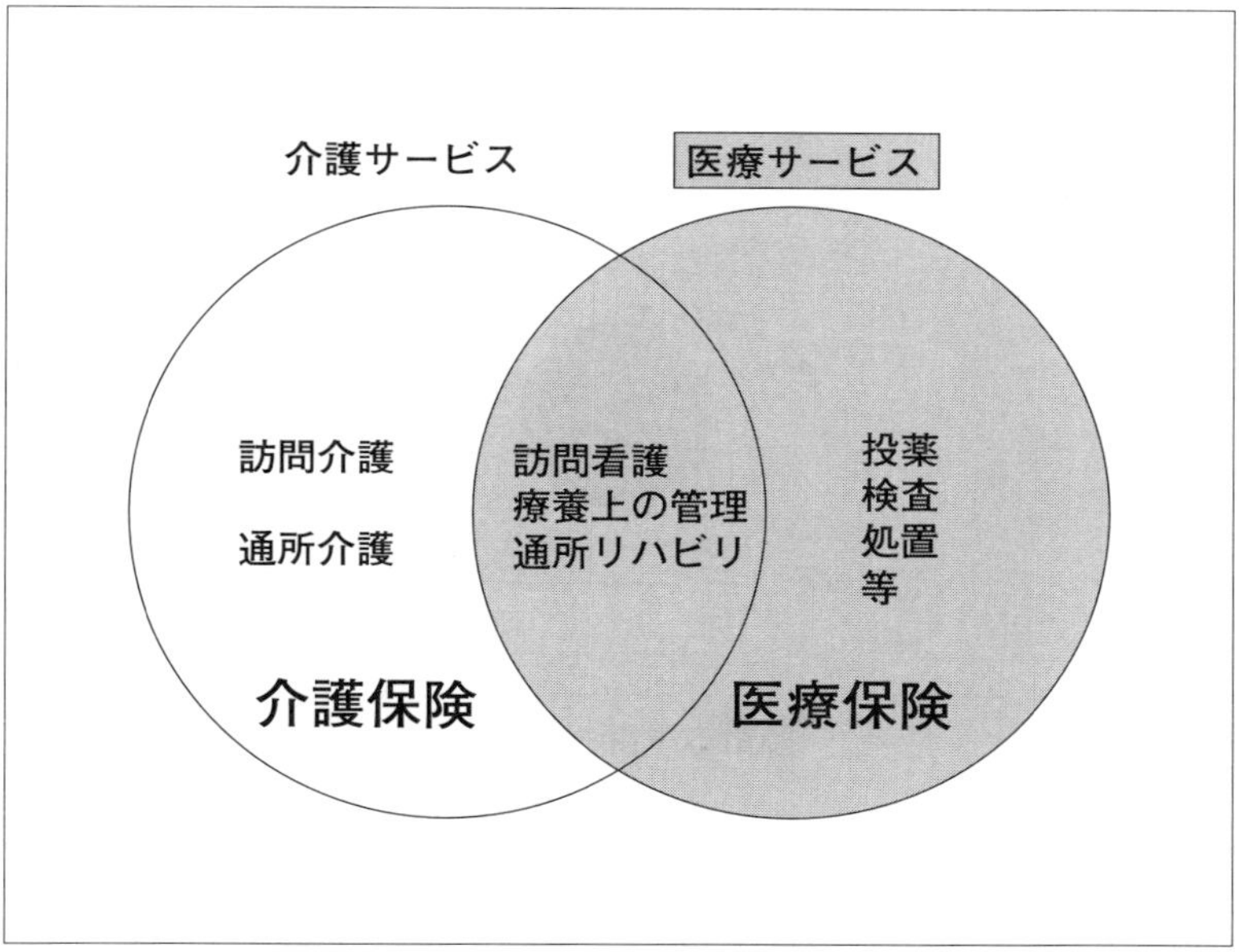

図２　介護サービスと医療サービス（在宅）

を交換し合っているが、適宜、関連職種のケア・カンファレンスを開くことで具体的な対応をする。地域によっては、訪問看護師やヘルパーがモバイルのインターネット端末を持って歩いて、患者の様子をベッドサイドから事務所のホスト・コンピュータに入力する方式を採用している医師会もある（広島県府中地区医師会等）。

そこで、包括ケアの現場においては、個人情報の保護と情報の質をどのように担保したらよいのかが問われることとなる。

ヘルパーの患者情報と、医師の患者情報とは、質的な違いがあると認識する。どこで線を引くかは難しい問題であるし、誰がその選択をするかという問題もある。

守秘義務ということになると、医師、薬剤師、助産師（刑法一三四条）をはじめとして、保健師、看護師、准看護師（保健師助産師看護師法四二条）、放射線技師（診療放射線技師法二九

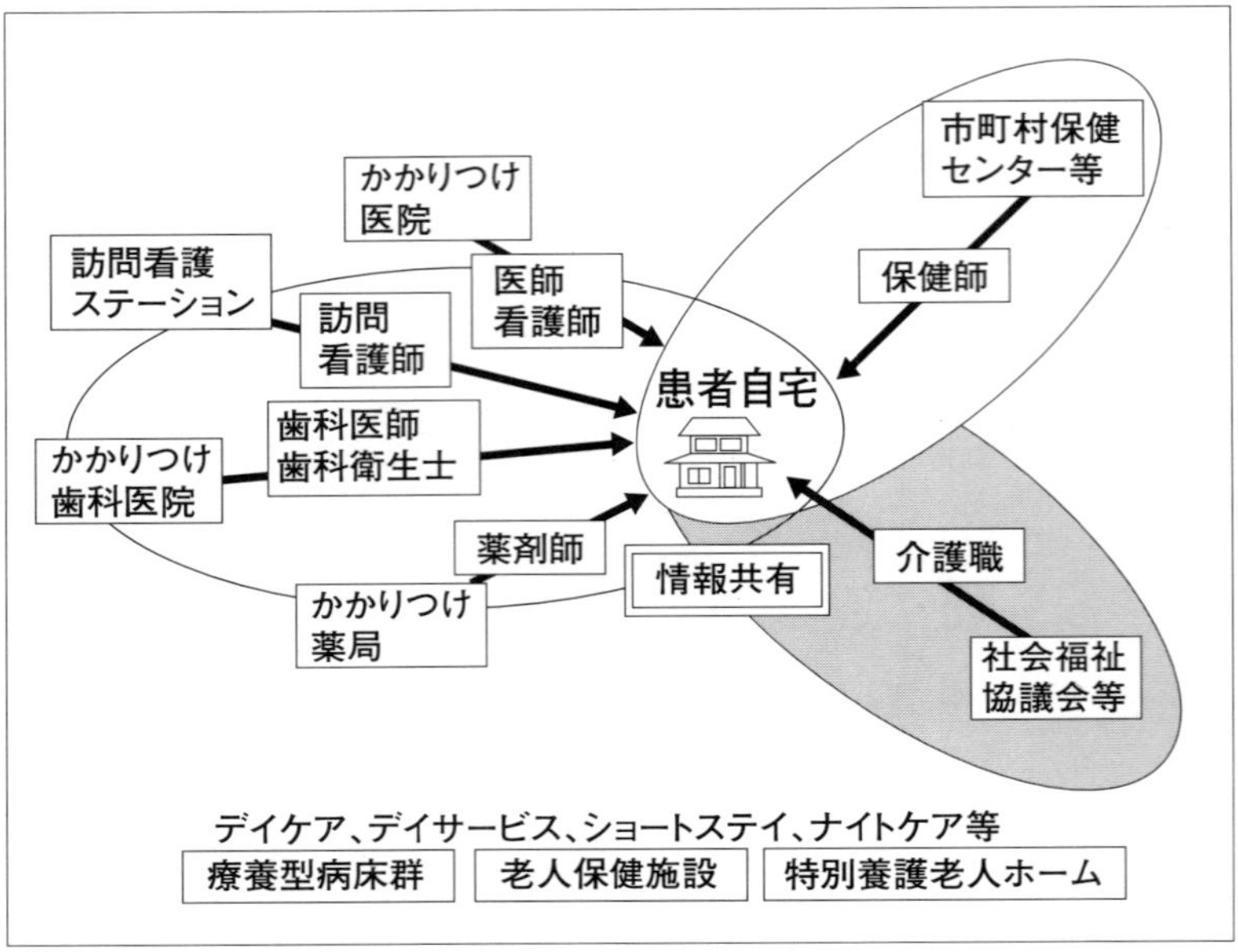

図3　地域での保健・医療・福祉連携のイメージ図

条）、臨床検査技師（衛生検査技師等に関する法一九条）などで、医療関連職種（定義があいまいであるが）にはそれなりの規制がある[24]。しかし、医療機関の事務職はどうか？　私立医療関連機関であると、公務員法にもかからない[25]。

情報の共有はサービス提供者には非常に歓迎されるが、一方、患者情報の保護をどのようにするかが問題であり、甲斐克則は「情報の共有（情報公開）と情報の保護（個人情報保護）の狭間に医療がある」と言い切っている[26]。

さらに、対患者への説明については、包括ケアを行うチームとして、そのチームの、その患者に対するインフォームド・コンセントが必要である。

5　医療情報倫理の問題点に解決策はあるのか？

（1）本当の意味での情報化は進んでいるのか？

一般家庭におけるＩＴ端末の設置状況について、中国総合通産局の調査を表６、表７に示す。二〇〇三年七月の時点での全国のブロードバンド世帯普及率は約二四％であり、五世帯に一世帯がＣＡＴＶかＤＳＬを持っていることになり、予想外の早さである。

一方、医療機関のＩＴ関連の取り組みを表８に示すと、二〇〇一年三月の時点で、医事会計は病院の七七・九％、診療所の四三・五％が導入しているが、電子カルテについては病院一・五％、診療所二・三％である。日本病院会の二〇〇一年七月の調査では、電子カルテ稼動率は公的病院〇・八％、私的病院一・一％であり、オーダーリング・システム導入率の公的病院四〇・四％、私的病院三一・一％と比較して極端に少ない[27]。その理由を憶測すると、費用効果に疑問があること、四百床規模の病院で二—三億円の初期投資が必要であり、その後の維持管理費の見込みが立たないこと、個人情報の保護に自信が持てないことなどが考えられる。厚生労働省の「保健医療分野の情報化に向けてのグランドデザイン[28]」では、二〇〇四年までに二次医療圏ごとに少なくとも一カ所の電子カルテの普及を図ることを目標にしているが、果たして実現できるのであろうか。よほどの行政の財政的支援がないと実現不可能である。

地域の情報化に関しては面の拡大が必須であり、地域医療拠点病院の情報化整備が急がれる。

表6　全国および中国地方におけるブロードバンドの普及状況
（中国総合通信局、2003.9.16）

	CATV加入数（世帯普及率%）	DSL加入数（世帯普及率%）	ブロードバンド加入数（世帯普及率%）
鳥取	11,258（5.6）	19,111（9.5）	30,369（15.1）
島根	10,231（4.0）	20,503（8.0）	30.734（12.0）
岡山	34,183（4.9）	97,140（14.1）	131,323（19.0）
広島	24,169（2.2）	159,418（14.5）	183,587（16,7）
山口	38,594（6.6）	45,240（7.7）	83,834（14.4）
中国	118,435（4.2）	341,412（4.2）	459,847（16.2）
全国	228,300（4.9）	8,541,340（18.1）	10,824,340（23.0）

※DSL（Digital Subscriber Line＝デジタル加入者線）サービス：既存の電話回線を用いて高速インターネットを実現するサービス

（2）医療提供側の取り組み

診療録の望ましいあり方についての議論が進んでいるが、当面考えられることは、対する医師の意識改革をして、たとえ不確実なこと、試行的なことであっても、診療経過の一部を構成するものであるから、そのつど記載する、②最小限の作成基準を作り、習慣づける、③療養担当規則に定められた様式は現在の診療実態に適合しないので、各科ごとの診療録の書式を構築することである。さらに医師以外の医療関連職が作成する記録の法整備は未整理であり、診療録の管理体制も外部管理[29]を含めて、国民的合意のうえでのルールを作成しなければならない[30]。

患者の医療行為への不安を少しでも払拭するために、様々な取り組みが行われている。例をあげると、①インフォームド・コンセント（説明と同意）、②グループ・プラクティス（group practice、グループ診療＝group medicine）：異なった専門科

表７　全国のブロードバンドの世帯普及率
（中国総合通信局、2003.9.16）

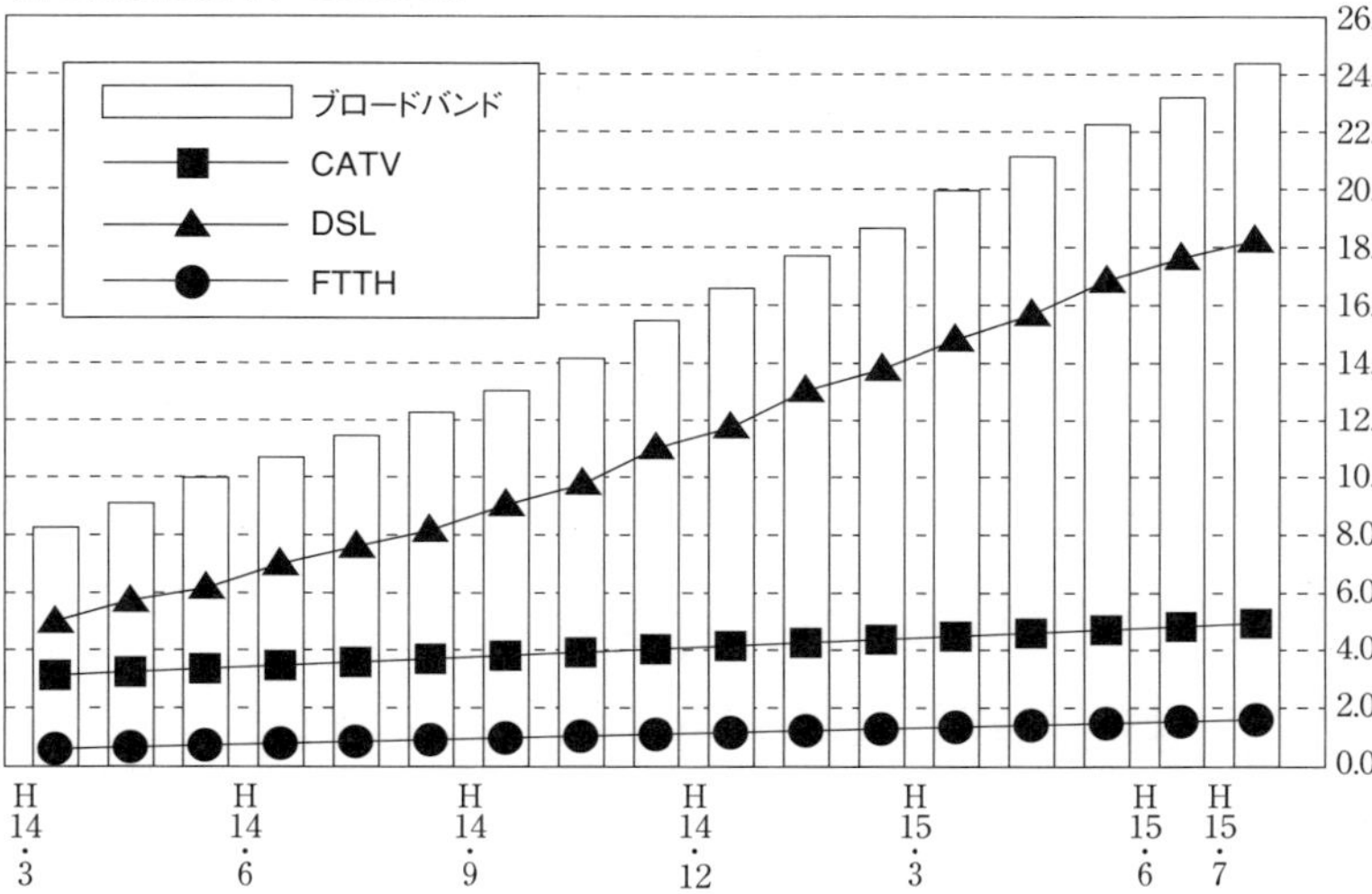

の医師がチームを作って診療所医療を行う、③クリニカルパス（clinical pathway、クリティカルパス＝critical pathway、ケアパス＝care path、ケアマップ＝care map）[31]など、患者のセルフケアの能力を高める目的で、入院中のケアの流れを効率良く組み立てていくための取り組みなどがある。

（3）患者側の理解と協力

新しい時代の新しい患者像を考えるとき、患者の人権尊重を基盤とした患者像が浮かび上がってくる。医療関係者は発想の転換をして、今後の患者対応を考えなければならない。

そのためには、患者側にも医療への理解と協力が必要である。賢い患者になること、医療を見る目を養うことが重要である[32]。

医師は患者教育というが、患者側からも積極的に医師教育を支援してもらいたいものである。

表 8　医療機関における情報化への取り組み状況（広島県）
（広島県医療機能調査、2001.3.）

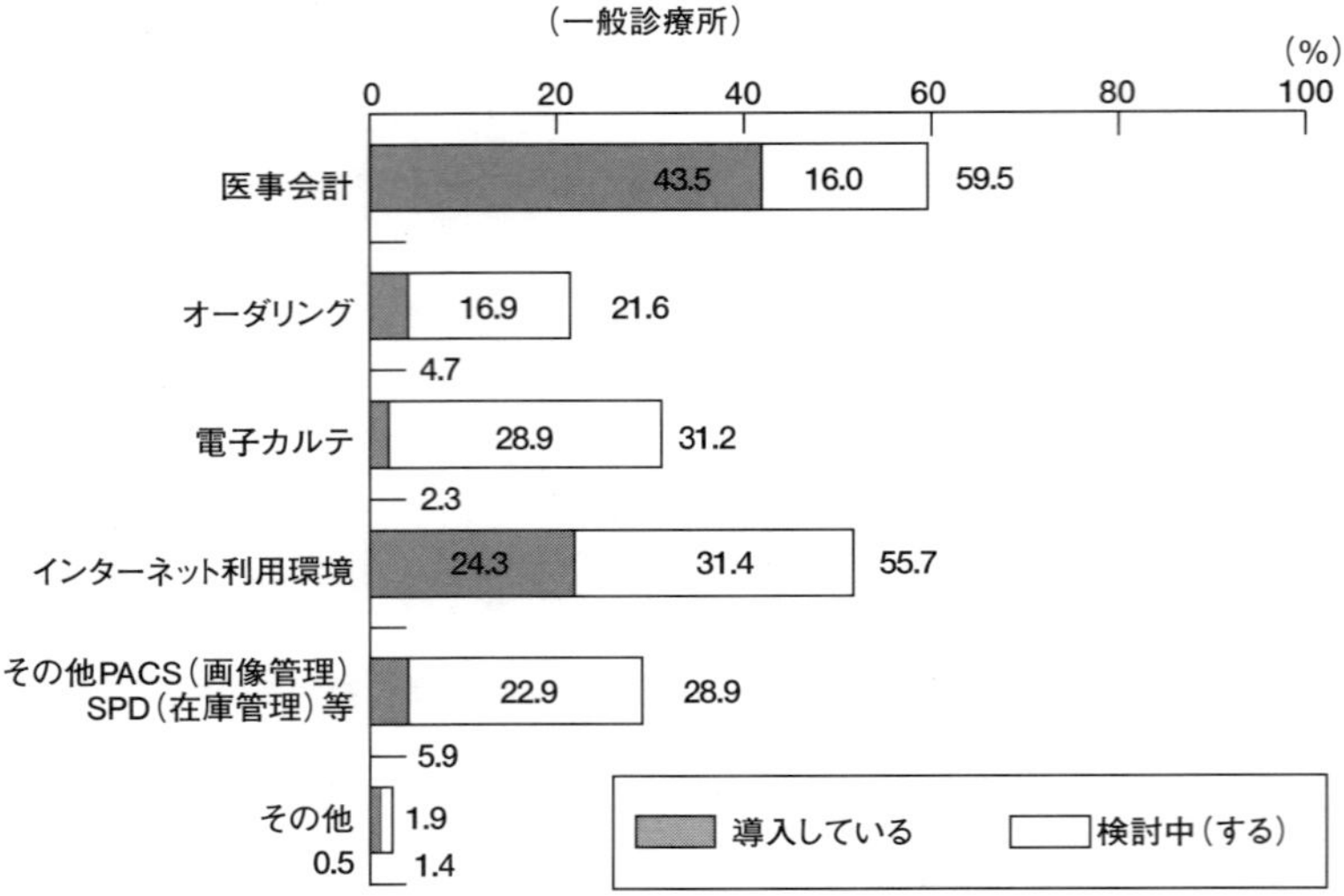

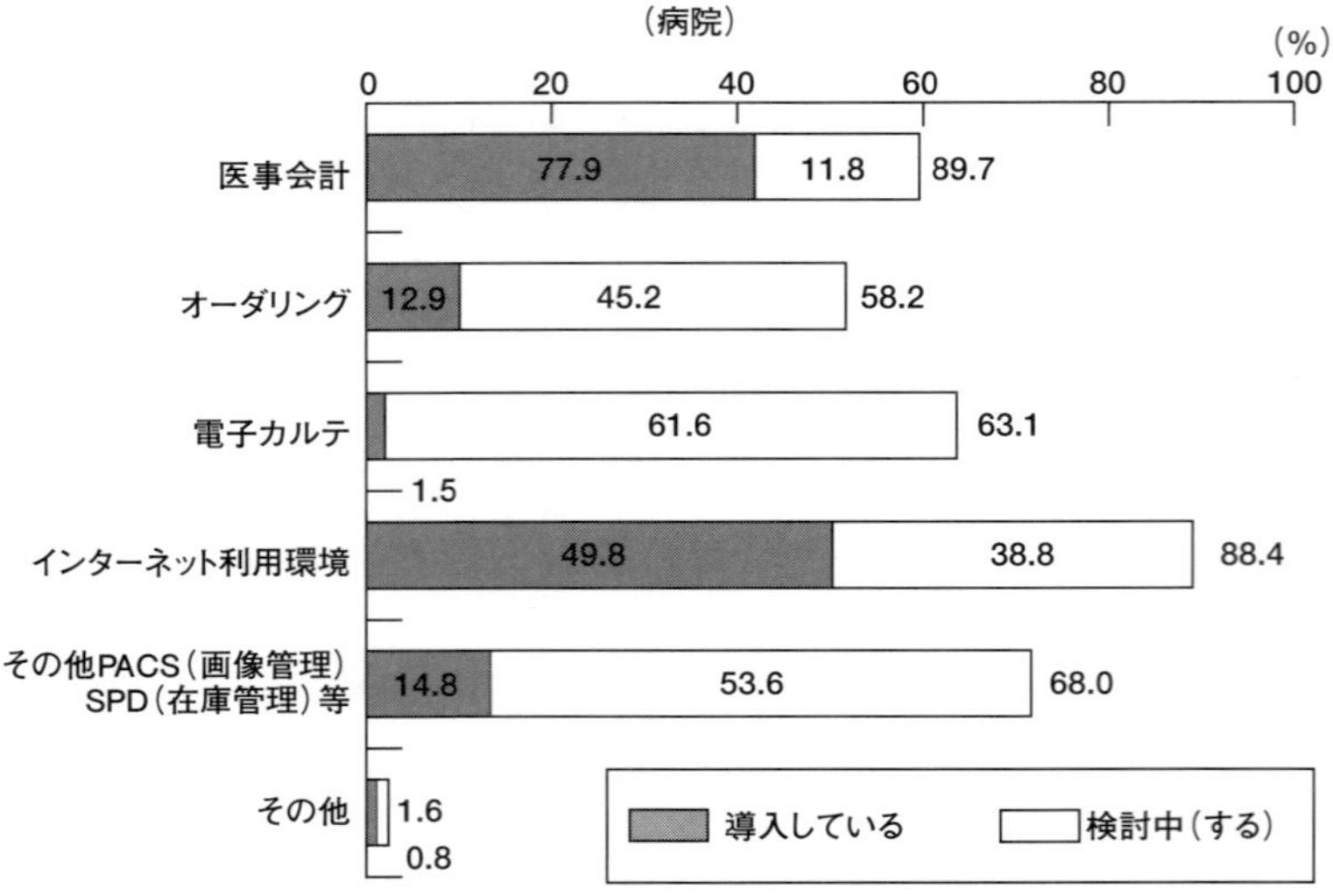

＊病院263施設（有効回収率98.0%）、一般診療所1413施設（有効回収率61.9%）の調査

（4）セカンド・オピニオン

セカンド・オピニオンの概念は、現在かかっている医師とは別の医師の意見を聞くという、患者の権利の確立のために必要な制度としてアメリカで一八八〇年代にできた。セカンド・オピニオンの成否は正確な医療情報の公開である。

医師が優れた医療を患者に提供するためには、医学的に優れた技術のみでなく、開かれた心を持つことが必要である[33]。さらに、日本の医療体制の特殊性が患者の利益と一致しないことが多い。一例をあげると、限られたわが国の医療費の枠の中で、診察料や時間をかけて行うカウンセリング料や病気の管理や療養の指導料は、極めて低額に抑え込まれている。これでは、患者との十分な対話はできない。

これまでの日本の医療では、患者の思惑とパターナリズムに支えられた医療側の立場が両立して、セカンド・オピニオンを育む土壌ができなかった[34]。患者側はめったにない稀な病気で、命に関わる病気と知りながら、「他の先生の意見を聞くといったら、自分の先生が気分を害して、私の病気の治療に影響するのでは？」と勝手に推量する。一方、医師は「こんなに一生懸命診ているのに、信用してくれないのか？」と医師の誇りを傷つけられた感じを持つのが一般的であった。

しかし今、医療提供者の中から「診療録は誰のものか」という議論が盛んになり、患者の診療情報は患者自身の管理下に置くべきであり、特別な例外を除いて、それに基づく自己決定権を尊重すべきであるという社会的なコンセンサスが醸成されつつある[35]。

患者の自己決定権を支援する仕組みの一つがセカンド・オピニオンである。今後、この仕組みの普及への努力が必要である。一方、面倒見のよい、幅広い医学知識を持った、人格的に優れたセカンド・オピニオン担当医の養成も必要である。

さらに言及すると、医師・看護師を含めた医療従事者の社会的認知である。学会認定医や専門医制度も一案である。

また、一度、国家試験に合格して国家資格を取得したとして、それが一生通用する日本の制度も一考を要する。

国民に信頼される医療関連職の養成と彼らの生涯にわたる自己研鑽こそ重要である。

6 「医療情報開示」の光と影

「ユビキタス」という言葉が一種の流行語になっている。身の回りのものに制御用の小型コンピュータ・チップがどんどん入ってきて、ネットワークでつながれ、協調・妥協しながら人びとの生活を黒子のように支えている（Ubiquitous Computing）という意味に使われている[36]。

電子カルテに記録された医療情報が国中に広がって、個人情報が患者個人と患者を取り巻く医療関連職種に読み取られてゆくことと極めて類似している。

唯一違うのは、医療は電化製品や自動車などのように単一のものではないということである。医療における個人情報は生き物であり、個人の尊厳のもとに守られるべきである。

波平は医療人類学の立場から、「病人役割＝sick role」と「患者役割＝patient role」との区別を説いている。症状は個人の身体に現われる個別な状況であり、病気は個人によって体験される。その際、人間社会では、家族や地域の集団が病人と認めてはじめて「病人」となる。一方、患者は、公的医療・介護制度の中で治療や介護が始まると、「病人」が「患者」に変わる。そこで医師と患者の関係や医療関連職と患者の関係が成立すると述べている(37)。

可能であれば、医療を受けるものは「病人」でありたい。医療を提供するものは「病人」を治療したい。残念なことに、現代社会ではそれが叶わない。となれば、医師・患者関係については、ユビキタス・コンピューティングのような単一な、規格品にしたくない。

人それぞれの生き様を大切にした、患者の医療や介護が安心して行える法整備が待たれるのである。鈴木は、看護師・患者関係について、具体的な看護行為をすることのほかに、患者の身体を見ること、患者の体験世界を聞くこと、共にいること、患者の身体に触ることにより看護師の患者への思いが患者に届くのである、としている(38)。

このような行為は、ユビキタスな方法では到底できない。

医療界に流布されている格言に、「医師の常識、患者の非常識」というのがある。医師の思いと患者の思いのミスマッチを指摘したものである。画一的な医療や介護にならないように、医療関係者は心すべきである。また、そのためにも、良好な医療関係職・患者関係が保たれる医療情報開示はどのような方法が良いか、関係者の一層の努力を期待する。

医療情報開示による光の部分については、包括医療の実施のための患者データの有効活用、患者の納得と経過重視の医療の実現、医療・看護の透明性の確保が実現することなどは、提供側にとっても、受益者側にとっても福音となるであろう。さらに、医療の信頼の回復の契機にもなり、これ以上のことはない。

朝日新聞は、その論説（一九九五年十月十七日）で、カルテは本来、患者さんのもの、医師と患者が情報を共有するようになれば、医療の質は高くなる、と述べている。また、インフォームド・コンセントが普及してくれば、患者と医師が対等な立場で医療を作る時代になる、と示唆している[39]。

国民の揃っての念願であった「個人情報保護関係五法」が二〇〇三年五月二十三日、参議院本会議で可決、成立した[40]。今後、個別法の策定に取りかかることになる。

いくつかの困難を越え、衆知を集めて病める人のための努力を惜しんではならない。

注

（1）高久史麿編『医の現在』（岩波新書、一九九九年）。
（2）日本医師会『医の倫理綱領』（二〇〇〇年）。
（3）日本医師会『医師の職業倫理指針』（日本医師会・会員の倫理向上委員会、二〇〇四年）。
（4）広島県医師会『続・近代医療と生命倫理──いま、何が問われているか──』（広島県医師会・生命倫理委員会、一九九九年）。
（5）田村康二『診療録の書き方』（金原出版株式会社、二〇〇〇年）。
（6）和田攻・南裕子・小峰光博編『看護大事典』（医学書院、二〇〇二年）。
（7）羽白清『ＰＯＳのカルテ、ＰＯＭＲの正しい書き方』（ＫＩＮＰＯＤＯ、二〇〇二年）。
（8）日本医師会『外来診療録の上手な書き方、ＰＯＭＲの実践をめざして』（日本医師会、二〇〇一年）。
（9）林茂『わかりやすいＰＯＳ』（照林社、二〇〇三年）。

(10) 渡邉淳『診療の基本』(日本医事新報社、一九九五年)。
(11) 平井信義『ムンテラの科学、実地医家のための会』(日本医事新報社、一九九八年)。
(12) 広島県医師会『続・続近代医療と生命倫理、いま何をしなければならないか』(広島県医師会・生命倫理委員会、日本医事新報社、二〇〇三年)。
(13) H・ブロディ『医の倫理』(館野之男・榎本勝之訳、東京大学出版会、一九九一年)。
(14) 永井明『現代用語の基礎知識2003』(自由国民社、二〇〇三年)。
(15) 森島昭夫他「座談会『カルテ等の診療情報の活用に関する検討会報告書』をめぐって」(『ジュリスト』一一四二、一九九八年十月一日)。
(16) 日本医師会「診療情報の適切な提供を実践するための指針について(最終報告)」(日本医師会・診療情報提供に関するガイドライン検討委員会、一九九九年二月二十六日)。
(17) 日本医師会「診療所情報の提供に関する指針の実施に向けて(答申)」(日本医師会・診療情報提供に関するガイドライン検討委員会、一九九九年十一月)。
(18) 日本医師会「診療情報の提供に関する指針の改定について(最終報告)」(日本医師会・診療情報の提供に関する指針検討委員会、二〇〇二年八月)。
(19) 日本医師会「診療情報の提供に関する指針(第二版)」(二〇〇二年十月)。
(20) 厚生労働省医政局「診療情報の提供等に関する指針の策定について」(厚生労働省医政局長、医政発第0912001号、二〇〇三年九月十二日)。
(21) 日本医師会「電子カルテ、その利点と課題」(日本医師会、二〇〇二年十月)。

(22) 日本医師会「患者情報のあり方について（答申）」（日本医師会・医事法関係検討委員会、二〇〇二年三月）。
(23) 日本医師会『都道府県医師会、郡市医師会「診療に関する相談窓口」における受付事例』（一、日本医師会、二〇〇二年十一月）。
(24) 増成直美「診療情報の保護と刑法（２）」（『広島法学』二三・四、二〇〇〇年三月）。
(25) 石川高明「医療分野における個人情報保護」（特集・個人情報保護の法整備、『ジュリスト』一二五三、二〇〇三年十月一日）。
(26) 甲斐克則「コメディカル領域における医行為の限界と法的責任―医療事故防止の観点から」（『広島国際大学第一回総合人間科学セミナー記録』二〇〇三年十月二十五日）。
(27) 日本病院会「病院内情報システム導入状況調査（調査結果報告書）」（二〇〇一年七月）。
(28) 厚生労働省「保健医療分野の情報化にむけてのグランドデザイン（最終提言）」（保健医療情報システム検討会、二〇〇三年十月）。
(29) 厚生労働省「診療録等の外部保存に関するガイドラインについて」（厚生労働省医政局長、医政発第０５３１００５号、二〇〇二年五月三十一日）。
(30) 日本医師会「診療録のあり方について、適切な診療情報の提供を促進するために」（日本医師会、医事法関係検討委員会、二〇〇〇年一月）。
(31) 光波康壮・桑原正雄・沸田幸雄監修『クリニカルパス実例集（中国エリア版）』（診療社、二〇〇二年）。
(32) 大鐘稔彦『患者のマナー、医者との上手な付き合い方』（金原出版株式会社、二〇〇一年）。
(33) ジェローム・グループマン『セカンド・オピニオン、患者よ、一人の医者で安心するな』（近藤誠・平岡諦監訳、Ｐ

HP、二〇〇一年）。

（34）高橋清久監修『セカンドオピニオン、精神分裂病・統合失調症Q&A』（医学書院、二〇〇二年）。

（35）増成直美「患者の情報自己決定権と医学研究の自由」（『広島法学』二四・三、二〇〇一年一月）。

（36）坂村健「ユビキタス・コンピュータ革命、次世代社会の世界標準」（角川書店、二〇〇三年）。

（37）波平恵美子『医療人類学入門』（朝日選書四九一、一九九四年）。

（38）鈴木正子『看護することの哲学、看護臨床の身体関係論』（医学書院、二〇〇〇年）。

（39）大熊由紀子・朝日新聞論説室「福祉が変わる、医療が変わる、日本を変えようとした70の社説＋α」（一九九六年十一月）。

（40）個人情報保護基本法制研究会編『個人情報保護法Q&A』（ジュリストブック、有斐閣、二〇〇三年）。

桑原正彦

第8章　日本的インフォームド・コンセント
――信頼と情報――

はじめに

医療情報といえば、ＥＢＭやヒトゲノム情報、電子カルテや医療情報の公開の問題、さらには遠隔医療のための医療情報システムや医療情報の流通におけるセキュリティ問題などが、すぐさま念頭に浮かんでこよう。だが、医療情報が問題となる領域はそればかりではない。ここでは、言い尽くされたテーマであるインフォームド・コンセントを取り上げることにしたい。

インフォームド・コンセントにおいても、「インフォームド」という言葉からも明らかなように、医療情報の問題が深く関わってくる。患者に関するどのような情報がどのようにインフォームされなければならないのか、あるいはコンセントは何を目指すのか、など改めて振り返ってみると、興味深い論点が見えてくる。とりわけ日本のインフォームド・コンセント理解に焦点を当ててその性格を考察してみれば、インフォームド・コンセントがいまなお検討すべき重要な課題であることがわかってくる。

1 「説明と同意」と「納得」

インフォームド・コンセントという言葉を知らない日本人はもはやほとんどいないだろう。また、その意味を即座に「説明と同意」と答える人も多いかもしれない。だが、こうなるまでには、多くの時間が必要とされ、また多くの議論の蓄積があった。「説明と同意」という訳語もはじめから存在したわけではない。

インフォームド・コンセントという言葉が新聞に登場し始めたのは、いまからほぼ二十年前の一九八〇年代半ばである。だが、その際、定まった訳語はなかった。さまざまな訳語が試みられていた。たとえば、「よく知らされた上での同意」（一九八五年）[1]、「納得して同意すること」（一九八七）[2]、「よく説明したうえの納得医療」（一九八八）[3]などという表現が用いられている。

現在のように、「説明と同意」という訳語が用いられ始めたのは一九九〇年前後だが、それを決定的にしたのは、日本医師会の第Ⅱ次生命倫理懇談会が提出した「『説明と同意』についての報告書」（一九九〇年）である。[4]以来、新聞紙上でも「説明と同意」という訳語が徐々に主流を占めることになる。

その報告書について、朝日新聞が次のような社説を掲載している。

「医師は患者の言うことによく耳を傾け、やさしい、わかりやすい言葉で患者に語りかけるとともに、平素から自らの立ち居振る舞いに心を配り、無言の信頼を得るように努めたい」――これは、日本医師会の生命倫理懇談会がまとめた「『説明と同意』についての報告書」のむすびの一節である。さっそく日常の医療の現場で実行に移して欲しい。多くの患者たちがいま最も切実に、医師たちに求めていることだからである。薬の名前を尋ねると途端に不機嫌になる医師、質問のチャンスを与えようともせずベッドサイドからあっという間に立ち去る医師、患者の同意を得ることなどまるで念頭にない医師が少なからずいて、これまで患者を恐れさせ、落胆させてきた。患者はやむなく「医者からもらった薬がわかる」といった本を買って薬名を探りあて、病院をハシゴし、「家庭医学事典」で病気の運命を推理している。（一九九〇年一月十八日付）

興味深いのは、この社説に、「納得ずくの医療を日常的に」というタイトルがつけられている点である。社説は、納得した医療こそが、これまでの医療の問題点を排し、今後目指すべき目標だと謳っている。インフォームド・コンセントという言葉が日本に導入されて以来、人びとがこの言葉に求めようとしたことがここから理解されてくる。患者は、何より納得した治療を望んでいる。「説明と同意」はそのために歓迎されている。それゆえ、たとえ「説明」された上で「同意」したとしても、それが患者の「納得」に結びつかないものであれば、患者にとっては無用である。

国立国語研究所が、インフォームド・コンセントを一語で言い換えることを避け、それに対して二つの「言い換え語」を採用したのもそのためであるように思われる。同研究所「外来語」委員会は、近年の外来語や和製外国語の氾濫に警鐘を鳴らすため、種々の「言い換え語」を検討した（二〇〇二年十二月二十五日）。それらの中に、インフォームド・コンセントも含まれている。

当該委員会は、インフォームド・コンセントに、「納得診療」と「説明と同意」という二つの「言い換え語」を与えている。[5] たとえば、「この病院はインフォームド・コンセントを重視し、患者中心の医療の実践をうたっている」という表現には「この病院は納得診療を重視し、患者中心の医療の実践をうたっている」と言い換えた方が「分かりやすい」。また、「子供の移植患者に対してのインフォームド・コンセントは昨春から一度でよいとされており」という表現には、「子供の移植患者に対しての説明と同意は昨春から一度でよいとされており」と言い換えた方が「分かりやすい」、と。

「説明と同意」と「納得診療」とは、表面上はほとんど関係のない用語のように見える。前者は事実に関わるが、後者は価値評価につながる主観的な表現を含んでいる。たしかに、納得できない治療には同意しがたいはずだから、納得という心理的状態の中には患者の同意がすでに含まれていると言えるかもしれない。あるいは、両者は、「説明と同意」を通じて治療法が決定されてはじめて、その治療法に「納得」するといった因果的な関係にあるとも見なされよう。だが、少なくとも、それら二つの用語がインフォームド・コンセントが関わる状況を違った角度から眺めた際に得られる表現であることは間違いない。

　こうした「言い換え」は、言葉の定義としては不適切との批判を免れない。だが、私には、それこそが多くの日本人が理解しようとしているインフォームド・コンセントの姿であるように思われる。先に示したように、インフォームド・コンセントに言及した記事にも「納得」という言葉が使われていた。それらの記事は、インフォームド・コンセントが日本に導入されたころ、多くの人がそれを「納得」という場面で理解しようとしたことを物語っている。むろん、その背景に、「納得」できない医療が横行しているとする彼らの思いがあったからである。

２「信頼」と日本的インフォームド・コンセント

上述のインフォームド・コンセント理解は、必ずしも患者側に特有なことではない。実は医療者側でも変わらない。日本医師会の第Ⅳ次生命倫理懇談会『「医師に求められる社会的責任」についての報告』（一九九六年）(6)にも、ほぼ同じことが言及されている。

日本におけるインフォームド・コンセントは、突き詰めれば医師と患者の間の十分な意思の疎通により双方が納得することであると考えられる。これは単に医師と患者の関係を改善するというだけではなく、医療における医師と患者の双方の主体性を回復するという部分に重点をおいたものでなければならないはずである。そしてさらに、こうした信頼関係は実際の医療効果を高めることにもなる。

ここにも、「医師の側が単に説明をし、患者がそれに同意するという形式的な説明と同意だけでは、必ずしも両者間に良い関係が生まれないであろう」との理解があり、それが「納得」という表現、さらには「信頼」という表現に結びついている。そして、インフォームド・コンセントという言葉が、とりわけ後者の「信頼」という言葉と深く関係付けられている点が、日本におけるインフォームド・コンセント理解の主な特徴になっているように思われる。

日本医師会によるインフォームド・コンセントの説明にはその点がよく示されている。同会「会員の倫理向上に関する検討委員会」による「医の倫理綱領」(二〇〇〇年)の「注釈」(7)では、この「信頼」という観点からインフォームド・コンセントが説明されている。

これ(=インフォームド・コンセント)は、個人主義を基盤とする西洋型の民主主義社会で起こってきた考え方であり、わが国は欧米とは異なった社会状況にあることから、わが国に適したインフォームド・コンセントの構築が求められる。すなわち、患者の人権擁護そのものに異存はないとしても、むしろ医師と患者との間のより良い人間関係や信頼関係を築くうえで、インフォームド・コンセントは大切なものであると考えるべきである。……われわれ医師は、これを医師と患者との間の信頼関係とより良い医療環境を築くうえで大切な倫理上の責務と解すべきである。権利・義務関係を強調することで医師と患者との間の信頼関係が薄れ、その人間関係が形式的で冷たいものにならないように注意すべきである。

この文章に明らかなように、日本独自のインフォームド・コンセント理解は、医療者と患者間の「より良い」関係の構築の手段として位置づけられている(以下、こうした理解を「日本的インフォームド・コンセント」と表記する)。そして、そのための鍵が「信頼」なのである。

インフォームド・コンセントの思想が、ナチによる人体実験の反省から生まれ、さらにそこに含まれる人権思想がアメリカ社会で強化され、治療一般における患者の人権尊重の思想として鍛え上げられていったことはよく知られている。だが、その歴史の中で生まれた数々の宣言の中には、いずれにも日本的インフォームド・コンセントで強調される「信頼」への注目は認められない。

臨床研究の倫理の中核にインフォームド・コンセントを位置づけた「ヘルシンキ宣言」（一九六四／七五／八三年）でも、アメリカ病院協会による「患者の権利章典」（一九七三年）でも、さらにはインフォームド・コンセントを細かく規定した「リスボン宣言」（一九八一年）でも、医療者と患者間の信頼に触れているものはない。とりわけ、後二者は、上記の「医の倫理綱領注釈」が指摘するように、患者の「権利」を詳述したものであり、患者の権利を守ることに目が向けられている。たとえば、「患者は、いかなる医療上の記録であろうと、そこに記載されている自己の情報を受ける権利を有し、また症状についての医学的事実を含む健康状態に関して十分な説明を受ける権利を有する」（リスボン宣言７（a））[8]のであり、これは、医療者－患者間の信頼関係の構築の問題以前に、定言的に守られるべき患者の権利である。

たしかに、しばしば指摘されるように、医療者と患者との間に信頼関係がなければ、そもそも医療行為は成り立たない。外科的な治療はいうまでもなく、内科的な治療でも身体への影響を免れない。他人である医療者に「身を任せる」には、医療者に対する信頼がなければ不可能になる。

「医の倫理綱領」の本文にも「信頼」という言葉が頻出する。たとえば、第三条（「医師はこの職業の尊厳と責任を自覚し、教養を深め、人格を高めるように心掛ける」）には、以下のような説明が施されている。「とくに医療は、医師と患者あるいはその関係者との間の信頼関係に基づく行為でなければならず、医師はこの信頼関係が失われれば、正しい医療が行われないことを銘記すべきである。この医師に対する患者の信頼は、医学知識や技術だけでなく、誠実さ、礼節、品性、清潔さ、謙虚さなどのいくつかの美徳に支えられた医師の高潔な人格によるところが大きい。とくに医師のマナーについては留意すべきで、良いマナーが患者との間の信頼関係を築くうえで最も大切である。[9]」

「信頼」を重視する姿勢は、実は、日本の法理念と深く通じ合っている。医療法にも、医療者と患者間の信頼関係を重視した条項がある。曰く、「医療は、生命の尊重と個人の尊厳の保持を旨とし、医師、歯科医師、薬剤師、看護師その他の医療の担い手と医療を受ける者との信頼関係に基づき、及び医療を受ける者の心身の状況に応じて行われるとともに、その内容は、単に治療のみならず、疾病の予防のための措置及びリハビリテーションを含む良質かつ適切なものでなければならない」（第一条の二）。上記の「医の倫理綱領」や各種の報告書が信頼に言及するのはこのためでもある。

ただし、この条項が一九九二年の医療法改正において付加された部分であることに留意しなければならない。一九九〇年代の初めは、「医療不信」という言葉が日本に急速に広まった時期である。[10]一九九二年には、周知のように、「臨時脳死及び臓器移植調査会」が脳死は人の死か否かをめぐって答申を提出したが、その中にも医療不信に関する言及がある。「医療をめぐる不安感・不信感に、一つ一つ応えていく努力なしには、今後ますます高度・複雑化していく医療を、真に人間尊重のヒューマニズムに立ったものとしていくことは難しくなろう。そのための努力は、何よりも医療を担っている医師をはじめとした医療関係者の重大な責務と言わなければならない[11]」。こうした世相の中で、医療法に、医療の理念としての信頼が付加されたのである。

インフォームド・コンセントは、一貫してそうした医療不信の状況を克服する方途として捉えられてきた。前節で言及した「『説明と同意』についての報告書」に関して、朝日新聞は「今回のテーマを生命倫理懇が選んだ背景には、『対話の少ない診察室』がもたらした医療不信がある」と指摘し、あわせて「『説明と同意』は、医師と患者の信頼関係を再構築するひとつの契機になるに違いない」という報告書の結論部を紹介している。[12]だが、はたして、インフォームド・コンセントは、医療不信の払拭、それゆえ医療に対する信頼の獲得手段となり得るのだろうか。それを検討する前に、次節ではもう一つ別の問題を考察しておきたい。

3　合意形成のプロセス

以上見てきたように、「日本的インフォームド・コンセント」においては、インフォームド・コンセントを医療者－患者間の信頼関係を実現するための「手段」として捉えようとする傾向が顕著である。しかも、そうした捉え方は、アメリカ的インフォームド・コンセントとの対比という構図の中で行われる。この構図は「『説明と同意』についての報告書」以来、変わることなく今日に至っている。

厚生省（現厚生労働省）の「インフォームド・コンセントの在り方に関する検討会」が提出した「報告書　元気の出るインフォームド・コンセントを目指して」（一九九五年）においても、そうした考え方が踏襲されている。そこでは、「日本にふさわしいインフォームド・コンセントの目的と理念」が目指され、次のようにアメリカとの対比が語られる。

わが国におけるインフォームド・コンセントは、米国で反省されている患者の権利の主張と医療従事者の責任回避という対立的側面でとらえるべきではなく、より良い医療環境を築くという基本的な考え方に基づくものでなければならない。すなわち、自己の権利のみを主張する患者や、形式的に患者の同意を得ようとする医療従事者を想定したものではなく、懇切丁寧な説明を受けたいと望む患者と十分な説明を行うことが医療提供の重要な要素であるとの認識を持つ医療従事者が協力し合う医療環境を築くことが目標なのである。(13)

ここからは、インフォームド・コンセントを、患者の権利を守る（主に法的な）「手続き」として理解した上で、さらにこの「手続き」としてのインフォームド・コンセントを信頼関係構築のための「手段」として位置づけ直そうとする姿勢が読み取れる。(14)つまり、日本的インフォームド・コンセントは、「アメリカ的インフォームド・コンセント」を、日本の医療体制が重視する医療者―患者間の信頼体系の中に嵌め込む形で成立していると言ってよい。

だが、こうした「アメリカ的インフォームド・コンセント」の捉え方は適切なのだろうか。

言うまでもないことだが、いかなる思想も変化する。インフォームド・コンセントに関わる思想も例外ではない。ヘルシンキ宣言とリスボン宣言とでは、インフォームド・コンセントの扱い方に違いがあるように、それ以降試みられた定義や説明にも差異や変化が認められる。アメリカの場合でも同じである。とりわけ、いわゆるアメリカ大統領委員会（正確には「医療および生物医学的ならびに行動学的研究における倫理的諸問題の研究のための大統領委員会」）による「患者―医療従事者関係におけるインフォームド・コンセントの倫理的および法的含意に関する報告書」（一九八二年）(15)は、それまでのものとは異なったインフォームド・コンセント像を描いている。少なくとも、日本の主要な報告書の中に現われる「アメリカ的インフォームド・コンセント」とは、決して同じものではない。

大統領委員会の報告書では、インフォームド・コンセントの基礎は法的なものにとどまらないことが明記されている。それは「本質的に倫理的命令」である。それゆえ、インフォームド・コンセントは、形式的な「説明と同意」ではあり得ない。そればかりではない。さらに進んで、それが、医療者の「説明」を介して患者が治療に「同意」するという手続きでもないことが示されている。

委員会の議長であるＭ・Ｂ・エイブラムは、この報告書の冒頭で、それに関して次のように述べている。「本委員会は、患者及び保険プロフェッショナルの相互尊重と参加に基づく共同意思決定の過程を含む、倫理的義務として『インフォームド・コンセント』をみるものである」。同じことが、本文中の「要約」にも登場する。「倫理的に有効な承諾は、相互尊重と参加（mutual respect and participation）とに基づく共同意思決定（shared decisionmaking）の過程であり、特定の治療の危険につき詳述してある書式の内容を復唱するにすぎないような儀式ではない」。つまり、インフォームド・コンセントの狙いは、単に患者の権利の保護にあるのではなく、それを踏まえた患者と医療者双方による「共同の意思決定の過程」に置かれている。言い換えれば、インフォームド・コンセントは、医療者と患者間の合意形成のプロセスを意味しているのである。

こうした合意形成のために配慮すべき点についても、種々の具体的な提言が述べられている。たとえば、患者が同意する前に資料を持ち帰らせ自宅で読ませること、あるいは処置やその危険性などについて患者が適切に理解しているかどうかを医療者側で「テスト」すること、などである。たしかに、そうしたプロセスを経れば、十分な合意形成の可能性が広がるに違いない。

だが、そうするためには克服しなければならない問題がある。とりわけ時間の観点は重要である。医療者と患者の間の合意が形成されるためには、容易に想像し得るように、そのための「討議」や「コミュニケーション」に多くの時間を割くことが必要になる。それを確保できなければ、実質的な合意形成は望めない。こうした時間の問題に関して、報告書は次のように述べている。「……委員会の構想が、保険プロフェッショナルの側に多大の時間的拘束を伴うことになる、ということを委員会は認識している。……したがって、プロフェッショナルに対する診療費償還には、患者との討議に費やされた時間が考慮に入れられるべきであり、その時間を付加的支払いがなされる別個の項目とみるべきではない」。こうして、この合意形成プロセスとしてのインフォームド・コンセントの主張は、ある種の制度改革をも示唆するものとなっている。

この点に関連して、興味深い事例がある。(16)「日本的インフォームド・コンセント」の必要性を早くから主張した水野肇が、『患者の立場』に立った医療」として紹介している菅医師の診療風景である。かつて大病院の内科部長を勤めた菅医師が、「自分に納得のいく診療」を行うためにその職をやめ、小さな診療所を開設する。そこでは、予約制による診療を行い、一日の患者は平均して五人である。「一日数人の診療で、大学で習った診断学をそのままに実行したかった。患者さんとじっくり話し合い、よく考えて診察したかった」という彼の目標を実現するためである。一人につき少なくとも四十分以上かけて診察が行われる。保険診療ではなく自由診療が行われているにもかかわらず、このことにより患者の満足度は高い。次のような患者の声が紹介されている。「菅先生にゆっくり話を聞いていただけることと、くわしく、わかりやすく説明してもらえることがありがたい(17)」。

ただし、この診療所は、その医師に利益をもたらすわけではない。彼は生活の糧を他の仕事に求め、「自分に納得のいく診療」をするためにこの診療所を続けている。いわば自己犠牲の上で成り立っている診療形態なのである。この例は、医療制度に手を加えず、現状のままで上記の合意形成としてのインフォームド・コンセントを実現することが簡単ではないことを示している。

ともあれ、そうした難点はあるとしても、大統領委員会が目指すインフォームド・コンセントは、今日でも十分傾聴するに値する。たとえ、それが現実を離れた理念上の議論だとしても、それは「アメリカ的インフォームド・コンセント」像を凌いでいる。しかも、この大統領委員会報告書は、翌年、他の報告書と合わせて簡便な「総括報告書」としてまとめられ、さらにその翌年には、この簡約版が『アメリカ大統領委員会　生命倫理総括レポート』と題して、厚生省医務局医事課監訳の形で出版された(18)。インフォームド・コンセントの思想がアメリカから輸入されたものであるにもかかわらず、日本における「アメリカ的インフォームド・コンセント」像の中に、この報告書で語られる合意形成のプロセスの主張が見出せないのはなぜであろうか。

4　信頼と情報

インフォームド・コンセントを合意形成のプロセスと捉えれば、日本的インフォームド・コンセントが目指す方向と重なってくる。合意形成はそれ自体、医療者－患者間の信頼関係を含意しているはずだからである。信頼がないところに、合意が形成されるはずがない。

このことは、さまざまな領域で指摘されることでもある。たとえば、合意形成マネジメント研究に携わっている桑子敏男はその点に触れている[19]。彼によれば、合意が形成されるためには、いくつかの条件が守られる必要がある。たとえば、事業者による説明の「わかりやすさ」といった「合意のためのことばの使い方」、また「対立するどうしが……問題解決を進める」ための「手順を踏む」規範の遵守などである。だが、それとともに重要なのは「信頼」である。「信頼の欠如は、話し合いを進める上での最大の障害」となるからである。不信を伴った合意は形容矛盾の表現でしかない。

ただし、この場合の信頼が合意形成のプロセスの先行条件として位置づけられている点に注意しなければならない。これに対して、日本的インフォームド・コンセントにおいては、信頼の位置づけが異なっている。そこでは、インフォームド・コンセントが医療者－患者間の信頼関係の手段と見なされているからである。この場合、信頼はインフォームド・コンセントの先行条件ではなく、その目的である。

このように考えれば、信頼にも区別し得る局面があることがわかってくる。医療に関わる信頼も決して一様ではない。以下、この点について考察することにしよう。

合意形成のプロセスに入る時点で、ある程度の信頼関係の存立が前提されるとすれば[20]、その後に続く討議やコミュニケーションのプロセスは、そうした信頼関係がさらに深まるプロセスだと考えることができるだろう。むろん、そのプロセスにおいて信頼関係が崩れる場合もある。信頼が深まるためには、どのような条件が必要とされるのだろうか。

シセラ・ボクは、情報という観点から信頼について考察した最初期の哲学者だが、彼女はその点に触れて、可能な限り真実を優先するという「真実性の原則」を主張している。「信頼ということを考えるとき、真実性の原則が基盤として果たす機能も明らかになる。……他人の真実さに信頼がないとなると、……彼らの意図をおしはかる方法があるだろうか。となると、どのように彼らに信頼をもつことができるのか。人間にとって何が重要だといっても、信頼ほど社会の繁栄にとって必要なものはない[21]」。彼女だけではない。古来より、多くの哲学者がうそを避けるよう戒めたのは、言葉に対する信頼が社会的な営みの前提となっているからである。

こうした観点から、ボクは医療者－患者間の根本的問題を次のようにまとめている。

治療を必要とする人の物の見方は、それを施す人のそれとははなはだ異なる。前者は、患者にとって最も基本的な問題は治療に当たる人を信頼できるかどうかにあると考える。慎重な条件付けがなされた少数の場合を除いて、あらゆる場合に正直であることを厳しく要求している。後者は欺く自由の必要性、それもときにはまったく人道的理由のために必要であると考える。両者の間のずれを埋め合わせ、信頼を回復するには、二つの視点を明るみに引き出し、例外的な事例を率直に論じることが必要なのである[22]。

言うまでもなく、医療における合意形成のプロセスは、一般的な合意形成のプロセス以上に複雑な事情を抱えている。がんの告知等の問題において典型的であるように、医療者が常に真実を述べるのは難しい。だとしても、信頼関係を重視する限り、ボクの言う「真実性の原則」はできる限り優先されるべきものであるように思われる。事実、種々の領域で発覚した、情報の隠蔽や言い逃れ、さらには情報の差し控えといった負の情報操作がいかに社会から信頼を奪ってきたか、を想起してみることは重要である。医療の領域も例外ではない。医療不信という言葉につながる種々の事件は、そうした情報操作の問題とも深く連接している。医療不信を脱却することを目指すのであれば、ボクが主張するように、「真実性の原則」を守ることがまず肝要になる。

ただし、医療者－患者間に合意が形成されれば、直ちに両者の信頼関係が確立されるわけではない。合意形成のプロセスが重要だとしても、それはその後の治療のための準備段階にすぎない。その意味では、形成された合意を医療者が誠実に履行することの方がはるかに重要である。その合意を遵守する医療者の姿が認められなければ、それまで維持されていた信頼関係さえ容易に失われることになる。

だが、厳密に言えば、たとえ合意事項を誠実に守ろうとする医療者の姿が確認されたとしても、信頼関係が構築されるとは限らない。なぜなら、原理的な意味においては、信頼には決してそれを保証するものが与えられないからである。にもかかわらず（というよりも、だからこそ）われわれは「信頼する」という行為に及ぶことになる。「信頼する」という営みにはそうした独特の仕組みがある。

G・ジンメルは、信頼の特徴を次のように語っている。「信頼は、……人間に関する知と無知との間の中間状態である。完全に知っているものは信頼する必要はなく、完全に知らないものは合理的に信頼することすらできない[23]」。完全に知ることができないからこそ、われわれは信頼する。相手の行為に関する十分な情報が与えられているとき、われわれは、信頼するとは呼ばず、知っていると表現する。知っている場合には信頼する必要がない[24]。つまり、知るべきものについて、ある程度しか知ることができないという状況が信頼の基本的な前提なのである。先の場面に還るなら、「信頼する」という事態は、合意が遵守されるか否かを患者がそのつど確認していなくても、医療者が誠実に果たしてくれるとする一方的な期待や確信が患者側に存在する事態にほかならない。

信頼研究に大きな貢献を残したN・ルーマンも、ジンメルと同じく、この仕組みに注目している。「信頼の基礎には幻想がある。そもそも上首尾に行為しうるために必要な情報が、与えられていないのである。行為する者は、欠けている情報をあえて無視する」[25]。この意味で、信頼はある種の「賭け」に等しい。ルーマンの言い方に倣えば、「信頼とは意志による情報の補完にほかならない。」[26]

このことは、われわれ自身が信頼する人のことを思い浮かべれば容易に理解できよう。われわれが誰かを信頼している場合、その人が見知らぬ人であることはない。すでに顔なじみのその人とは、長い間、相互交渉の歴史があり、またその歴史において現在の信頼を裏付けるだけの事実の蓄積がある。だが、そうした過去の事実は、厳密に言えば、現在および将来の彼の行為に対する信頼を必ずしも保証するものではない。彼が信頼を裏切る可能性は常に開かれている。にもかかわらず、われわれは彼を信頼する。ルーマンはこうした事情を次のように述べている。

信頼の形成のためのこうした手掛かりがあったとしても、そのことによってリスクが消えるわけではない。……それらは決して、信頼する相手に期待できる行動について、完全な情報を与えはしない。それらは、単に、一応は限定され構造化された不確実性へと飛び込んでいくための、跳躍台の役を果たすだけである。[27]

こうした観点から、信頼を捉え返せば、それは根拠なき期待でしかない。この点で、信頼は常に一方向的である。だが、信頼にはそうした「賭け」的要素を補完し得るもう一つ別の仕組みがある。信頼にある種の根拠を与えるのはこれである。

一方向的信頼は、実は双方向的になる可能性を秘めている。信頼は、信頼される相手に対して、信頼に応えなければならないという意識を引き起こすからである。深い信頼であるほどその意識は強くなり、信頼されるものは信頼を裏切ることが難しくなる。このように、信頼という事態には、その関係に入った人たちが相互にそれを支え合うという仕組みが認められる。

たとえば、太宰治の「走れメロス(28)」には、そのことがよく描かれている。主人公メロスは、くじけそうになりながらも自分を叱咤し、身代わりになっているセリヌンティウスのもとに走り続ける。彼はそうする中で自分自身に語りかける。「私を待っている人があるのだ。少しも疑わず、静かに期待してくれている人があるのだ。私は信じられている。私の命なぞは問題ではない。死んでおわびなどと気のいいことは言っておられぬ。私は、信頼に報いなければならぬ」。メロスがひた走るのは友人の信頼に報いるためである。このように、信頼はある種の「賭け」であるとしても、盲目的な賭けではない(29)。信頼は、相手によって賭けられている（＝信頼されている）ことにそのつど互いに応え合う形で維持される。その相互行為が信頼を深め、さらにそれを継続させることになる(30)。それゆえ、信頼は何らかの基準を満たすことで容易に実現されるような事態ではあり得ない。

このように考えれば、インフォームド・コンセントと信頼とのつながりが決して直線的なものではないことがわかってくる。インフォームド・コンセントが、医療者－患者間の信頼関係の「手段」と見なされるとしても、それは、インフォームド・コンセントの「手続き」が両者間の信頼関係を保証し得るからではない。むしろ、インフォームド・コンセントが、医療者と患者が相互の信頼に応え合う関係に入るための糸口となり得るからである。その意味で、インフォームド・コンセントが、医療者－患者間の信頼関係の必要条件とはなり得ても、決して十分条件ではないことは明らかであるように思われる。

当初の動機が医療不信の克服にあったにせよ、日本的インフォームド・コンセントが信頼を重視したことには大きな意味があったように思われる。信頼には、不確実な人間のつながりを（たとえ絶対的な意味においてではなくとも）確かなものにする働きがあるからである。信頼がなければ成立しがたいのは医療行為ばかりではない。それ以外の領域でも同じである。人間のあらゆる営みには、何らかの仕方で信頼の問題が関わらざるを得ないからである。

おわりに――「啓蒙の時代」

以上、日本的インフォームド・コンセントをいくつかの視点から眺め、その特徴を析出してきた。それを通して確認できたのは、日本的インフォームド・コンセントが完成されたものではなく、いまなお追求すべき課題であることである。インフォームド・コンセントという言葉が医療の世界に導入されて以来、その意味や位置づけは徐々に変化してきたが、これは日本的インフォームド・コンセントについても当てはまる。今後、日本的インフォームド・コンセントは、医療者－患者間の関係が変化するにつれてさらに変容していくに違いない。

かつて医療者と患者の間には、インフォームド・コンセントや真実性の原則が満たされなくても信頼関係が成り立つ場合があった。しかも、この場合の信頼は、言葉の厳密な意味で、今日、医療者に対して示される信頼以上の信頼だったと言えるかもしれない。なぜなら、患者はほとんど無条件に医療者を信頼せざるを得ない状況があったからである。患者は、文字通り医療者に「賭ける」しか方法がなかったと言い換えてもよい。

こうしたかつての信頼形態が徐々に希薄になったことには様々な要因が考えられるが、その一つとして、患者の「啓蒙」という視点は見逃せない。

周知のように、カントは、『啓蒙とは何か』(31)の中で、「啓蒙とは、人間が自分の未成年状態から抜け出ることだ」と述べている。今日の患者は、ほぼ同じ意味で「未成年状態から脱出した」人びとだと言ってよい。子どもは素朴に人を信頼する傾向があるが、大人にはそれはない。今日の患者は、子どもから啓蒙された大人へと成長した人びとと類比的である。

カントによれば、啓蒙は「理性の公的使用」によってもたらされる。われわれのコンテキストに置き換えれば、患者は、自らの理性の公的使用を通して啓蒙され、自らの知る権利を行使し始める。たとえ正しい治療であったとしても、知る権利が満たされない場合には患者はその点に拘泥《こうでい》する。インフォームド・コンセントが世界の表舞台に立つことになった背景には、こうした患者の成長という側面が認められる。権利意識の芽生えは啓蒙の所産である。

カントは、彼の時代がすでに啓蒙された時代であるかどうかという問いに対して、次のように答えていた。「否、しかし、恐らくは啓蒙の時代であろう」。医療の領域において、今日もまた、啓蒙されつつある

「啓蒙の時代」だと言うことができる。患者の啓蒙がさらに進んでいっそう「啓蒙された時代」に近づけば、医療者－患者の関係はさらに変貌することだろう。そして、その際に語られるであろう新たな日本的インフォームド・コンセントが、その時代の医療者－患者関係を映し出す鏡の働きをすることは間違いないことである。

注

（1）朝日新聞朝刊「良質の薬を手に入れるために」（社説、一九八五年十二月十九日）。
（2）朝日新聞朝刊「新薬の効き目調べる偽薬検査法許される？国際シンポで討論」（一九八七月八月四日）。
（3）朝日新聞朝刊「新お産革命：七」（一九八八年三月十八日）。
（4）日本医師会第Ⅱ次生命倫理懇談会「『説明と同意』についての報告書」（一九九〇年一月九日）。
（5）第一回「外来語」言い換え提案「インフォームド・コンセント」：http://www.kokken.go.jp/public/gairaigo/Teian1/Words/informed_consent.gen.html参照。なお、昨年一月千葉大で講演した折に、奥田太郎氏（南山大学人文学部）がこの点に関する問題意識を喚起してくれた。感謝したい。
（6）日本医師会第Ⅳ次生命倫理懇談会「『医師に求められる社会的責任』についての報告―良きプロフェッショナリズムを目指して―」（一九九六年三月二十六日、http://www.med.or.jp/nichikara/seirin07.html）。
（7）日本医師会会員の倫理向上に関する検討委員会「医の倫理綱領注釈」（二〇〇〇年二月二日、http://www.med.or.jp/nichinews/n120320u.html）。
（8）「患者の権利に関するＷＭＡリスボン宣言」：http://www.med.or.jp/wma/lisbon.html参照。

（9）日本医師会会員の倫理向上に関する検討委員会「医の倫理綱領」（二〇〇〇年二月二日、http://www.med.or.jp/nichinews/n120320u2.html）。

（10）ちなみに、「医療不信」という言葉が朝日新聞に初めて登場したのは一九九〇年一月二十三日である。

（11）臨時脳死及び臓器移植調査会「脳死及び臓器移植に関する重要事項について（答申）」（一九九二年一月二十二日、一九頁）。

（12）朝日新聞朝刊「複数の医者にかかる権利も『参加型医療』提言の日医倫理懇報告書」（一九九〇年一月二十三日）。

（13）インフォームド・コンセントの在り方に関する検討会「報告書 元気の出るインフォームド・コンセントを目指して」（一九九五年六月二十二日、http://www.umin.ac.jp/inf-consent.htm）参照。

（14）「『説明と同意』についての報告書」では、インフォームド・コンセントに対して「医療の一連の行為の中で、考えられる複数の処置について、医師がその義務として患者に十分に情報を与えた上で、それについて何を選ぶかを決定するシステム」という定義が示され、さらにこれを「アメリカ式の『説明と同意』」と呼んでいる。ちなみに、日本において、インフォームド・コンセントは、一九九七年の第三次医療法改正でいわゆる「努力義務」という形で法的に明記された（「医師、歯科医師、薬剤師、看護師その他の医療の担い手は、医療を提供するに当たり、適切な説明を行い、医療を受ける者の理解を得るよう努めなければならない」）が、法的な義務として位置づけられてはいるものの、「努める」という明瞭でない表現が用いられたところに、日本的インフォームド・コンセントの両義的な意味がうかがえるように思われる。

（15）President's Commission for the Study of Ethical Problems in Medicine and Biomedical and Behavioral Research, "Making Health Care Decisions: A Report on the Ethical and Legal Implications of Informed Consent in the Patient-

Practitioner Relationship," Oct.1982. なお、この報告書の「結論の要約と勧告」の部分の邦訳については、平林勝政「Making Health Care Decisions—『インフォームド・コンセントに関する大統領委員会報告書』紹介—」（唄孝一編『医療と法と倫理』岩波書店、一九八三年、五二三—四七頁）がある。関連する箇所の邦訳はこれに従う。

(16) 水野肇『インフォームド・コンセント—医療現場における説明と同意』（中公新書、一九九〇年、一四四—一五四頁）。

(17) この事例が教えてくれる点がいくつかある。なかでも、インフォームド・コンセントを手段として信頼を得るというあり方が、今日の主な医療体制すなわち大病院をモデルとする体制を念頭に置いたものであることは重要であろう。いわゆる「かかりつけ医」において、「手続き」的なインフォームド・コンセントが必要とされない場合があるのは、インフォームド・コンセントの目的である信頼関係がすでに日常的に実現されているからであるように思われる。だが、常に同じ医師に診察してもらえるとは限らず、またその医師が同じところに長期間勤めるとも限らない状況においては、信頼関係は日常的なレベルで形成されることはない。

(18)『アメリカ大統領委員会　生命倫理総括レポート』（藤原出版、一九八四年）。

(19)「創造的合意形成プロセスの構築」（千葉大学編『生命・環境・科学技術倫理研究Ⅶ—1』二〇〇一年、一八五—一九五頁）。

(20) 厳密に言えば、さらに、根源的信頼とも言うべきそれ以前の信頼の必要性を指摘することもできよう。和辻哲郎は、信頼を重視した倫理学を展開した人だが、彼は、そうした根源的信頼のあり方について次のように言及している。「人間の行為は、一般にこのような信頼の上に立っていると言ってよい。他人は、猛獣のごとく、気ままに危害を加えに来るものではなく、緊急の時に救いを求めうる相手なのであり、また道をきいても嘘を教えず、約束をすれば守るものである等々の信頼においてのみ人は人に働きかける。（中略）何らかの程度に信頼のあるところでなければ、人間の行為は、行われない」（和辻哲郎『倫理学 上巻』岩波書店、一九九二年、二八一頁）。信頼が、人間の行為の種々のレベルに深く関与していることは看過すべきではない。
（21）シセラ・ボク『嘘の人間学』（TBSブリタニカ、一九八二年、五四頁）。
（22）同右、二九一頁。
（23）G.Simmel, *Soziologie*, Dunker & Humblot, 1968, S.263.
（24）ちなみに、この点は信仰の特徴とも重なっている。宗教の領域では、長く「信（仰）」と「知（識）」をめぐって議論が行われてきた。神を信じることは、神を知っていることとは異なっている。「不合理であるがゆえに、われ信ず」（テルトゥリアヌス）という命題は、信仰のみならず、信頼の問題ともつながっている。
（25）N・ルーマン『信頼―社会的な複雑性の縮減メカニズム―』（勁草書房、一九九〇年、五五頁）。
（26）同右、五七頁。
（27）同右。
（28）太宰治『走れメロス』（新潮文庫、一九七七年、一三三―一四八頁）。
（29）信頼は、ルーマンも気づいているように（『信頼』八〇頁）、どこか不完全義務に似ているところがある。親切などの不完全義務の行為に対して、われわれは感謝という行為を返すのが普通だが、信頼に関わる行為においても同じ反応をする。メロスとセリヌンティウスは、再会の折に「ありがとう、友よ」と互いに感謝しつつ抱き合った。この場合、感謝は信頼に応えてくれたことへの返礼である。医療行為に対しても感謝という行為が対応することが多いのは、医療者が患者の信頼に応えたという意識が患者にそうさせるからであるように思われる。
（30）むろん、信頼の連鎖が意図的に断ち切られることもあろう。和辻哲郎はそれを「悪」と呼ぶ。「信頼に答え真実を起こらしめることが善であり、この善を起こらしめないことが、すなわち信頼を裏切り虚偽を現わしめることが悪である」（『倫理学 上巻』三〇二頁）。

（31）Ｉ・カント『啓蒙とは何か』（岩波文庫、一九七四年、五—一〇頁）。

越智　貢

第Ⅴ部　ＥＢＭ・ＮＢＭにおける医療情報と倫理問題

第9章　臨床決断と医療情報——ＥＢＭとバイオエシックス——

はじめに

ここ最近、医療の世界ではＥＢＭという言葉が席巻している観がある。もはや「ＥＢＭでなければ医療ではない」とでもいうような勢いである。しかしながら、Evidence-Based Medicine を「科学的根拠に基づく医療」と訳すと、狭い意味での医科学的な実証的データのみが重視され、バイオエシックスにおいて重要なファクターとされる「患者の価値観」などの、必ずしも実証的だとは言い難い観点が軽視されてしまうかもしれないという危惧を感じさせる。ＥＢＭが「非人間的な冷たい医療」であるのかどうかは別としても、科学的なデータとしてエビデンスに反映されにくい患者のニーズや価値観という側面を、ＥＢＭはどのようにして臨床決断に反映することができるのか、という問題は避けて通ることはできない。いったい、どのようにすれば患者の特性を見抜き、患者の価値観をも重視したＥＢＭ実践が可能となるのだろうか。

本章では、ＥＢＭが個々の患者の価値観やニーズを重視しようとするのであれば、同じＥＢＭはＥＢＭでも、それは Ethics-Based Medicine でなければならないと考えている。臨床決断にとって重要な Ethics-

Based Medicine とは、「客観的な医学的データのみからでは、〈いかに行為すべきか〉という規範的な価値判断は導き出せない」という Evidence-Based Medicine の限界点を、むしろその出発点とする。ここでは、もしもＥＢＭが真に患者中心の医療を実現することを目指すのであれば、ＥＢＭは患者のニーズと価値観に基づき、その意向をどこまで実現することができるのかについて、ひとりの医師のみの価値観に基づいて判断するのではなく、実践的な価値判断の多角的分析の手法に基づいた Ethics-Based Medicine でなければならないことを提示してみたい。

1　ＥＢＭとＩＴ革命

ＥＢＭ（Evidence-Based Medicine）とは、一九九一年にカナダ・マクマスター大学のＧ・Ｈ・ガイアットが初めて使用し、その後、同大学のＤ・サケット、Ｐ・タグウェルらを中心とするワーキング・グループによって概念の検討、整理が進められた。現在では個々の臨床医のあやふやな経験や直感に頼らず、科学的に実証された根拠（evidence）に基づいて、最適な治療法を選択、実践するための方法論だとされている。[1]

ＥＢＭの大きな特徴は、医療行為を実践するにあたって「利用可能な最善の科学的根拠を、迅速かつ最大限に活かすこと」にある。たとえば今日、一般の内科医が、自分の専門とする領域の最新知識を常に入手していくためには、毎日少なくとも十九本以上の医学論文を、忙しい日常診療の合間をぬって読みつづけなくてはならないと言われており、[2] その情報量の膨大さから、最新の知識、科学的根拠となり得る情報のすべてを網羅することは、ほとんど不可能だとされてきた。しかしながら、一九九〇年代に入って高性能コンピュータが急速に医療現場にも普及し、世界各地の医学文献のデータベース化が進み、インターネットによってＷｅｂ上の医療情報に迅速にアクセスできるようになり、いわゆる医療界におけるＩＴ革命が進んだことが、それを可能にしたと言える。現時点では、医学情報のデータベース検索システムの代表例としては、アメリカ国立医学図書館（ＮＬＭ）が作成、管理している医学分野最大の文献データベース「MEDLINE」や、イギリスの国民保健サービス（National Health Service）の一環として計画が進められてきた「コクラン共同計画」によるデータベース等がある。

２　ＥＢＭに対する疑問・批判

周知のように今日の医療技術の進歩は目覚ましく、昨日までは最新の治療法だったものが、今日にはもうすでに古びた手法になってしまうことは珍しいことではない。たとえば子宮がんの治療法ひとつとってみても、これまでは大方、患部を切除していたものでも、初期がんであればＰＤＴと呼ばれるレーザー療法で対処できるケースであるのに、担当の医師がＰＤＴを知らない、であるとか、シスプラチンなどの抗がん剤処方についても、その有効性を疑問視するデータが新たに注目され、処方を控えるようになってきている情報を主治医が掴んでいない、といった事態が生じるならば、それは患者にとって大きな不利益となる。こうした事態は、バイオエシックスにおいて基本的な原則とされる「無危害原則（nonmaleficience）」に照らしてみても当然あってはならないことである。こうした観点からするならば、ＥＢＭは医療実践において、患者に利益をもたらし、医師が医療を行っていく上でも極めて有効な支援ツールとなり得ると期待されることも理解できる。

しかしその一方で、こうしたプラス面への期待と同時に、ＥＢＭをめぐってはさまざまな疑問や問題点を指摘する声があることも事実である。[3] ＥＢＭは、日本語では「客観的事実に基づいた医学」や「科学的根拠に基づく医療」と訳されることがある。ところが、この訳語そのものだけをとってみても、たとえばもしも evidence というものを、常に科学的に実証済みのデータとだけ解釈し、上記のように「科学的根拠」という訳語をあてると、狭い意味での医科学的な実証的データのみが重視され、とりわけバイオエシックスにおいて重要なファクターとされる「患者の価値観」などの、必ずしも実証的だとは言い難い観点が軽視されてしまうかもしれないという危惧を感じさせる。そのために「ＥＢＭは、患者の『数値化』を促し、医療実践から人間性を奪ってしまうのではないか」、あるいはまた「ＥＢＭは、集団的に平均的な『誰にでも効果のある治療法』と、一人ひとり個人差のある『その患者に有効な治療法』を混同し、標準化の枠に押し込めるものではないか」といった、ＥＢＭに対するさまざまな疑問や批判の声を耳にすることがある。

しかしながら、こうした疑問や批判はすべてＥＢＭに対する誤解に基づくものであって、ＥＢＭは決して患者のニーズや価値観を排除するものではなく、むしろ数値化による非人間的な医療に反対し、患者の個性や特性をしっかり重視した医療を実現するためにこそ不可欠な手法なのだ、という反論が、ＥＢＭを推進する立場からなされている。[4] そこでは、ＥＢＭの定訳として、「科学的」という形容詞を付けずに「根拠に基づく医療」という訳語をあて、「入手可能な範囲で最も信頼できる根拠を把握したうえで、個々の患者に特有の臨床状況と患者の価値観を考慮した医療を行うための一連の行動指針」[5] という定義付けを行い、先の疑問や批判に対しては、それらが誤解であることを丹念に解説している論文も数多く公表されてきている。

しかし、上述のような疑問や批判に対し、それらを誤解であるとして、EBMを擁護する論説を読めば読むほど、ある疑問が湧きあがってくる。EBMを推進する立場の主張に耳を傾ければ傾けるほど、EBMはEBMでも、本当に必要なのは Ethics-Based Medicine ではないのか？　という疑問である。とくにそれは、EBMを推進する立場の中でも、「EBMを信奉」している立場に対して、その信奉がいかに誤解に基づいているかを反論している論説を読むときに強く感じられる。以下、そうした「誤解に基づくEBM信奉者」に対する反論を検討しながら、なぜEBMが Ethics-Based Medicine なのか、またそうでなければならないのかを述べてみたい。

3　誤解に基づくEBM信奉

先述のようなEBMに対するさまざまな批判は、「ほとんどすべて誤解に基づくものであると言っても過言ではない」と、EBM推進派は述べている[6]。しかしながら、誤解に基づいてEBMに疑問を投げかける立場よりも、EBMを推進する立場にとっては、EBMを誤解し、まるでそれに盲従するような「EBM信奉者」の方が問題であるとも指摘している。代表的な誤解としては、「エビデンスさえあれば、良い診療が可能となる」とか、「EBMを行いさえすれば、良い医療が提供できる」という妄信的な誤解が挙げられている。

こうした妄信的な誤解に対しては、ＥＢＭ推進派の立場からも「大規模臨床試験の結果を盲信して、個々の患者に適用するのは問題である」という批判[7]がなされており、あくまでも医師の専門性というものは、個々の患者の特性（医学的診断、健康状態や価値観・選好なども含めて）を見抜き、患者に合わせて適切にエビデンスを適用する能力であり、この能力がないと患者の価値観をも含めた本当のＥＢＭは実践できないことが強調されている[8]。

ではしかし、どのようにすれば患者の特性を見抜き、患者の価値観をも重視したＥＢＭ実践が可能となるのだろうか？　そしてまた、そもそもＥＢＭは、患者の個性や価値観を臨床決断に活かすことを本質的に内包した方法論なのだろうか？　この問題を検討する前に、ＥＢＭをめぐる主要な疑問に対し、推進派の立場からどのような反論が加えられているのかを、要点をまとめながら見ておくことにしたい。

4　ＥＢＭによる「医療の標準化」ということに対する疑問

現代医療は、「個別性」や「多様性」、あるいは「一回性」といった患者一人ひとりの特性に即した医療を求めるというベクトルを持っているのに、ＥＢＭが推進しようとしている「医療の標準化」という画一化の方向性は、もはや時代遅れではないだろうか。とりわけストレスをはじめとする心理的な要因などの、さまざまな要因が複雑に絡み合った結果として生じる慢性疾患（生活習慣病）に対するアプローチとしてみた場合、「標準化」という方向はむしろ時代的な逆行ではないのか、という疑問がある[9]。

これまで国民皆保険制度の中で行われてきた日本の医療においては、確かに〝私の〟治療はこうである、というオーソリティーの意見が重要視されてきたことを否定することはできない。したがって、ＥＢＭを推進する立場からは、従来の医療現場で行われてきた臨床決断の「閉鎖性」を自省しつつ、〝私の経験では〟〝某大学の某先生の話では〟などという根拠ではなく、臨床疫学的な手法で得られた質の高い根拠を手に入れるべきであることが強調されている。[10] これまでの医療はいわば閉鎖的な「秘儀的領域」にあったと言いうる。その意味では確かにＥＢＭは、「不可知ゆえの権威」と結びついていた医療を、公共的な評価や品質管理の対象としていく方向性を切り開いた、と言えるだろう。[11] 個々の医師が自分の臨床経験を中心にしながら、ごく身近な周辺的情報の枠内に留まって臨床上の意思決定をしていればよかった時代が終わりを告げ、より広範かつ科学的にも信頼性の高いエビデンスに基づいた医療を可能にしたこと、これは確かにＥＢＭのもたらした積極的な貢献であると言えるだろう。

しかしながらＥＢＭが、閉鎖的な個人的経験という「曖昧な」根拠ではなく、質の高い科学的な根拠に基づく医療を可能にしたとしても、そのことがかえって安易な「マニュアル医療」と結びついてしまうのではないか、という疑念を払拭するには至らない。

5　ＥＢＭは数値化医療を促進し、「マニュアル医療」をもたらすか？

ＥＢＭを「科学的根拠に基づく医療」と訳すと、近代医学はもうとっくの昔にサイエンスになっているはずなのだから、いまさらそんな定義をするのはおかしいのではないか、あるいはまた、すべてを数値化し疫学的手法で評価するのは人間のいのちの質を軽視し、患者一人ひとりに特有な臨床像やその人の心理的社会的状況も考慮しないような、患者個人の価値観を無視する冷たい医療なのではないかと感じている人も少なくない、という指摘もある。[12] ＥＢＭが「非人間的な冷たい医療」であるのかどうかは別としても、必ずしも科学的なデータとしてエビデンスに反映されにくい患者の個別性や価値観という側面を、ＥＢＭはどのようにして臨床決断に反映することができるのか、という問題は避けて通ることはできない。

たとえば、高脂血症に対しては、ここ数年で次々と大規模臨床比較試験が実施されてきており、アメリカのコレステロール教育プログラム（ＮＣＥＰ）[13]をはじめ、エビデンスに基づくさまざまなガイドラインが存在している。日本動脈硬化学会でも、「高脂血症診療ガイドライン」（一九九七年）の中で、治療目標値を二二〇mg／dℓに定めている。これは、総コレステロール値が二〇〇mg／dℓのときと比較した場合、冠動脈疾患の相対危険度が、二二〇mg／dℓで一・五倍、二四〇mg／dℓでは二倍になるというデータに基づいていると言われる。[14]

その一方で、日本人の虚血性心疾患の罹患率や高脂血症に対する薬物治療の有効性と有害性を比較した場合、有害性の方が上回る可能性があることを指摘するデータも存在する。[15] それによると、心筋梗塞の罹患率が欧米と比べると五分の一以下であると言われる日本人の場合、「血清コレステロール値二四〇mg／dℓの高脂血症患者では、男性で三百七十六人、女性で千五百五十人の患者を五年間治療して、虚血性心疾患の患者をようやく一人減少させることができるだけ」であり、また「スタチン系薬剤の投与により、年間一万人に一人重篤な副作用が発生するとすると、血清コレステロール値が二四〇mg／dℓ以上であっても、四十歳未満の男性と五十歳未満の女性の集団では、全体として薬剤の副作用が効果を上回ることになる」という考察を行っている。このようにガイドラインの示す数値だけをみて治療を行うと、かえって患者に副作用のリスクを負わせることになるだけでなく、毎月外来に通院しなくてはならない交通費や仕事などの日常生活への影響といった、心理的・経済的負担を強いることにもなりかねない[16]。

診療の対象となる患者の健康状態、治療によって生じる便益と損失とのバランス、患者と臨床医の関係、患者の価値観などのさまざまな視点なくしては、どんなに精緻なエビデンスに基づいたガイドラインであっても、それを正しく使うことはできない。したがって臨床試験で有意に効果があると示唆された治療法であっても、患者がその治療に耐えられないと判断すれば、その治療法が選択されることがあってはならないし、たとえ臨床的に最善と考えられる治療法であっても、患者自身がそれを希望しなければ、その治療が行われることにはならないし、行われてはならない。こうしたことに対する注意と配慮が欠落するならば、ＥＢＭはその本来の目標を見失い、「マニュアル医療」に陥ってしまう。

6　Evidence never tells you what to do

診療の現場にとって最も重要なことは、目の前の患者に治療の効果があるのかどうかということである。しかし、ＥＢＭの手法に基づいて検索し、ヒットしたさまざまな論文が示すものは、あくまでも全体としての効果であって、個々の患者における効果ではない。たとえば、収縮期高血圧の高齢患者を降圧薬で治療した場合、四〇％近く脳卒中発症を減らすことができるというエビデンスを手に入れたとする。しかし、目の前にいる患者が脳卒中を予防できる四〇％に入るのか、それとも治療しても脳卒中になってしまう六〇％に入るのかはわからない[17]。高血圧の患者の多くは、薬をきちんと飲んで血圧が下がっていれば大丈夫だと考えている。しかし現実には、きちんと薬を飲んでいたとしても、そのうちの四〇%が予防できるにすぎない。一人ひとりの患者でみれば、服薬しても脳卒中になる人もいれば、服薬しなくても脳卒中にならない人もいる、ということである[18]。眼前の患者が、治療をしないと脳卒中になってしまうのか、あるいは治療をしなくても脳卒中にならないのかは、論文を読んだだけでは決してわからないのである。

ある特定の集団内でのデータを、どの程度目の前の患者に適用すべきかを考える場合には、①患者の特性とデータ集団の特性との違いをどのように認識し、その差異が示している意味をどのように判断するか、②治療を受けるにあたってのリスクを当該患者がどのように受けとめるか、③患者の生活スタイルに対する考え方、選好やニーズといった患者の価値観、④期待した通りに治療が進まなかった場合、患者がその結果をどう捉えるだろうか、といった患者の価値観や選好との兼ね合いがきわめて重要な意味をもってくる。客観的なデータ通りに、最終的な臨床決断ができるとは限らないのである[19]。

ＥＢＭを提唱したマクマスター大学のガイアット氏は、いみじくも著書の中で Evidence never tells you what to do と述べている[20]。ＥＢＭがわれわれに提示していることは、エビデンスがあってもなくても不確実なのだ、という「医療の不確実性」である。エビデンスがある場合には、多少その不確実性が少なくなるというだけであって、たとえエビデンスがあったとしても、どうすればよいのか、それだけでは決してわからない[21]。では、それが実際の臨床であるとするならば、最終的な臨床決断（clinical decision）は、いったい何に基づいて、どのように下せばよいのだろうか？

7　Ethics-Based MedicineとしてのＥＢＭ

ＥＢＭ推進派の人びとはほとんど皆、声をそろえて「ＥＢＭは、数値化による人間性喪失とはまったく逆の、個々の人間性を重視する」と言う[22]。そして「検査や治療の方針決定の際には、客観的な臨床判断と豊富な臨床経験こそが全臨床医に求められる」とも言う。しかし、これまで見てきたようにＥＢＭが与えてくれるのは、あくまでも臨床決断のための判断材料のひとつにすぎないのであって、それを〈どのように、いかにして〉目の前の個性豊かな患者に適用するかまでは決して教えてはくれない。やはりそのためには「豊富な臨床経験」が加わらないと、客観的なデータだけでは不可能であるとＥＢＭ推進派も認めている。けれどもこの「豊富な臨床経験」なるものは、従来の医療が根拠としていた〝主観的な個々の医師の経験〟ということと、どの点において、またどの程度違っていると言い得るのだろうか。もしも従来型の個人的な「経験」に依拠するのではなく、個々の患者の価値観やニーズを重視する、真に「人間的な医療」を目指すのであれば、ＥＢＭはEthics-Based Medicineでなければならないはずである。

しかし、ここで言うethicsというものは、決して個々の医師の「高潔で有徳に溢れる人格性」を意味しているのではない。もちろん医師という職業に求められる倫理性というものが、高潔なる人格性に支えられていることが望ましいことは言うまでもない。しかし「優しさにあふれる医師」が、いつでも「正確無比な」臨床決断ができるとは限らない。むしろ、その〝優しさ〟ゆえに、「患者に良かれ」と思ってなす行為が、往々にして医師側の価値観のみに基づいたパターナリスティックな医療行為に結びついてしまうことは、ターミナルにおける「安楽死」のケースを引き合いに出すまでもなく、すでにこれまでの多くの臨床例が示している。その意味では、個々の医師の人格性のみに期待する ethics は、先の「豊富な臨床経験」を持ち出すことと大差はない。

臨床決断にとって重要な Ethics-Based Medicine とは、「客観的な医学的データのみからでは、〈いかに行為すべきか〉という規範的な価値判断は導き出せない」という Evidence-Based Medicine の限界点を、その出発点とする。もしもEBMが真に患者中心の医療を実現するために不可欠なものであるとするならば、EBMは患者のニーズと価値観に基づき、その意向をどこまで実現することができるのかについて、ひとりの医師のみの価値観に基づいて判断するのではなく、価値判断の多角的分析の手法に基づいた Ethics-Based Medicine でなければならないのではないだろうか。(23)

8　「価値判断の多角的分析の手法」とは何か？

では、規範的な価値判断を含む臨床決断を導き出すための「価値判断の多角的分析の手法」とは、いかなるものであるべきなのだろうか。われわれは実際にある道徳的ジレンマに直面した場合、ある時は「行為の結果」を予測して判断しようとするし、ある時は「行為の動機」を見つめている。そうしたときに、大切なことは、道徳的推論によって導き出された倫理的判断が、独善的なものになっていないかどうか、考慮すべき事柄を、できる限りすべて考慮できたかどうかを、振り返ることである。決して、「科学的」エビデンスやマニュアルに「盲従」することではない。しかもその「振り返り」は、主治医ひとりで行うのではなく、複数で、できるだけ多面的、多角的な視点から振り返ることが不可欠である。

医師や看護師などの医療従事者にとって、病院という世界は、きわめて当たり前の日常的世界であるが、しかし患者と患者の家族にとって、「病院」という世界は、そこに居る、ということだけで「非日常的」なのであって、加えて、疾病という非日常的な心身状態にあるのだ、ということを忘れてはならない。たとえば、今日バイオエシックスにおいても、重要な「四つの原則」と呼ばれるものがある。しかし、「患者の自律を尊重せよ（respect for autonomy）」ということも、「害をなすな（nonmaleficience）」ということも、「善を為せ（beneficience）」ということ、そして「公正であれ（justice）」ということも、すべて医療従事者という立場にありながら、あえてその視点から離れて、患者と患者の立場に立とうとする努力を忘れてしまっては、単なるスローガンに終わってしまうか、悪くすれば「患者のために」という形骸化した言葉だけがひとり歩きし、独善的な「倫理的」判断を導くだけに終わってしまうだろう。しかし、このことは、医療従事者は患者の意向にどこまでも盲目的に追従せよ、ということを意味しているのでは決してない。また、「患者と患者の家族の立場に立つ」ということは、単に患者や患者の家族を憐れみ、〝優しさに溢れた〟「同情的態度」で接することでもない。患者の意向を受け止めつつ、どこまでそのニーズに応えることができるのか、その答えを見つけるためにこそ、「価値判断の多角的分析の手法」による倫理的推論のプロセスがある。

そしてこの「価値判断の多角的分析」を臨床の場で実践するためには、症例検討会などにおいて、チームのメンバー全員が、さまざまな角度と視点から、相互に各自の「価値観」を道徳的反省の対象とし、道徳的推論を行い合えるような、エシックス・ケース・カンファレンス（倫理的症例検討会）の機会を設けることが重要となる。エシックス・ケース・カンファレンスの目的は、そのケースにおいて、当該医師やチーム医療のメンバーが行った行為、あるいはこれから為そうと考えた内容をさらしものにし、糾弾するような性格のものでは決してないし、あってはならない。そうではなく、そのケースにおいて何が倫理的な問題であったのかを同定し、倫理的ジレンマがどこにあるのか、本当に悩むべき倫理問題はどこにあるのかを整理し、エビデンスの適用という「医学的事実」のみで判断してはいないか、また主治医の価値観のみで判断していないか等、独善的な価値判断に陥っていないかについて、討議することが重要なのである。とりわけ患者と患者家族の意向とニーズを明確にしながら、多くの医療スタッフの視点から検討を加えていく、という「多角的な」価値判断の分析こそが、エシックス・ケース・カンファレンスの機能であり、目的である。もしも Evidence-Based Medicine が、こうした「価値判断の多角的分析」[24] の手法を内包しないのであれば、「ＥＢＭ信奉者」の手によって衰退の道を歩まされることになるだろう。

＊なお、本稿は日本学術振興会「未来開拓学術研究推進事業」「情報倫理の構築」プロジェクト『情報倫理学研究資料集Ⅳ』（二〇〇二年）に収録された拙稿「なぜＥＢＭはEthics-Based Medicineでなければならないか?」を元に、加筆・修正したものである。

注

（1）厚生省健康政策局研究開発振興課医療技術情報推進室（監修）『ＥＢＭ講座』（厚生科学研究所、二〇〇〇年）。

（2）厚生省健康政策局研究開発振興課医療技術情報推進室「医療技術評価推進検討会報告書」（一九九九年三月二十三日）。

（3）Urban Wiesing, "Ethische Aspekte der Evidence-Based Medicine," *AERZTEBLATT BADEN-WUERTTEMBERG,*

54.Jahrgang 12/1999, Guentner Verlag.（澁谷理江・板井孝壱郎訳「倫理学的観点からとらえたＥＢＭ」〈『情報倫理学研究資料集Ⅲ』日本学術振興会「未来開拓学術研究推進事業」「情報倫理の構築」プロジェクト室　京都大学文学研究科、二〇〇一年〉）。水谷雅彦「『高度情報化時代』における技術と倫理」（『思想』九二六、二〇〇一年）。

（4）『ＥＢＭジャーナル』一・一（二〇〇〇年「特集　ＥＢＭへの誤解をとく」）、また『ＥＢＭジャーナル』二・三（二〇〇一年「特集　ＥＢＭへの批判に応える」）。

（5）福井次矢「ＥＢＭへの誤解をとく」（『ＥＢＭジャーナル』一・一、二〇〇〇年、六頁）。

（6）上野文昭「ＥＢＭへの批判に応える」（『ＥＢＭジャーナル』二・三、二〇〇一年、五八頁）。

（7）大生定義「大規模臨床試験の結果を盲信して個々の患者に適用するのは問題である、という批判」（『ＥＢＭジャーナル』二・三、二〇〇一年、八六頁）。

（8）尾藤誠司「ＥＢＭはすべての臨床上の疑問にただ一つの正解を出してくれる魔法のつえのようなものである、という誤解」（『ＥＢＭジャーナル』一・一、二〇〇〇年、一八―二三頁）。

（9）広井良典「低い医療費にもかかわらず平均余命、乳児死亡率の指標が世界一のわが国で、医療を変える必要などない、という批判」（『ＥＢＭジャーナル』二・三、二〇〇一年、七一頁）。

（10）松井邦彦・福井次矢「ＥＢＭはとっつきにくい、わかりにくい、という批判」（『ＥＢＭジャーナル』二・三、二〇〇一年、七八頁）。小山弘「ＥＢＭは国、社会、文化、人種などを無視した国際的医療ではないか、という批判」（『ＥＢＭジャーナル』二・三、二〇〇一年、四一頁）。

（11）広井良典「低い医療費にもかかわらず平均余命、乳児死亡率の指標が世界一のわが国で、医療を変える必要などない、という批判」（『ＥＢＭジャーナル』二・三、二〇〇一年、七一頁）。

(12) 日野原重明「ＥＢＭは数値化医療を目指し人間性を奪うのではないか、という誤解」(『ＥＢＭジャーナル』一・一、二〇〇〇年、五九頁)。

(13) Summary of the second report of the National Cholesterol Education Program (NCEP), "Expert Panel on detection, evaluation, and treatment of high blood cholesterol in adults (Adult Treatment Panel II)," *JAMA*, 269:3015-3023, 1993.

(14) 日本動脈硬化学会高脂血症診療ガイドライン検討委員会「高脂血症ガイドライン」「１．成人高脂血症の診断基準、治療適応基準、治療目標値」(『動脈硬化』二五、一九九七年、一—三四頁)。その後、日本動脈硬化学会は、一九九七年のガイドラインでは、高コレステロール血症に対する管理対策に限定されており、その他のリスクの重要性が十分に反映された内容とはなっていなかったことを受けて、二〇〇二年七月十九日に「動脈硬化性疾患診療ガイドライン二〇〇二年版」を発表している (http://jas.umin.ac.jp/)。

(15) 橋本淳他「高脂血症治療薬による日本人の虚血性心疾患の予防効果とリスク」(『動脈硬化』二六、一九九八年、一五七—六四頁)。

(16) 武田裕子「エビデンスに基づいたガイドラインがあればＥＢＭは十分に行える、という誤解」(『ＥＢＭジャーナル』一・一、二〇〇〇年、五一頁)。

(17) 名郷直樹「ＥＢＭを実践しようにもエビデンスが足りなさすぎる、という批判」(『ＥＢＭジャーナル』二・三、二〇〇一年、七六頁)。

(18) 名郷直樹「ＥＢＭは日常診療や毎日の研修では使えないのではないか、という誤解」(『ＥＢＭジャーナル』一・一、二〇〇〇年、六三頁)。また本文中で考察の対象とした「高脂血症」、ならびに「脳卒中」に対するエビデンスの適応に関する問題点をはじめ、ＥＢＭをめぐるさまざまな臨床上の課題については、名郷先生の多数の著書から、大変多くのものを学ばせて頂いた。この場をお借りして感謝申し上げる。

(19) 大生定義「ＥＢＭは学問研究である、という誤解」（『ＥＢＭジャーナル』一・一、二〇〇〇年、一四頁）。

(20) G.H. Guyatt, "Evidence-based medicine," *ACP Journal Club*, Mar-April 1991, p.114.

(21) 名郷直樹「ＥＢＭを実践しようにもエビデンスが足りなさすぎる、という批判」（『ＥＢＭジャーナル』二・三、二〇〇一年、七六頁）。

(22) 能登洋「ＥＢＭは一部の専門家だけが行う、という誤解」（『ＥＢＭジャーナル』一・一、二〇〇〇年、一二頁）。

(23)「医療現場での判断は、最終的にはすべて倫理的判断である」という立場から記された重要文献としては、浅井篤他著『医療倫理』（勁草書房、二〇〇二年）を参照のこと。また、「ＥＢＭはEthics-Based Medicineである」という発想は、京都大学医学研究科社会健康医学系専攻医療倫理学研究室の浅井篤助教授との談話中に着想を得たものである。生命倫理の勉強会やその他の共同研究で浅井篤助教授から受けた知的刺激は計り知れない。記して感謝申し上げる。

(24) エビデンスを盲信する「ＥＢＭ信奉者」にならないために最適な著作としては、ダグラス・バデノック他著（斉尾武郎監訳）『ＥＢＭの道具箱』（中山書店、二〇〇二年）、およびマーシャル・ゴドウィン他著（斉尾武郎監訳）『リアル・エビデンス』（エルゼビアジャパン、二〇〇三年）がある。いずれも大変読みやすいだけでなく、ＥＢＭのマニュアル化を防止し、一つひとつの臨床ケースに即したＥＢＭ実践を行うに際して何が必要であるかが記してある好著である。

板井孝壱郎

第10章　医療情報と物語——ＮＢＭの視点——

ここでは、近年急速に進みつつある医療の情報化を、ＮＢＭ（narrative based medicine＝対話や物語に基づく医療）の視点から考えていくことにする。情報化に対する評価に関連したこの章の主な論点は次の二点である。一つは、臨床における語りの重要性について。すなわち医療の情報化の進展の中で、情報に踊らされることなく、それを十分に活用していくためには、情報を対話の中で関係者が語る物語の素材として位置づけながら、その物語の中で理解し、解釈していくことが重要だということ。もう一つは、電子ネットワーク上のつながりを患者や医療者の物語作りの場にすることの重要性についてである。ＮＢＭの思想的背景と、物語の意義、ＮＢＭの方法等とも合わせながらこれらの点について考察していく。

1　ＮＢＭの背景

（1）「物語」への注目とＮＢＭの起源

医療の分野に限らず、物語（narrative, story）への関心は近年急速に高まってきている。その領域は、哲学・倫理学や文学、心理学、精神分析学、人類学、社会学、歴史学など多くの分野にわたっている。ただし、それぞれの分野で「物語」は様々な用いられ方をしており、また、同じ分野の中でも論者によってその利用法は様々であり、ある種の混乱ともいえるような状況もある[1]。しかし、それらに共通した要素として、客観的科学の枠に収まらない、私たち人間の感情や個別の文脈依存的要素、時間的変化の観点、野家の言葉を用いれば、二人称の視点を導入することをあげることができる。またそれらは、文学をはじめとする語られた物語の内容や構造、そしてそれを読むことに着目するものと、物語を語るという行為の機能に着目するものとに分けることができる。

医療分野においても、一方で文学、倫理学の研究者から物語と医療との関連性が指摘され、とくに医療者教育の面では、文学作品等を用いることによって医療者の「物語能力＝narrative competence」を高めることの必要性が主張されたりしている。そこでは、医療者や臨床倫理家が、臨床倫理の問題をその問題のコンテキストやそれをめぐる人びとの感情、問題の捉え方などを含めて、正しく理解し、記述し、解釈し、倫理的選択が行えるようにするために、文学批評などの手法を学ぶことが目指されており、「物語倫理＝narrative ethics」と呼ばれることもある。同様に、物語を原則に基づいた医療倫理を教えるための実例として用いようとするものもある[2]。ＮＢＭの教育的側面はこうした流れをそのまま引き継いでいる。もっとも、たとえ医療者の「物語能力」の涵養が重要だとしても、それが文学作品の批評や解釈の訓練によって最も効果的に教育され得るものであるかどうかに関しては異論もある[3]。

また他方で、患者の、さらには医療者の語りに注目することによって、臨床医療における患者中心的志向を推進しようとするアプローチもある。ＮＢＭが提唱されるようになった思想的背景には、まさにこうした考え方がある。それは、社会学や人類学における物語論的アプローチ、精神医療の分野では既に注目されていたナラティブ・セラピーの考え方や手法などを一般の臨床医療の分野へと拡張しようとする試みであったとも言える。

ＮＢＭはこうした従来の物語論的アプローチの延長上にありながら、同時に、ＥＢＭ（Evidence Based Medicine＝根拠に基づく医療）との関連を抜きにしてはＮＢＭという名称はあり得なかったであろう。ＮＢＭが提唱された背景には、ＥＢＭへのある種の警鐘としての側面がある。ＮＢＭは、ＥＢＭが臨床実践の方法論であるのに対応して、物語論的アプローチを臨床実践での基本的理念として提示し直したものと言えよう。従来の物語論的アプローチは、医療倫理やその教育を考える際の視点・方法として広く用いられたり、ナラティブ・セラピーに代表されるような心理的・精神的な問題を扱う際の方法論として論じられる傾向が強かった。それに対してＮＢＭは、ＥＢＭの実践を推進する人びとによって、物語を臨床実践に不可欠の概念として捉え直そうとする動きの中から生み出されたものである。したがって、ＮＢＭの内容は、基本的には従来物語論的アプローチとして論じられてきたことと異なるわけではない。ただ、そうしたアプローチが医療現場においてどのような意味を持つのか、なぜそれが必要なのかが、ＮＢＭの名の下に改めて考えられているのである。

（2）ＥＢＭへの警鐘

ＥＢＭについてここで詳述することはできないが、ＮＢＭとの関連については簡単に触れておこう。ＥＢＭとは、一般に「診ている患者の臨床上の疑問点に関して、医師が関連文献等を検索し、それらを批判的に吟味した上で患者への適用の妥当性を評価し、さらに患者の価値観や意向を考慮した上で臨床判断を下し、専門技能を活用して医療を行うこと」と定義される医療実践の手法である。[4] ＥＢＭの基本は、統計的な疫学データを基に、それを個々の患者の個別性に合わせながら用いることによって、より患者に適した診断や治療を提供できるようにすることにあると言える。そこには、普遍的な医学の側面と、個別的なアートの側面がある。

しかしながら、臨床医療の場面にアートの側面があることは周知のことである。したがって、ＥＢＭの新しさは、コンピュータとネットワークの発達によって大量の疫学的データが容易に処理できるようになったことと、そこから得られた最新のデータをコンピュータとネットワークを使って検索し、臨床場面で利用できるようになったことにあるとも言える。したがって、ＥＢＭとは医療の客観性と普遍性ばかりを重視するものとの「誤解」が生じても仕方のない面がある。しかもそれは、従来医者の経験や勘に頼ってきた医療の質を、よりよいものに改善していこうという意図――客観的データを用いることによって、少なくとも非標準的治療が行われることがないという意味で――を考え合わせれば、「誤解」とばかりも言えない。もちろん、疫学からは、従来のような因果論的な科学的真理ではなく、確率論的な意味での「エビデンス」しか得られない。しかし、ＥＢＭによって医師は新たに統計的に客観的なエビデンスを数字で示すことができるようになったのであり、そのインパクトのゆえに、ＥＢＭが導入された際、こうした科学の側面ばかりが強調されたとしても不思議ではない。

しかも、ＥＢＭには、このような「誤解」だけでなく、「個々の患者が個性的であればあるほどエビデンスがあてはまる部分は低下していく」という本質的問題[5]もある。さらには、ＥＢＭが示す数値データの存在が、場合によっては患者に対する医師の権威を高めるよう作用し、医師－患者関係における上下関係を拡大する懸念を指摘し、「Evidence-Based Meaningful Medicine」の重要性を主張する論者もある。(6)

こうした中で、これらのＥＢＭの問題点を補い、より充実した医療を実現するための方法としてＮＢＭが提唱されたわけである。「ＥＢＭが統計的エビデンスに力点を置いたのに対し、多様な症例を前にした医師の専門的な臨床判断、実践的な判断過程の側に力点を置くのがＮＢＭということもでき、両者は相補的な関係にある」(7)と言われる所以である。

また患者が、ＥＢＭに基づいた確率の高い医療をあえて選択しないことを選ぼうとするには、それをサポートしようとする医療者の積極的な協力がなければ困難であり、医療者の側にはそうした患者の心理への配慮が不可欠となる。ＮＢＭはこうした意味でもＥＢＭを補うものである。

そもそもＮＢＭという名称は、一九九八年にＢＭＪブックスから出版された『Narrative Based Medicine: Dialogue and discourse in clinical practice』という本に由来するが、編者の一人であるグリーンハルがＥＢＭの実践家であるとともに研究者であることは、右のような背景を考えた場合、興味深い。この本の邦訳「日本語版への序」にある編者による次の言葉は、ＮＢＭ提唱の経緯を端的に物語るものである。

西洋医学においては、患者の病態を理解し、治療法を理論的に支える妥当で確実な根拠《エビデンス》を求めることに対して、この上もないほどの熱心な努力がなされて来た。しかしそれに比べると、患者自身の体験を理解することや、患者と良好なコミュニケーションを保つことはあまり注目されてこなかった。私達が物語《ナラティブ》に注目するようになったのは、西洋医学におけるこのような不均衡を強く感じていたためである。(8)

ＮＢＭは、このようにＥＢＭの実践上の問題への対処法として考えられてきた。しかし、右の本には臨床と物語をめぐる様々な論考が集められているだけで、ＥＢＭのような体系的な臨床実践の方法論が示されているわけではない。ただ、その基本には、客観的、普遍的であることを旨とする科学的医学への反省があることは間違いない。そこで次に、ＮＢＭがこうしたＥＢＭの問題への処方たり得るのはいかにしてであるのかを考えてみよう。

2　物語の意味と機能

既に指摘したように、現在のところ、ＮＢＭに確たる定義があるわけではなく、語りや物語を重視する医療へのアプローチの総称としてＮＢＭという語が用いられ、診療や研究での方法論が模索されている段階と言える(9)。しかし、そのアプローチの本質は、「病気をみて人をみない」と揶揄される医療の体質を批判するものとして、病いを抱えた一人の人間としての患者に対応する点にある。患者の病いの語りを聴くことによって、医療者は患者やその家族による病いをめぐる経験やそれに伴う問題を理解し、患者自身も自らの病いを意味づけ直し、あるいは語ることとそのものによって自らを癒したりする。こうしたＮＢＭの基本となる考え方には二つの柱がある。一つはしばしば指摘される構成主義的世界観であり、もう一つは関係論的人間観である。

（1）構成主義的世界観

構成主義的世界観とは、一言でいえば、世界のあり方は私たちの物語によって枠づけられ、構成されるものであり、それゆえ私たちにとっては、あらかじめ正しい一つの世界のあり方が客観的に存在するわけではないと考える世界観と言えよう(10)。世界の中の存在や出来事は、それを認識する人びとの物語的相互行為の中で形作られ、意味づけられる。物語は、様々な出来事を特定の視点から見られた一定の筋書きの中に位置づけたり、そこにうまく当てはまらないものを無視したりする認識の枠組みの役割を果たす。それは、出来事を、始め、半ば、終わりの順序でつなげ、それによって出来事は空間だけではなく、時間の中にも定位される。こうして私たちの知識や記憶は物語的構造を持ち、また経験もそうした知識や記憶と親和的な物語の流れの中で組織化される。物語は私たちが解釈する世界の意味を組織化し、伝えるための主要な方法であると同時に、人びとの行動もそうした物語に基づいて行われる。自己物語を語るという行為は、自分の人生に一貫した意味を与えるものであり、それに基づいて、私たちはいわば自己物語を生きる存在でもある。

こうした物語の働きの中でもＮＢＭにおいてとくに重要なのは、病いという出来事の構成、そして病む存在としての自己＝患者の構成における物語の働きである。

周知のようにクラインマンは、『病いの語り——慢性の病いをめぐる臨床人類学』において、「病い（illness）」と「疾患（disease）」とを区別した。病いは「人間に本質的な経験である症状や患うことの経験」であり、「病者やその家族メンバーや、あるいはより広い社会的ネットワークの人々が、どのように症状や能力低下を認識し、それとともに生活し、それらに反応するかということを示す」「生きられた経験」

であるのに対して、疾患は「治療者が病いを障害の理論に特有の表現で作り直す際に生み出されるもの」であり、患者が経験する病いを治療者の視点から捉えた問題として、たとえば「生物医学的な構造や機能における一つの変化としてのみ再構成」されたものとされる[11]。

ここで重要なのは、「病いの経験はつねに文化的に形作られている[12]」ということである。つまり、症状に付与される社会的な意味やスティグマのような文化的な意味、あるいは患者の個人的または対人的な意味づけ、さらに患者や家族や医療者による病いの「説明モデル」など、様々な意味のレベルで、病いの経験＝現実は構築されているのである。「患者は彼らの病いの経験を――つまり自分自身や重要な他者にとってそれが持つ意味を――個人的な語り《ナラティブ》として整理するのである。病いの語り《イルネス・ナラティブ》は、その患者が語り、重要な他者が語り直す物語《ストーリー》であり、患うことに特徴的なできごとや、その長期にわたる経過を首尾一貫したものにする[13]」と言われる通り、物語という装置を通して、病いの経験とその主体としての自己が構築されるのである。

（2）関係論的人間観

こうしたいわば物語的自己の構築には他者の存在が不可欠であり、自己は他者との関係、過去や将来の自己との関係、さらには自分が築きあげる自己に関する物語的イメージと現に経験されている自己の感覚や体験との関係等の中で作り上げられていくものである。私の物語とは、私一人で作り出せるものではなく、既にある他者の物語を参照しながら、他者とともに作られるだけでなく、私と他者による相互承認を必要とする。従来の医療が対象としてきた患者の身体は、他者との関係などなくとも、医療者の眼前に実在するものであった。しかし、病いを抱えた患者のあり方は、患者と医療者や家族との間に交わされる対話や、患者自身が自己に語る物語のあり方によって変化する。[14] このように、患者を単なる身体としてではなく、他者との関係の網の目の結節点と捉えることによってはじめて、医療者と患者の関係は、人間と人間との関係としての信頼の基盤になり得るのではなかろうか。

痴呆とは「老いた自分と付き合えなくなる〝関係障害〟」だと捉える三好は、身近な関係の修復によって、痴呆老人や「問題行動」を起こす老人たちの「問題」を解きほぐしていった様子を見事に描き出している。[15] ここからは、継続的な関係性が生み出す基本的信頼が人間の最も基本的な人格を構成していることが読み取れる。通常の臨床医療の場面では、ここまで人間の本質が露呈するような事例は少ないかもしれない。しかし病いを抱え、従来の自己物語に登場していた自己と現実との間にギャップが生じた時、まずはその物語を自分が受け容れることが必要であり、そのためにも従来の物語を共に書き換え、それを支持してくれる他者が必要になる。私たちは、それぞれの人の個性や社会的役割や人生計画、他者との心理的結びつきの強さなどを捨象した、抽象的自己として存在するのではなく、他者との関係の中ではじめて自分という存在を認識し、それを作り上げているのである。医療者は、こうした病む人びとの身近な存在としてその物語を受け容れ、患者の人生について共に語る参与者になるよう求められることになる。

3　ＮＢＭの方法——臨床における物語と情報

次に、臨床におけるＮＢＭの方法論を、情報化との関連性を念頭に置きながら考えてみたい。しかし、その前にまずは情報と物語との関係から押さえておこう。

（1）情報と物語

まず、情報とは何かという問題について、ここでの議論に必要な範囲で確認しておこう。越智は、情報と知識を対比しながら、その特徴を次のようにまとめている。「ある種の体系性がなければ、知識や知恵ではありえないだろうが、情報は断片的であってもかまわない。……目的なしに情報を収集する意味はない。情報はこの意味で明らかに目的合理的である。……人びとが欲しがる情報は、一言でいえば、何らかの身近な目的を達成するために役立つ知である。『よい』情報とは、『役立つ』情報のことにほかならない。だが、よい知識や知恵が役立つ知を意味するとは限らない」[16]。「情報」の特性が、断片性と有用性にあることが分かる。付言すれば、「情報化」とは、情報機器、とくにコンピュータとそのネットワークの発達によって、私たちがデータベースに蓄えられた細切れの情報を容易に活用できるようになった状況と言える。したがってまた情報化とは、情報の特性を最大限に発揮できる社会基盤の整備と捉えることもできる。

では、こうした情報との対比において物語を捉えるとどうなるだろうか。情報が何らかの目的のために利用されるものであるのに対して、物語は語られること自体に意味があり、それをあるがままに受容されることが求められる。また、情報が誰にでも同じように理解される客観性・透明性を志向するのに対して、物語はそれを解釈する人によってさまざまな受け取られ方を許容する不透明なものである。さらに情報は断片的で、目的に応じて利用範囲を決めることができるが、物語は始めと終わりのある一連の筋書きであり、途中で切り刻んでは物語として成立し得ない。また情報は、物事の状態の記述として機械的に処理可能であり、その多くがネットワーク上に蓄積されるのに対して、物語は人びとの間で語り語られる相互行為によって共同的に創出され、語る人びとに生きられるものであり、人びとの心に記憶されるものである。

　ところで、医療の分野に限らず、急速に情報化が進む現代社会において、私たちは今やさまざまな情報を得ることなしに豊かな生活を送ることは困難になりつつある。医療においても日々新たな技術が開発され、研究成果が報告されていく中で、旧来の情報に頼った医療しか提供できなければ、もはや優れた医療者とは見なされない。新たな情報の把握は医療者の倫理の必要条件とも言える。しかし、膨大な情報の中で必要な情報だけを見出し、臨床に役立てることは容易なことではない。

　上述のＥＢＭは、まさにこうした状況に対応し、溢れる情報の中にある有効な情報に容易にアクセスするための手法と言える。いわば医療者に必要な情報リテラシーの重要な要素となっているのである。しかしそれでも、いや情報検索が容易になればなるほど、情報にばかり目を奪われることなく、患者と向き合うことはますます困難になっている。「病気をみて患者をみない」状況が、「情報をみて、人をみない」状況へと置き換えられただけでは意味がない。こうした背景から考えれば、ＮＢＭの意義はまず、医療者の目を情報から患者へと向けることにあると言える。したがって、ＥＢＭとＮＢＭは、方向性は一八〇度違っても、ともに現在の情報が氾濫する時代に対処するための手法とも言える。ここにＥＢＭとＮＢＭの相補的関係が求められる理由の一つがある。

　また情報の断片性は、情報がそれを意味付けるための文脈を必要としていることを表わす。医療情報も、一般に診断や治療にとって意味あるものとして利用されるが、同じ情報が患者にとって同じ意味を持つとは限らない。こうした情報に意味を与える働きを物語は持っている。それは情報がそこに埋め込まれる文脈である。医療においてキュアばかりでなくケアが重視されるに従って、患者や家族による受け止め方や、さまざまな医療者の間での理解の仕方の違いに配慮するためにも、情報を意味づけるさまざまな物語を聴くことが必要とされている。情報が共有されるだけでは、意味は共有されないからである。

（2）NBMの方法――対話的行為の内実

NBMは患者と医療者との語りを中心に展開される医療であるが、その基本は何よりもまず、患者の語りを共感的に傾聴することにある。

フランクは、「近代において、他のすべての物語に対して優位に立つ病いの物語とは、医学的な語りである[17]」と述べている。急性期の治療が中心だった時代、患者には医師の言葉に従うことがその役割として求められたが、それに見合った利益のゆえに、医師の支配下にあること自体が問題視されることはあまりなかった。しかし、病いの中心が急性のものから慢性のものへと変化し、高齢者が医療の主な対象になるにつれて、医学的な語りには包摂されない病いの経験が患者の苦しみの大きな部分を占めるようになり、患者自身の個別的な病いの語りが聴かれることが求められはじめたのであった。

こうした医師と患者の物語の違いは、クラインマンの言葉を用いれば、それぞれの「説明モデル」の違いである。説明モデルとは、「患者や家族や治療者が、ある特定の病いのエピソードについて抱く考え」のことであり、病いの本質とは何か、なぜ自分がその病いに冒されてしまったのか、どんな経過をたどるのか、自分の身体にどんな影響が及ぶのかなどについての説明のことである[18]。医師は検査データや患者の話から疾患についてのさまざまな情報を集め、医学的な説明モデルに基づいた物語を語ることによって患者の疾患を構築していく。患者の病いの物語は、こうして断片的で、個別性や文脈の欠落した一般化可能な匿名の情報となり、医学物語の素材とされるのである。医師は患者の語りを平均十八秒で遮るとも言われるが、[19] これは、患者の「病い」の物語が聴かれることなく、医療者の「疾患」の物語のみが語られてきたことを象徴しているように思われる。

科学的な語りにおいては、記述された出来事が客観的な真理であるか否かが問題になるが、物語的な語りにおいては、その真偽ではなく、真実味が問われることになる。説明の真偽をいわゆる客観的証拠＝正しい情報によって論証するのではなく、多くの人がそういう説明があってもおかしくないと思えるようなもっともらしさが物語には求められる。[20] しかし、医療者が科学的な説明モデルしか受け容れない場合、病いには一つの真の医学的記述しか認められず、病いをめぐるさまざまな物語は、素人の幻想、取るに足らない思い込み、あるいは医師に訴えても仕方のない個人的な悩みとして、ほとんど聴きとどけられることがなかったのである。

こうした科学的医学の人間観、すなわち患者を機械としての身体へと還元する見方が批判され、全人的医療の必要性が叫ばれたのはそれほど新しいことではない。また科学の知との対比から、臨床における人間的知識の重要性も指摘され「臨床の知」として提示されもした。それは「個々の場所を重視して、深層の現実にかかわり、世界や他者がわれわれに示す隠された意味を相互行為のうちに読み取り、捉える働きをする」[21] とされた。

しかし、どうすればそうした知に基づいた全人的医療が可能になるのかは、それほど明らかではなかった。コミュニケーションの重要性が指摘され、患者の自律を尊重するためのインフォームド・コンセントが行われるようになった背景もここにある。しかし、まさにインフォームド・コンセントが「情報」の提供とそれに基づいた患者の選択として定式化されるように、それは患者の「物語」が受け容れられるようになるための契機にはなり得ていなかったのではなかろうか。こう考えると、ＮＢＭは全人的医療のあり方を、物語という概念を用いることによって具体的に提示しようとしたものと考えることができる。

こうしてＮＢＭでは、従来医師の物語に服従するしかなかった患者の声を、医療者が積極的に聞き入れようとする。しかしここに、ＮＢＭを単なる病歴聴取の方法と見なすという誤解も生じてくる。これはＥＢＭの補完法としてＮＢＭを取り入れようとする場合にも生じ得る誤解である。ＥＢＭには五つのステップがあるが、その中の、患者の問題の定式化（ステップ１）、情報の患者への適用（ステップ４）という臨床家のアートが必要とされる部分で、ＮＢＭを役立てようという考え方がある。その考え方はそれ自身間違ってはいないが、問題がないわけではない。患者の問題の定式化のために患者から情報を引き出す方法としてＮＢＭを用いようとすることは、基本的には、患者を情報源として捉え、そこから効率よく必要な情報を引き出すための手段として患者の語りを利用しようとすることになる。クラインマンも指摘するように、医師は患者が自分の疾患について語ることは許しても、病いについて語ることを許さないことがある。身体的な症状を聞かれても、病いについて患者が抱くそれ以上の意味については語ることを許されない。それゆえ「診断とは、じつは、面接のシステマティックな歪曲なのである[22]」と言われることになる。したがって、こうした臨床的方法論としてのＮＢＭの捉え方は、ともすれば表層的なものにとどまり、ＮＢＭの本質を見失わせかねない。

既に述べたように、ＮＢＭを支える基本的な人間理解は、単なる身体でもなければ情報源でもない、関係的な存在として人間を捉えることにある。もちろん患者の物語を聴くことは、それなしには語られない多くの有益な情報を与えてくれる。しかし、それは目的ではなく、あくまでも副次的な効果と考えられるべきである。物語を聴くことの第一義的な目的は、それをあるがままに受け容れ、患者の病いの経験をそこに存在するものとして認めることである。物語を聴かず、患者の病いの経験を疾患に置き換えることは、病いをそもそも存在しないものと見なすことに等しい。病歴聴取としての聴き方には、こうした危険が伴うのである。

しかし、病歴聴取として患者の話を聞く場合と、患者の物語を聞くといった場合の相違は、具体的にはどのように現われてくるのだろうか。ここでは斎藤が提唱するＮＢＭの実践としての面接法を紹介しておこう[23]。

患者の話をできるだけ遮らずに聴き、患者に語ることを促す面接のポイントとして、斎藤は、医療者が「批判的コメント」や「支持的なコメント」を差し挟むことを控え、「話の主導権を患者に譲り渡し」、「言語追跡的」と呼ばれる傾聴の方法を取り入れること、さらに「患者さんが体験している『病いの語り』についての医師の理解をそのまま言葉にして返す」「要約と確認の技法」、質問する時には「はい」「いいえ」で答えられるような、閉ざされた質問ではなく開かれた質問を用いること、語られていることの真偽にこだわりすぎないことなどを指摘している[24]。

とくに、患者の語りを医師が繰り返すことは両者の理解の溝を埋め、物語を共有する上で有効であるばかりでなく、患者自身が自分が語ったことを確認する意味でも重要だと思われる。物語を語ることには、それを通した自己との対話という側面がある。ナラティブ・セラピーに治療的効果があるのはまさにこの自己との対話を通した、現在の自己感覚と物語の中の自己像との関係の変化によるものであろう。物語の自己とは、こうであった私、現在こうあるはずの私、そして将来こうなるはずの私に関する一貫したストーリーである。現に生きられているはずの自己像と現実の自己像とのギャップが、ある種の「問題」となって現われたのが「病い」である。患者は、いわば自己の物語の危機に瀕しており、語ることによって自ら自己を確認することが、治療の一環としては重要になる。

こうした聴き取りができるためには、それなりのコミュニケーション能力が必要になる。たとえば、相手の話を促し、相手のペースやテンポに合わせて待つ能力や、情報にではなくその個人に注意を集中できる能力、聴き取った内容を伝達し確認する能力などが必要になるだろう。それゆえ、NBMが示唆する医療者教育の内容は、上に述べた「物語倫理」の方法と重なる部分もあるが、物語を分析の対象とするのではなく、患者の生きられた経験を物語を通して共に経験することが基本になる。

その際、これらの能力と同様に重要なのは、ノディングズが述べる受容的思考様式である。これは、分析的思考様式と対比される概念で、ケアリングにおいて必要とされる意識の様式である。問題を解決しようとする時、私たちは合理的で客観的な思考様式をとるが、受容的様式はその前段階として必要になる。彼女によれば、その様式は「外面は平穏であるのに、内面ではさかんに声が発せられ、様々な心象が描き出されていることによって、つまり熱中と感覚の集中とによって特徴づけられる」様式であり、「理知的な活動の不可欠の構成要素」である。(25) しかし、私たちは受容的様式をとり続けることはできない。受け容れた物語を科学的視点から分析する時、関心は人間から問題へと移される。ここには転換点があるが、大切なのはこの転換を適切に行うことであり、いったん分析的な見方をしても、再び関心を患者自身へと向け変えることである。[26]

こうした転換を経て、次に医療者による語りが必要になる。患者の物語が共有された後、今度は医療者が医学的視点から見た患者の経験を語るのである。患者の病いの経験の物語と医療者が再構築した物語の間には、当然ギャップがある。しかし医療者の物語であっても、それが科学的で真の病いのあり方だという考えはＮＢＭでは採用されない。そうではなく、医療者も、患者の個別性に即した時間的文脈の中に、もう一つの病いの姿を描き出すのである。そうでないと、両者の架け橋となる新しい物語を創ることは困難になる。両者をそれぞれ一つの物語として受け容れた上で、互いにどう調停していくかという姿勢が重要なのである。ＥＢＭとの関係でいえば、エビデンスは、まずこうした医療者の物語の素材として用いられる。さらにそれを基にして、治療方針や今後の生活の仕方などに関する、患者と医療者が共同で創り出す新たな物語の素材ともなるだろう。このように、物語の中にエビデンスを位置づけることによって、ＥＢＭを〝meaningful〟な医療へと導くこともできるのではなかろうか。

斎藤の提案を基に臨床におけるＮＢＭの方法を簡単にまとめれば、医療者がまずは患者の話を聴くことに集中し、それを医療者が繰り返し患者に確認する過程で問題と疑問とを確認していき、医療者の立場から定式化した病いの問題とそれに対する対処法を提示していくといった過程を経ることによって、両者の物語をすり合わせる作業へと踏み込んでいくということになるだろう。こうして、情報の共有に基づいた患者の選択としてのインフォームド・コンセントは、物語の共有に基づいた新たな物語の創造による病いへの対応として描き直されることになる。

（3）NBMと臨床倫理学

臨床医療においてNBMが必要とされるもう一つの理由は、臨床倫理を考えるための道具としてである。臨床倫理学の基本的な枠組みは、倫理的課題を認識し、分析し、解決することとされる。もちろん、それは必要なことと認めた上で、NBMの視点からはいくつかの疑問もある。私たちは、倫理の問題を考えるときでさえ、何かしら合理的・客観的で分析的な思考様式に頼りすぎているのではないだろうか。いやそもそも「問題」に心を奪われすぎているのかもしれない。もちろん、合理的で客観的な問題分析が不要だというのではない。しかし、そうすることは、私たちの他者との関わり方の重要な部分を変化させてしまう。そこでの思考の対象は「問題」であり、それを抱えた人間や人と人との関係ではなくなっている。問題を解決するためには情報は不可欠のツールであり、私たちは情報探しに躍起になる。しかし、情報を探しているとき、関心が向かう先は人間としての相手ではなく、情報のソースとしての対象になっている。こう考えると、情報に目を奪われれば奪われるほど、私たちの関心は人間ではなく、肉体的・精神的・社会的な問題に向けられているとも言える。

既に述べたように、臨床倫理学教育の方法として、物語倫理と呼ばれる手法が提唱されている。それは、物語の分析によって臨床の複雑な状況を理解し正確に記述し解釈し評価しようとするものである。その背景には、原則や規則を中心とした従来の医療倫理の方法論に対する反省がある。現場の複雑な人間関係や、人びとの感情や、患者の人生における病いの意味など、個別の具体的状況に即した状況判断を基にした道徳的選択を可能にしようとするものである。たしかにそれ自身は重要な指摘であるが、そこでも、対象は人間ではなく語られた内容へと、また物語は受容されるものではなく、分析されるものへと変容してしまっていないだろうか。

問題を対象化することによって人を物語から引き離し、他者と共に語る現場から引き離して考えることは、時に私たちを倫理が考えられるべき場所から引き離してしまうのではなかろうか。倫理の問題は〈人－間〉の問題、つまり端的に人と人の関係の問題である。現代の医療倫理の基本的な枠組みは、自律した個人による自己決定を重視するものであった。しかし物語やそれを支える関係から引き離された〈個人〉の問題として対象化された時、関係の中でよりよく生きようとするために発せられている語りを受け容れ、共に語り直していくことは困難になるのではなかろうか。ある関係の中で感じられる語りにくさや、息苦しさ、拒絶感、通じ合えなさなどの問題は、対象化して認識され、分析され、「解決」されるものであるよりも、むしろ、まずは生きられるものであり、互いの関係の変容の中で問題として認識されることなく「解消」されていくことがふさわしいのではないだろうか。

こうした物語と関係の変容によるある種の問題の解消は、他者との関係の中で遂行されるものであり、私たちはこれを道徳的推論の一形態と考えることもできよう。対話の過程そのものを道徳的推論と見なすのである。それは一人の人間の頭の中で行われるいわゆる論理的な推論ではなく、世界の見方を他者と共有することによって結論を得るプロセスだと言える。私たちにとって何が意味ある行為か、道徳的に望ましい行為かは、その行為がわれわれの人生にとってどのような意味を持つかに関する認識と切り離せない。対話（互いに語り、聴くこと）とは、物語の修正による、われわれの世界の見方、行為の意味についての考え方の変化の過程でもある。そこで得られた新たな意味の視点からわれわれの為すべき行為を考えること、これが道徳的推論としての対話の意味である。そこで尊重されるのは、他者から切り離された個としての自己によって、必要な情報を基にして下された決定ではなく、物語の共有とその改編を通じて創り出される新たな関係と意味である。それは、問題の解決というよりも、ある種の関係が「問題」として対象化される前の段階で、その関係を変容させることによって問題を未然に防ぐ方法と言えるだろう。倫理を考える上で、問題を生じさせないことは、生じてしまった問題に対処することと同様に、あるいはそれ以上に重要なことではなかろうか。

ＮＢＭは何をすべきかを直接に教えてくれるものではないし、どの行為がよい行為へと導く確率が高いかということについてさえ、それほど明確な指針を与えるものでもない。では、ＮＢＭは何を主張するのか。それは語り語られる関係の継続の中から、手探りで患者にとってためになると思われる選択を探索することの重要性と、その方法の一部を提示しようとするものである。それがもたらすのは会話に基づく関係の継続と、そこから生まれる信頼の構築である。臨床における信頼関係の構築のために、患者と医療者は何をどのように語り、聴くことが求められるのか。ＮＢＭは、この問いをめぐっていくらかのことを示唆してくれるのではなかろうか。こうした意味において、ＮＢＭは臨床倫理学に対して補完的役割を担うものである。

医療の情報化には、さまざまな情報公開の促進役として、今後医療に対する信頼回復のための大きな力となることが期待されるが、同時に、個々の診療現場での信頼構築のための方策として、物語を基礎に置いた医療が導入されることも必要になるものと思われる。

4　ネットワークと物語

医療に限らず、情報化という言葉は現在、単に大量の情報が社会に溢れている状況を指すのではなく、それらが電子化され、ネットワーク上で広範かつ高速に流通する状態を指している。物語という観点からも、このネットワーク化という意味での情報化は大きな意味を持っている。それは何よりも、患者のエンパワーメントの促進という機能からの評価である。

筆者は十年ほど前に障害をもつ子どもの親の会の方の話を聞いたことがある。産まれた子どもに障害があること知った時の親の気持ちと、それに対する医療者のケアの不足、その後しばらくして親の会の存在を知り、そこでの交流によって癒され、力づけられた様子が語られた。そして一昨年、また同じような親の話を聞いたのだが、その話が十年前と変わらないことに驚きを覚えた。そうした親に対して、親の会を紹介するなどの医療者からの情報提供すらなされていなかったのである。同病患者の団体や親の会の存在意義の大きさは既に周知のことであり、そうしたケアのための情報提供は当然行われるようになっていると思っていたが、実際にはそうではなかった。こうした状況は医療の情報化によってすぐにでも改善できるものであろう。

しかし、ここで注目したいのは、そうした連帯が電子ネットワークの内部で行われてもいるということである。患者が自らの病いの体験を記したウェブサイトにアクセスしたり、医療に関する悩みを相談したりなど、医療機関と離れたところで、患者同士のあるいはその支援者たちのネットワークの中で情報交換と語り合いが行われているのである。そこには、医学的な情報や医療機関に関する情報などのいわゆる

「情報」も多いが、それだけでなく、体験記などの物語的な情報も多く、また実際に語り合う場に参加することもできるという点が重要である。

情報化の進展によって医療者がディスプレイと向き合う時間が増える一方、限られた時間の中では医療者と患者が語り合える余裕は多くない。そこで患者は病いの体験について語り合える別の場所を求めている。いまや患者はネットワーク上で他者の物語を聴くことによって、あるいは自らの物語を語ることによって、共感による癒しを得たり、自分の病いの意味を理解したり、あるいはそれを解釈し直したりするのである。

もちろん、ネットワーク上にはデタラメな情報を含めてさまざまな情報があるため、そこで得た情報によってさらに疑問や悩みが増えたり、医師への信頼が揺らいだりすることもあるだろう。こうした誤情報、あるいは情報の誤利用によって利用者が不利益を被る危険や、商業主義的な情報によって利用者が不利益を被ることが懸念されるなどのマイナス面があることは否めない。しかし、患者の病いの経験の質を向上させるためには、情報化はマイナスになるよりもプラスになる面の方が多いものと思われる。そのためには、患者自身の情報リテラシーの向上も必要だが、情報発信側の責任体制を整えることも必要であろう。

その上で、物語との関連で言えば、会員制などのある程度閉ざされた仮想空間をつくり、特定のメンバーで営まれる患者団体の物語交換の場として、ネットワークを活用することは比較的容易に可能であり、メールを使ってそうした場をつくり出すこともできる。フランクは次のように述べている。「真に脱近代的な物語の語りの形態は、インターネットなどのメディアにおいてやりとりされる電子化されたメッセージである。病いの物語のための専門の『ネット』が次第に増えている[27]」。

日本にも、セルフヘルプグループ、患者自身やその家族による闘病記、患者会・家族会などに関するウェブサイトやメーリングリスト等が多数できている。患者が自らの病いの体験を語り直すには、こうした他者の物語を参照しながら他者に語り、それを承認してもらうことが重要である。医療のネットワーク化は、医療現場でこうしたネットワークに関する情報を提供するなど、患者に医療とは別の語りの場を提供することもできるだろう。

おわりに

既に述べたように、これまで、医師と患者の間には権力と情報の偏りから来る大きな壁があった。情報を持っているのは医師であり、患者は情報を受け取るだけで、その解釈の仕方すら制限されていた。自分の解釈が医師と違えば、それは患者の間違いなのであり、常に医師の解釈を受け入れることが求められ、それができない場合には、「問題」のある患者として扱われてきたのである。こうした状況において、電子ネットワークは情報の共有を可能にすることによって、両者の間にあった壁を取り除く、あるいは少なくとも従来よりも低いものに変えている。医療者の間でも解釈の分かれる診断や治療法は多く、さらにそれを受け止める患者のあり方が変われば、同じ情報を受け取ってもそれに対する反応は変化して当然である。[28] 情報共有による患者－医療者の関係が変化することによって、患者が自らの病気に関する理解を深め、改め、自分にとってより望ましい治療やケアを受けることができるようになる。電子ネットワークは、そのための支援環境となり得るであろう。

しかし、そうした目標を達成するには、情報共有からさらに物語の共有へと医療のあり方を変えていくことが必要である。情報の非対称性から情報共有へ、さらに物語の共有へという筋書きが、今後の医療のあり方を評価する際の規準となるのではなかろうか。

注

（1）以下この段落に関しては、次の文献を参照のこと。Hilde Lindemann Nelson, "Introduction: How to Do Things with Stories," *Stories and their limits: narrative approaches to bioethics*, ed. by Hilde Lindemann Nelson, Routledge, 1997. 坪井雅史「生命倫理学への物語論的アプローチについて」（『医学哲学・医学倫理』一八、二〇〇〇年）。野家啓一「物語り行為による世界制作」（『思想』九五四、二〇〇三年十月）。

（2）これらについては、たとえば次のような文献を参照のこと。Martha Montello, "Narrative competence," *Stories and their limits: narrative approaches to bioethics*, ed. by Hilde Lindemann Nelson, Routledge, 1997; Martha Montello, "Medical Stories: Narrative and Phenomenological Approaches," *Meta Medical Ethics*, ed. by M.A.Grodin, Kluwer, 1995; Rita Charon, "Narrative contributions to medical ethics -Recognition, formulation, interpretation, and validation in the practice of the ethicist," *A matter of principle? Ferment in U.S. bioethics*, ed. by E.R.DuBose, R.P.Hamel, L.J.O'Connell, Trinity Press, 1994; Anne Hudson Jones, "Narrative in medical ethics," *Narrative Based Medicine: Dialogue and discourse in clinical practice*, ed. by Trisha Greenhalgh, Brian Hurwitz, BMJ Books, 1998（以下*NBM*と略記する）, chap.21（斎藤清二・山本和利・岸本寛史監訳『ナラティブ・ベイスト・メディスン　臨床における物語りと対話』金剛出版、二〇〇一年、第二一章）；Stephan Rachman, "Literature in medicine," *NBM*, chap. 13（同前邦訳、

第一三章)。

(3) Lachlan Forrow, "Commentary on 'Narrative Ethics,'" *Meta Medical Ethics.*

(4) 厚生省『医療技術評価推進検討会報告書』一九九九年三月二十三日。

(5) 山本和利「EBMとNBM(narrative based medicine)」(『EBMジャーナル』四・二、二〇〇三年三月)。

(6) 近藤誠「ウソか誠か　連載23―25」(『月刊いのちジャーナル』一九九八年十二月―一九九九年四月)。

(7) 加藤敏「NBM」(『臨床精神医学』三一・五、二〇〇二年、五八六頁)。

(8) 斎藤清二・山本和利・岸本寛史監訳『ナラティブ・ベイスト・メディスン　臨床における語りと対話』(金剛出版、二〇〇一年、v頁)。

(9) 葛西龍樹「NBM(narrative based medicine)について」(『日医雑誌』一二九・三、二〇〇三年二月)。

(10) 上野千鶴子編『構築主義とは何か』(勁草書房、二〇〇〇年)参照。この本では「構築主義」と表されているが、どちらも〝constructivism〟もしくは〝constructionism〟の訳語として定着している。

(11) Arthur Kleinman, *The illness narratives*, Basic Books, 1988, pp.3-6(江口重幸・五木田紳・上野豪志訳『病の語り―慢性の病いをめぐる臨床人類学』誠信書房、一九九六年、四―六頁)。

(12) Kleinman, *The illness narratives*, p.5(同前邦訳、五頁)。

(13) Kleinman, *The illness narratives*, p.49(同前邦訳、六一頁)。

(14) 物語的な自己のあり方については、次のような文献を参照されたい。鷲田清一『じぶん　この不思議な存在』(講談社現代新書、一九九六年)、榎本博明『〈私〉の心理学的探求』(有斐閣選書、一九九九年)。

(15) 三好春樹『介護覚え書―老人の食事・排泄・入浴ケア』(医学書院、一九九二年)、三好春樹『関係障害論』(雲母書房、一九九七年）も参照されたい。

（16）越智貢「情報と倫理」（加藤尚武・松山寿一編『現代世界と倫理』晃洋書房、一九九六年、一六九―七〇頁）。

（17）Arthur W. Frank, *The Wounded Storyteller*, Univ. of Chicago, 1995, p.5（鈴木智之訳『傷ついた物語の語り手』ゆみる出版、二〇〇二年、二三頁）。

（18）Kleinman, *The illness narratives*, pp.121-2（前出邦訳、一五七―八頁）。

（19）Iona Heath, "Following the story: continuity of care in general practice," *NBM*, p.85（前出邦訳、九二頁）。

（20）Jerome Bruner, *Actual Minds, Possible Worlds*, Harvard Univ. Press, 1986, chap.2 "Two modes of Thought"（田中和彦訳『可能世界の心理』みすず書房、一九九八年、第二章「二つの思考様式」）参照。

（21）中村雄二郎『臨床の知とは何か』（岩波新書、一九九二年、一三五頁）。

（22）Kleinman, *The illness narratives*, pp.121-2（前出邦訳、一七七頁）。

（23）クラインマンの『病いの語り』第一五章においても、医療者と患者の説明モデルの齟齬を埋め合わせる方法として、まず患者や家族の説明モデルを引き出すこと、次に治療者の説明モデルを提示すること、そして患者や家族のネゴシエーションを行うこと、という段階が詳しく描かれている。

（24）斎藤清二・岸本寛史『ナラティブ・ベイスト・メディスンの実践』（金剛出版、二〇〇三年）。斎籐清二「医師と患者の対話」（『medicina』三九・一三、二〇〇二年十二月）。

（25）Nel Noddings, *CARING: A Feminine Approach to Ethics & Moral Education*, University of California Press, 1984, p.53.

（26）これに関連して、森岡は心理臨床の基本的態度としての参与観察を、「参与モード」と「観察モード」の二つのモードの往復として描いている。森岡正芳「解釈の実際をめぐって：物語と解釈」（『臨床心理学』一・五、二〇〇一年九月）。

（27）Frank, *The Wounded Storyteller*, chap.1, note 22, p.189（前出邦訳第一章の註二三）。

（28）本稿では医療者の間の語りについては触れられなかったが、臨床倫理を考える上では、医療者同士の語りが——様々な機関、職種の間も含めて——重要な要素となる。この点については別の機会に考えてみたい。

坪井雅史

第Ⅵ部　看護における医療情報と倫理問題

第11章　看護情報学における情報倫理

1　はじめに

近年、各国で、医療の質の向上や医療費の軽減などのため患者データを電子化し、それを医療情報ネットワーク上で共有しながら効率的に情報処理する様々な試みが行われている。国内でも、同様の医療制度改革のため、厚生労働省によってグランドデザイン[1]が策定されている（表1）。この中で、わが国における医療のIT化の達成目標として具体的な数字が掲げられた。

ごく近い将来、医療スタッフ全員が、電子カルテを含む保健医療の情報システムの中でデジタル化された医療データを日常的に共有し合う状況になるであろう。現在、看護師は医療スタッフの中で最大のポピュレーションであり、当然、保健医療情報システムの最大ユーザーとなることが予想される。そこで、看護師たちが電子化された患者情報を倫理的に正しく扱えるか否かということが、日本の保健医療システム改革の成否を左右する重要な問題となっている。

ここでは、二十一世紀の高度情報化社会において、看護に関連する情報を学問的に扱うために生まれた「看護情報学（Nursing Informatics）」という専門領域がこの倫理的な問題をどのように解決しようとしてい

表1　電子カルテ導入の数値目標

【目標】

●平成16年度までに
全国の二次医療圏毎に少なくとも一施設は電子カルテの普及を図る

○電子カルテの普及の際は，地域医療支援病院，臨床研修指定施設またはその地域で中心的な役割を果たしている病院などの地域連携診療の核となるような医療施設が電子カルテを導入するよう推進する．

●平成18年度までに
全国の400床以上の病院の6割以上に普及
全診療所の6割以上に普及

「保健医療分野の情報化にむけてのグランドデザイン　最終提言」（平成13年12月26日）より

るかを明らかにする。

2　看護情報学の定義とその発展の歴史

看護情報学という分野は、二十一世紀の看護を担う重要な領域としてアメリカ[2][3]をはじめ、カナダ[4]やイギリス[5]などにおいても国家レベルでその教育の振興が検討されている。

ところが、わが国ではこの分野の専門家が少ないため、看護師の資格を持つ者の間でもこの分野に対する認知度が低い。そのため、初めに看護情報学の定義、発展の歴史について簡単に述べる。

看護情報学の最もポピュラーな定義は、グレイヴスとコルコランらによるもの（一九八九年）で、「ケアを含む看護師の行う全ての行為に必要なデータ、情報と知識を加工および管理するため、コンピュータサイエンスならびに情報科学を看護学と統合して生まれた学際的な学問領域である」とされている[6]。

表2　アメリカにおける看護情報学発展の歴史

1970s	ミニコンピュータが大規模病院に導入される
1985	NLMのLong Range Planの中でMedical Informaticsを採用
1985	ジョージタウン大学に看護向けのコンピュータ・テクノロジー・コース開設
1988	NCNRのPriority Expert PanelでNursing Informatics（NI）を採用
1988	メリーランド大学でNIの大学院の教育プログラム開設
1992	ANAがNIを看護の専門領域と認定
1995	American Nurses Credentialing CenterがNI Specialistの認定試験開始
2003	IMIA-NIがNI Specialistの国際認定試験準備中

この分野は、実用的なコンピュータが大規模病院へ導入されたことをきっかけとしてアメリカで生まれた（表2）。一九八六年に、アメリカの国立医療図書館（National Library of Medicine＝ＮＬＭ）の医療情報学プランニング委員会が、来るべき情報化社会に備えて医療情報学という分野を長期の調査課題の一つとして取り上げた。その影響を受け、ＮＬＭの看護部門の専門家が看護分野への情報学の適用を開始し、以後、正式文書の中に「看護情報学」という用語が使われるようになった。一九八五年には、ジョージタウン大学で看護におけるコンピュータ・テクノロジーのコースが開講され、一九八八年には、メリーランド大学に看護情報学の大学院向けの教育コースが開講された。その後、多くの大学に看護情報学に関する学部、修士、博士レベルのコースが開設されて現在に至っている。同年、国立看護研究所（National Center for Nursing Research＝ＮＣＮＲ）は、看護情報学の指導的な研究者を集め、将来の看護の情報戦略を探るための委員会を組織した。この委員会の報告書（http://

表 3　アメリカの看護情報学専門看護師認定試験の受験資格と試験内容

〈受験資格〉

看護学の学士またはそれ以上の学位か，関連分野の学士の学位を持ち，アメリカの正看護師の免許を持って 2 年の経験があり，受験前 3 年間に2000時間以上の看護情報学分野での実務経験があること．または，そのかわりに看護の大学院で看護情報学分野の12学期単位と，1000時間以上の看護情報学分野での実務経験があること．または，そのかわりに大学院生として看護情報学分野の12単位を持ち，200時間以上の臨床経験があること（この場合は、以下の条件を必要としない）．さらに，3 年以内にコンタクト時間30時間の専門分野の継続教育を受けていること．この最後の条件は，審査を受けた論文があれば，この継続教育の時間の半分として換算されたり，看護情報学関連の学会への出席時間を読み替えたりする考慮はされる．

〈試験内容〉

①システムのライフサイクル（System Life Cycle）
　システム企画（System planning）
　システム分析（System analysis）
　システムデザイン（System design）
　システム導入とテスト（System implementation and testing）
　システム評価と管理，サポート（System evaluation, maintenance, and support）
②人間的要素（Human Factors）
　人間工学（Ergonomics）
　ソフトウェアー，ユーザインターフェイス（Software and user interface）
③情報技術（Information Technology）
　ハード（Hardware）
　ソフト（Software）
　コミュニケーション（Communications）
　データ提示（Data representation）
　セキュリティ（Security）
④情報管理と知識創造（Information Management and Knowledge Generation）
　データ（Data）
　情報（Information）
　知識（Knowledge）
⑤専門とトレンド，問題点（Professional Practice, Trends, and Issues）
　役割（Roles）
　トレンドと問題点（Trends and issues）
　倫理（Ethics）
⑥モデルと理論（Models and Theories）
　看護情報学の歴史（Foundations of nursing informatics）
　看護データセット，看護言語，看護用語（Nursing and health care data sets, classification systems, and nomenclatures）
　関連する理論と分野（Related theories and sciences）

American Nurses Credentialing Center（ANCC）の看護情報学専門看護師認定試験のWebサイト（http://www.nursingworld.org/ancc/certification/cert/certs/informatics.html）より

表4　ライリーとサーバの大学院レベルの看護情報学教育モデル

第1段階	基本的なコンセプトとアプリケーション コンピュータ概論, ハード・ソフト, ワープロ, 図書分類システムと文献検索
第2段階	情報システムへのアクセス 情報システム概論, 患者のケア記録, 倫理と電子患者記録, CAI, IAV（Interactive videodisk instruction）や教育ソフト
第3段階	データと情報システムの利用 高度なソフトウェアーの使用, 看護ケア文書の作成, 薬物投入記録や生理学的モニタリング, 看護計画作成, 患者介入, 介入の評価
第4段階	データと情報システムの調整と評価 患者のケアデータのコーディネイト, データベースの分析, 看護の質の測定プログラム, ネットワーク使用, コンピュータハードの評価, コンピュータソフトの評価, 倫理基準の保証

www.nih.gov/ninr/research/vol4/）により、二十一世紀のビジョンが示された。これを受けて、一九九二年にアメリカ看護協会（American Nurses Association＝ＡＮＡ）は看護情報学を看護の重要な専門領域の一つと認めた。それに伴い、一九九五年にはアメリカ看護師認定センター（American Nurses Credentialing Center＝ＡＮＣＣ）は看護情報学専門看護師の認定試験を開始し、毎年多数の専門家が誕生している。

この種の認定試験はカナダやイギリスなどでも最近検討されており、国際医療情報学連盟の看護部門（ＩＭＩＡＮＩ）では看護情報学専門看護師の国際版の認定試験制度を準備している[7]。

看護情報学専門看護師認定の受験資格を見ると、アメリカの看護情報学教育が主に大学院で行われているため[8]、大学院での学習歴が要求されている（表3）。この大学院レベルの看護情報学教育の標準モデルであるライリーとサーバの四段階モデル[9]（表4）では、その第二段階の「倫理と電子患者記録」と第四段階の「倫理基準の保証」の二カ所に倫理という文字が見られる。それに対応して表3に示される認定試験の内容でも、「専門とトレンド、問題点」の項目に倫理に関する設問が設けられている。

このように、看護情報学では「倫理」が重要な専門知識の一つとして位置づけられていることが明らかである。ところが、その倫理教育の内容は明示されておらず、また認定試験の問題も公表されていないため、倫理という言葉の意味するところが必ずしも明らかではない。そこで、その実態を明らかにするため、以下で看護情報学における倫理は普遍的な看護の倫理の一部を担っているであろうと考えられるため、国際看護協会の規定した看護師の倫理綱領の内容を検討する。また、看護情報学における倫理は何らかの形で看護情報学の教科書の記述に反映されていると考えられるので、定評のあるアメリカの教科書の内容を検討する。さらに、国際看護情報学会を主催している看護情報学の国際組織は、国際医療情報学会のワーキンググループの一つであり、国際医療情報学会が掲げる規約は看護情報学分野にも適用されると考えられるので、国際医療情報学会の規定する倫理規定の内容を検討する。

3　国際的な看護師の倫理における情報の取り扱い

世界中の看護実践における倫理の基本は、国際看護協会（ＩＣＮ）によって、ＩＣＮ看護師の倫理綱領として定められている。情報化時代の社会情勢の著しい変化に伴う医療・看護を巡る変化に適切に対処するため、ＩＣＮは看護師の倫理綱領を二〇〇〇年に改訂した[10]。四つの基本領域からなるこの倫理綱領において、「看護師と人々」という領域の倫理行為基準の中に情報という言葉を含む条文が二つ存在する。

一つは、「看護師は、個人がケアや治療に同意する上で、十分な情報を確実に得られるようにする」という患者のインフォームド・コンセントに関する条文である。

二つめは、「看護師は、他人の個人情報を守秘し、これを共有する場合には適切な判断に基づいて行う」という患者データの保護に関する条文である。

その他にも、国際看護協会の公式文書である「医療保健情報＝患者の権利保護に対するＩＣＮ所信声明」（二〇〇〇年採択）[11]の中で、医療保健情報の倫理的取り扱いについて、「看護師は、患者のプライバシーの権利について、自身の責任の下にある倫理的意義と法的関係を理解していなくてはならない」と述べられている。

このことから、情報化時代の看護師が新たに持つべき倫理として、国際看護協会は「患者のプライバシーの権利」「患者データの保護」「インフォームド・コンセント」の三点に着目していることがわかる。

4　アメリカの看護情報学の教科書における情報倫理の取り扱い

定評のある看護情報学の教科書[12]に、ハンナ他『看護情報学への招待』（中山書店、二〇〇二年）（ＩＮＩ）とSaba, *Essentials of Computers for Nurses* (McGraw Hill, 2001)（ＥＣＮ）がある。両教科書の索引で倫理（ethics）という単語を調べると、前者には該当する項目はなく、後者では confidentiality（守秘）、privacy（プライバシー）of data linkage も参照するようにと但し書きだけが付いていた。このように両教科書とも倫理という言葉を前面に出した章や、その言葉を詳しく解説する個所はない。しかし、国際看護協会が着目している患者データ保護（confidentiality を含む）やプライバシーで検索すると該当する箇所が多数存在する。

ＩＮＩでは「患者データの保護」を一つの章として、また「災害復帰計画」の章にも記述が見られる。ＩＮＩの「患者データの保護」の章の詳しい内容は以下の通りである。初めの部分でデータのセキュリティという概念が使途保全性（usage integrity または confidentiality）、データの完全性（integrity）、可用性（availability）の三つからなることを説明している。その後に、機密性（confidentiality）、データの安全性侵害、データの使途保全性確保、データおよびプログラムの完全性、システムの可用性、法令および基準、看護における責任について各々小項目を設け、それぞれを説明している。プライバシーは、「データ保護」の関連法規であるＯＥＣＤの「プライバシー保護のためのガイドライン」紹介の中でその詳しい内容が記述されている。

なお、ＥＣＮでは、Privacy, Confidentiality, and Security という題目の章が存在し、その章の小項目において Privacy, Patient's Concern, Federal Laws, Confidentiality, Confidentiality Legislation（法案）、Security, Summary of the Current Legislative Environment, Accreditation（信任状）Requirements などについて説明している。さらにデータ保護は、「Computer System」や「Healthcare Policy」「Consumers Health」などの章でも記述されている。またプライバシーは「Healthcare Policy」や「Consumers in Healthcare」「Telehealth」に記述が見られる。しかし、ＩＮＩ、ＥＣＮともにインフォームド・コンセントの記述はない。

このように、両教科書の章内の構成は完全に一致していないが、電子化された患者データの取り扱いに不可欠なデータ保護に関連する概念を詳しく説明し、それらの維持の方法や、それらを規定するポリシーや基準、関連法規（国際規約を含む）を詳しく解説している構成は基本的には似通っている。
ちなみに、以下に挙げた国内で比較的容易に入手できる看護学生向け情報学のほとんどの教科書では、主に守秘を情報倫理と考え、[13][14]守秘に関する法規以外の記述が乏しく、看護師各自の漠然とした倫理感に依存することを前提とした共通の欠点がみられる。[13]一方、患者データのセキュリティに関連する記述の分量がアメリカの看護情報学の教科書に匹敵し、関連する法規に対する記述が存在するのは最近改訂された『系統看護学講座情報科学』のみであり、今後の改善が望まれる。

国内の教科書一覧

①辻和男他『看護のための情報科学』（医学書院、一九九二年）
②辻和男他『ヘルスケア情報学入門』（金原出版、二〇〇〇年）
③椎橋実智男『看護・医療系のための情報科学入門』（医学芸術社、二〇〇〇年）
④中野正孝他『系統看護学講座　情報科学』第四版（医学書院、二〇〇〇年）

5　教科書に引用された情報倫理の基本となる国際的なルール

前述のアメリカの看護情報学教科書に引用されている情報倫理の基本となるルール（基準）は以下の通りである。ＩＮＩでは、データ保護のための基準の冒頭に、プライバシー保護のための国際的な基本原則である国際経済協力機構（ＯＥＣＤ）の八原則（表６）が紹介されている。この原則は個人データを商業ベースで正しく扱うための基本として提案されたものである。もちろん、医療もこの「商業ベース」の中に含まれる。

日本もOECDの加盟国なので、既に上記の原則を批准している。そこで、他の批准国同様、このガイドラインに沿って自国の法令の整備を進める義務を負っている。今後、各種の国内法規が整備されて行くだろう。国内で平成十五年五月二十三日に制定された「個人情報保護法」[16]はその第一弾である。当然、国内の医療機関およびそれに属するすべての看護師の行為に対してこの法律が適用される。

この法律の基が前述の八原則であることは表7の各条文の比較により示される（個人情報保護法の解説3.OECD八原則と個人情報保護取り扱い業者の義務規定の対応。首相官邸より）。ただし、責任の原則には対応する条文がない。

なお、ICN看護師の倫理綱領にあった「看護師は、個人がケアや治療に同意する上で、十分な情報を確実に得られるようにする」という倫理規定は、あえてインフォームド・コンセントといわなくても、OECDの目的明確化の原則と収集制限の原則が守られれば、結果として守られるだろう。また、「看護師は、他人の個人情報を守秘し、これを共有する場合には適切な判断に基づいて行う」という倫理規定も、目的明確化の原則と利用制限の原則が守られれば守ることができるだろう。このように、情報倫理の基本は患者プライバシーの権利を尊重することで、そのための基準を満たす行動を続ければ他の項目も結果的に満たされるように思える。

情報化社会の未来を担う看護師は、看護情報学の専門家に限らず、次頁の八原則を常識として知っている必要がある。

表6　OECDプライバシーの8原則

1. 目的明確化の原則
2. 利用制限の原則
3. 収集制限の原則
4. データ内容の原則
5. 安全保護の原則
6. 公開の原則
7. 個人参加の原則
8. 責任の原則

目的明確化の原則とは，データ収集目的を明確にして，データ利用目的と合致させるようにすべきだという原則である．

利用制限の原則とは，患者の同意がある場合や法律の規定がある場合以外は目的以外にデータを使用してはならないという原則である．

収集制限の原則とは，データは患者に通知し，適法・公正な手段によって患者の同意の下に収集すべきであるという原則である．

データ内容の原則とは，データの内容は利用目的に沿った，正統，完全，最新であるべきだという原則である．

安全保護の原則とは，収集されたデータは合理的な安全保護装置によって紛失や破壊，使用，修正，開示などから保護されるべきであるという原則である．

公開の原則とは，データ収集の方針などを公開し，データの存在場所，利用目的，管理者などを明らかにすべきであるという原則である．

個人参加の原則とは，自己に関するデータのある場所を知らせるとともに，その内容を確認させ，その内容に異議申し立てすることを保証すべきであるという原則である．

責任の原則とは，責任者はこれら原則の実施に責任があるという原則である．

表7　OECD 8原則と個人情報取り扱い事業者の義務規定の対応

OECD8原則		個人情報取扱事業者の義務
○ 目的明確化の原則 収集目的を明確にし，データ利用は収集目的に合致するべき ○ 利用制限の原則 データ主体の同意がある場合，法律の規定による場合以外は目的以外に利用使用してはならない	⇨	○ 利用目的をできる限り特定しなければならない．（第15条） ○ 利用目的の達成に必要な範囲を超えて取り扱ってはならない．（第16条） ○ 本人の同意を得ずに第三者に提供してはならない．（第23条）
○ 収集制限の原則 適法・公正な手段により，かつ情報主体に通知又は同意を得て収集されるべき	⇨	○ 偽りその他不正の手段により取得してはならない．（第17条）
○ データ内容の原則 利用目的に沿ったもので，かつ，正確，完全，最新であるべき	⇨	○ 正確かつ最新の内容に保つよう努めなければならない．（第19条）
○ 安全保護の原則 合理的安全保護措置により，紛失・破壊・使用・修正・開示等から保護するべき	⇨	○ 正確かつ最新の内容に保つよう努めなければならない．（第19条）
○ 公開の原則 データ収集の実施方針等を公開し，データの存在，利用目的，管理者等を明示するべき ○ 個人参加の原則 自己に関するデータの所在及び内容を確認させ，又は意義申立を保証するべき	⇨	○ 取得したときは利用目的を通知又は公表しなければならない．（第18条） ○ 利用目的等を本人の知り得る状態に置かなければならない．（第24条） ○ 本人の求めに応じて保有個人データを開示しなければならない．（第25条） ○ 本人の求めに応じて訂正等を行わなければならない．（第26条） ○ 本人の求めに応じて利用停止等を行わなければならない．（第27条）
○ 責任の原則 管理者は諸原則実施の責任を有する	⇨	○ 苦情の適切かつ迅速な処理に努めなければならない．（第31条）

＊各義務規定には適宜除外事由あり。

ＥＣＮに記載された基本となる法規は、医療保健の移動保障および説明責任に関する法律（The Health Insurance Portability And Accountability Act＝ＨＩＰＡＡ[17]）であった。この法律は一九九六年に制定された。その目的は、アメリカでは一般的である民間の健康保険を州にまたがって利用者が使用できるようにすることである。そのため、ＯＥＣＤの八原則具現のための国内法という側面を色濃く持っており、最近、相次いで保健医療データの電子的な交換を可能にするためのプライバシー保護の基準[18]とセキュリティのための基準[19]が定められている。この法律には、二〇〇三年四月までという遵守期限が決められており、過失に対しては罰金や禁固刑を伴う厳しい制裁処置が設置されている。そのため、アメリカ看護協会はＨＩＰＡＡのプライバシー基準を学習するためのオンラインの学習コースを設けてその遵守の徹底を図っている[20]。

このように見てくると、アメリカにおける看護情報学の教育では法治主義の原則が貫かれており、基とされている標準的な法規の内容も含めて、患者のプライバシーの権利遵守と患者データ保護の概念を中心に情報倫理が教育されていることが知られる。

なお、現在は看護情報学の教科書で倫理基準に関連して主に取り上げられてはいないものの、国際的な標準化団体ＩＳＯの作業部会ＴＣ２１５には、保健医療分野の機密性、可用性、完全性、そしてユーザーへの説明義務を保護し強化する技術的対応策のための規格と、保健医療におけるセキュリティ管理のためのガイドラインを定義するためのワークグループ（ＷＧ４）が存在する。この主要な参加国は、カナダ、アメリカ、ドイツ、イギリス、オーストラリア、日本、スウェーデン、フィンランド、韓国などで、将来ここで作られたガイドラインが看護情報学の教科書で記載される可能性は十分にあり、その動向が着目される。

6　国際医療情報学会が規定する医療情報担当者の倫理

看護情報学では、先に示した認定試験の内容にあるように、医療保健情報システムにおけるシステムの企画や維持管理ができる人材の養成を目指している。国際医療情報学会では、二〇〇二年に医療情報担当者倫理綱領(21)を採択しているので、看護情報学の掲げる情報倫理はこの医療情報担当の倫理者倫理要綱綱領を含むものでなければならない。

この要綱は、法律・規則や判例の変化に影響されず、むしろそれらを補い、法律・規則や管理規定が存在しない場合でも指針が得られるものであり、①医療情報担当者自身のための倫理指針を得るため、②医療情報担当者の行動を評価する際の基準となるため、③医療情報担当者の行動を規定する倫理上の見識を一般の人に明確に示すために作成されたことが明記されている。

要綱は二部構成で、国際的に受け入れられる「基本的な倫理原則」と健康情報を扱う際の情報処理上の一般的な倫理原則が述べられている第一部と、医療担当者の責務を詳細に定めた倫理規定である第二部から成っている。

第一部に示されている六つの「基本的な倫理原則」は、自己決定権について述べた「自立の原則」、平等・正当に扱われる権利について述べた「平等と正義の原則」、他人の幸福を図る義務について述べた「善行の原則」、他人の危害を防止する義務について述べた「不正回避の原則」、全ての権利と義務は実現可能でなければならないことについて述べた「不可能の原則」、可能な限り全力で義務を果たさなければならないことを述べた「誠実の原則」である。

これら原則のうち、平等と正義の原則、不正回避の原則、誠実の原則の三つは、古代からの医療倫理である「ヒポクラテスの誓い」として知られる倫理原則であるとともに、これらは第二次大戦中の一部医師による非人道的な人体実験などの反省を踏まえて合意された「ジュネーブ宣言」（一九四八）の中で、再確認された倫理原則である。

また、自立の原則は、医療者の立場側から作られてきた倫理原則の不十分さを補うため、患者の立場でその権利や義務を定めた「患者の権利に関するリスボン宣言」（一九九五）において新たに明示された倫理原則でもある。

これに生命倫理としての善行の原則と、全ての原則実施を現実のものとするための不可能の原則が加わり、この基本原則が成り立っている。

このように、国際医療情報学会では、これらの原則を論拠として、以下の情報処理上の一般的な倫理原則、すなわち情報倫理を導き出している。

A. 国際医療情報学会の情報処理上の一般的な倫理原則

要綱の情報処理上の一般的な倫理原則には七つの倫理原則が挙げられている。その内容は、自己データをコントロールする権利について述べた「情報プライバシーと情報処分の原則」、データの収集、蓄積、使用や破棄などを本人に通知することを述べた「通知の原則」、収集されたデータの保護について述べた「安全管理の原則」、個人データに対するアクセス権と内容に問題がある場合の訂正の保障について述べた

「関与の原則」と、これらの除外や制限について述べた「正当な適用除外の原則」、「制限最小化の原則」と制限の正当性を本人に示すことを述べた「責任の原則」である。

この中で、初めの三つに当たる「情報プライバシーと情報処分の原則」や「通知の原則」、「安全管理の原則」は、それぞれ国際看護協会が着目している「患者のプライバシーの権利」、「インフォームド・コンセント」、「患者データの保護」と一致しているため、国際医療情報学会の主張する情報倫理は国際看護協会の見解を満たしていると言える。

また、この一般的な倫理原則を、プライバシー保護のための国際的な基本ルールであるＯＥＣＤの八原則の内容と比較すると、「情報プライバシーと情報処分の原則」で述べられた情報のコントロール権については、コントロール権の及ばない使用を制限するという逆の立場から表した場合、ＯＥＣＤのプライバシーの原則の収集制限の原則になる。また、この情報のコントロール権を収集における患者の同意と読み替えるとＯＥＣＤの利用制限の原則になる。通知の原則では、ＯＥＣＤの収集制限の原則の中でも、収集において「通知」の必要性が述べられており、さらに「通知」を蓄積、使用などの公開と読み替えるとＯＥＣＤの公開の原則になる。安全管理の原則と関与の原則については、それぞれとほぼ同じ内容が安全保護の原則と個人参加の原則としてＯＥＣＤの原則に含まれている。

なお、ここでＯＥＣＤの原則と対応関係が見られなかった残りの一般原則は、全て例外事項について定めたものである。

このことから、国際医療情報学会の主張する一般的な情報倫理の原則は、全てＯＥＣＤのプライバシーに含まれるものであり、プライバシーの保護がその根本思想であることが分かる。

B．医療情報担当者の具体的な責務項目

要綱では、医療情報担当者が責務を負う対象として、患者、医療従事者、施設および雇用者、社会、医療情報担当者自身、職業の六つが定められており、それぞれに対して詳細に内容が規定されている。従来、国内で保健医療分野における情報倫理の問題が議論される場合、患者または一般市民がその対象者とされてきた。しかし、この責務項目が指摘するように、今後は医療情報担当者自身や施設および雇用者なども対象者に含むべきである。

もちろん、責務を負う対象の中で最も重視されているのは患者であり、最多の十一細目が規定されている。その内容は、

①電子的な診療記録を処理するシステムの存在を知らしめること。

②本人の同意に基づく記録の作成やデータ交換と、それが行われなかった場合の後日の適切な処置を保障する手段を患者に確認させること。

③電子的な記録が作成されていること自体や、記録者、記録の管理者、記録項目、記録の作成目的、記録にアクセスする個人や組織、管理の場所、保持期間、破棄の実態を知らせること。

④記録の出所を知らせること。

⑤患者が自分の記録に関して全ての権利を知らせること。

⑥目的に合った使用が行われているかを管理者や患者本人が調査する仕組みを設置し監視するとともに、その存在を患者に知らしめること。

⑦正当な代理人に対して、患者自身と同じ権限を与えること。
⑧全ての電子記録を公正、平等にあつかうこと。
⑨電子記録の安全性、完全性、記録媒体の品質、利用性、操作性を確保する対策をとること。
⑩目的外に使用されないことを保障すること。
⑪これら責務に対して起こりうる違反と、その原因を知らせること。

である。医療従事者に対しては、五つの細目が規定されている。
その内容は、
①医療従事者が、最善の品質の電子的な診療記録に対し、適切な時期に安全にアクセスできるような情報サービスを提供すること。
②情報サービスの状態を知らせるとともに、不都合が生じた場合には適切な助言を与えること。
③公正が欠ける状況や、サービスの品質が損なわれる状況について助言すること。
④最善の倫理水準と情報の品質を維持する環境を整備すること。
⑤電子診療記録に関連して知的所有権が生じた場合、それを保護すること。

である。また、施設および雇用者に対しては、九つの項目が規定されている。
その内容は、
①能力を備え、勤勉で誠実で忠実であること。
②倫理的で安全性が確保された文化を施設全体に築くためにその手段を設計、実装し、情報の高い品質を維持すること。

③診療情報の利用に関する倫理的や法的な評価を行う仕組が用意されるように努めること。
④情報漏洩が起きた疑いがある場合、責任者に警告すること。
⑤職務サービスに関連した障害や不都合が生じた場合、雇用者に報告すること。
⑥提供サービスが公正性を欠く場合、雇用者に報告すること。
⑦自分自身の教育研修に常時誠実に取り組むこと。
⑧適切で倫理的な規格に合致する機器やツール、技術だけを使用すること。
⑨雇用者に対して、適切な情報教育サービスの開発と提供を支援すること。

である。さらに、社会に対しては、五つの細目が規定されている。
その内容は、
①保健医療福祉情報に対する収集、蓄積、伝達、利用、取り扱いが適切に実施されるように努めること。
②合法的に計画された情報の収集、可能な限り個人識別情報の削除と無名化、合法の範囲内での既存のデータベースとの関連付け、正当な権限のある者だけがアクセスしていることを確認すること。
③電子化された診療記録の性質や利用などに関する事項を、市民に教育すること。
④人権を侵す行為に直接および間接的に関わらないこと。
⑤自ら提供するサービスの対価を決定し、職務状況や成果に責任を負うこと。

である。

看護情報 ＝ 看護（データ ＋ 判断）

＝ 看護データ ＋ 看護判断

プライバシー（データ保護）　インフォームド・コンセント

患者データ ＋ 患者判断 ＝

患者（データ ＋ 判断）＝ 患者情報

図１

以上の倫理要綱は、アメリカではＨＩＰＡＡ法のような詳細な規定があるため、看護情報学の教科書で直接取り上げられてはいない。しかし、国内では患者のプライバシー保護や患者データの保護に関する基準や法律は完備していない。個人情報保護法のように既に存在する法規があっても、各医療施設にはその運用のための規則類が整備されておらず、またその遵守のための体制も整っていない。このように文章化された指針が存在しない場合には、具体的な行動指針となる医療情報担当者の責務項目は役立つであろう。国内の看護情報学教育では、情報倫理の教育項目として加える必要があると考えられる。

7　情報の倫理とデータの倫理の混同を区別する

グレイヴスとコルコランの看護情報学の定義からわかるように、看護情報学分野ではデータと情報を明確に区別している。ところが、一般にはデータに対して「情報」という言葉を使う場合が多い。看護情報学の立場から情報倫理を扱うためには、「情報」の概念を看護師の思考プロセスに沿った形で科学的に再定義しておく必要がある。情報という言葉には「ある特定の目的について、適切な判断を下すこと」という解釈がある。看護では、看護ケアを行うための一連の思考過程を順番に「アセスメント」「診断」「ケア計画立案」「ケア実施」「ケアの評価」の五つのプロセスに分けて、その全体を「看護過程」と呼んでいる。第一段階のアセスメントで、患者からのデータを収集し、診断過程でデータの分析や問題の明確化、優先順位の決定などが行われる。診断は判断の一種である。そこで、先に挙げた情報に対する解釈を一歩進めて、「患者データを基に看護師が診断を下すとき情報が生まれる」と定義する。言い換えると、データに判断が加わったものが情報であるとなる。これを式に書くと下記のようになる。

データ　＋　判断　＝　情報　――　式1

ここで、自然科学の分野で最初に「情報」の単位を定めたシャノン[20]の方法に倣って、看護分野の情報も単位をビットと定め、判断が行われたとき生じる情報の量（最小単位）と決めておくと、看護情報の量を測ることが可能となる。

式1の定義を基に、国際看護協会が主張する情報倫理である「患者のプライバシーの権利」と「患者データの保護」、「インフォームド・コンセント」が守られた場合を考察する。

図1に見られるように、看護情報は看護師の制御する看護データと看護師の判断すなわち看護判断に分割される。

このデータの項目に着目すると、現在、医療機関で一般の看護師が扱っている看護記録などの、いわゆる看護データは、看護師がそのデータの収集、蓄積、使用、破棄を決定している。しかし、本来、データの由来は患者であるため、看護師が遵守すべき情報倫理とされている「患者のプライバシーの権利」を尊重するなら、ＯＥＣＤの原則に従ってデータの制御権を患者に移行する必要がある。もちろん、データの制御権が患者に移った際に、患者が治療目的で看護師にそのデータを安全に貸すことができるように、データの使途保全性や完全性、可用性を満たした「患者データの保護」が保障される必要もある。これらが満たされた時、看護データは患者データになる。

このように考えると、「患者のプライバシーの権利」と「患者データの保護」の原則は、「情報倫理」と呼ぶよりも、看護業務の情報化に伴う電子化された看護データのための「データ倫理」と呼ぶべきと考えられる。

一方、この式の情報の項において、現在、看護職がどのようなケアを行うかという判断は、ある程度患者の意向を反映しているものの、主に看護師の専門知識を基にした判断や医療診断によって決められている。ここで、看護師が遵守すべき情報倫理とされている「インフォームド・コンセント」が保障されるなら、患者も看護師の判断の論拠を理解し、納得した上でほぼ同じ判断を行えるであろう。これにより看護判断であったものが患者判断となる。すなわち、「インフォームド・コンセント」は判断のための倫理原則、すなわち判断倫理と呼ぶべきではないか。

このように、看護情報を分解した（看護データ＋看護判断）のそれぞれの項において、データ倫理と判断倫理が保障されると、看護データが患者データに、看護判断が患者判断に置き換わる。次に、（患者データ＋患者判断）のそれぞれの項における患者の語句をカッコの外に出し、式1よりデータ＋判断の部分を情報と置き換えると、看護情報が患者情報となる。

このことから、国際看護協会により情報倫理とされている諸原則は、看護師の情報を患者の情報にするために考え出された原則であり、情報の制御権を患者に戻すこと、すなわち、情報に対する患者のプライバシー権を確立することこそが情報論的な意味における情報倫理であると考えられる。ただし、看護情報学における情報倫理を定義する場合、看護情報学は電子化された医療環境の中で医療情報の担当者として活躍する看護師のための専門分野なので、国際医療情報学会が指摘するごとく、責務を負う対象者は患者以外に医療従事者、施設および雇用者、社会、医療情報担当者自身が含まれる。

以上、今までの全ての考察をまとめると、看護情報学における情報倫理は「看護情報学専門看護師が責務を負っている全ての対象者のプライバシー権を保護する」ことであると結論される。

注

（1）保健医療情報システム検討会「保健医療分野の情報化にむけてのグランドデザイン　最終提言」（平成十三年十二月二十六日、http://www.mhlw.go.jp/shingi/0112/s1226-1a.html）。

（2）National Advisory Council on Nursing Education and Practice, "A National Informatics Agenda for Nursing Education and Practice: Report to the Secretary of the Department of Health and Human Services," *HRSA*, December 1997, http://bhpr.hrsa.gov/nursing/nacnep/informatics.htm.

（3）National Center for Nursing Research, "Nursing Informatics: Enhancing Patient Care (a Report of the NCNR

Priority Expert Panel on Nursing Informatics)," May 1993（NIH Publication No. 93-2419), http://www.nih.gov/ninr/research/vol4/.

（4）Health Canada - Office of Health and the Information Highway（OHIH), "OHIH Research Project: 2002 - 2003 - Final Report," http://www.cnia.ca/documents/OHIHfinal.pdf.

（5）ICT Research Initiative of the Department Of Health, "Research into Health Informatics Education for Healthcare Professionals Results Summary," March 2002, http://www.rhied.org.uk/resultsa.htm.

（6）J. Graves and S. Corcoran, "The study of nursing informatics," *Image: Journal of Nursing Scholarship*, 1989; 21(4): 227-231.

（7）International Medical Informatics Association Nursing Informatics Special Interest Group US Report November, 2003, http://www.amia.org/working/ni/presentations/docs/IMIA.doc.

（8）American Nursing Informatics Association（ANIA）Educational Opportunities, http://www.ania.org/education.asp.

（9）V. Saba and K. McCormick, *Essentials of computers for nurses*, New York: Mc-Graw Hill, 1995.

（10）国際看護協会（ＩＣＮ）「看護師の倫理綱領」（日本看護協会訳、http://www.nurse.or.jp/kokusai/icn/icncodejapanese.pdf)。

（11）「医療保健情報：患者の権利保護に対する国際看護情報協会（ＩＣＮ）所信声明」（日本看護協会訳、二〇〇〇年採択、http://www.nurse.or.jp/kokusai/icn/policy-e/healthinformation.html)。

（12）Susan K Newbold's Nursing Informatics Home Page, "What books are available on the subject of Nursing

Informatics?" http://nursing.umaryland.edu/%7Esnewbold/sknfaqni.htm.

（13）山内一史・滝浦夕子・浅沼優子・宇部方庸子・奥寺忍・石井真紀子「学生実習における守秘義務指導の実態」（『医療情報学』二二・一、二〇〇二年、一一五―一一八頁）。

（14）滝浦夕子・山内一史・浅沼優子・石井真紀子・宇部方庸子・奥寺忍「看護者は守秘義務遂行のために何を行っているか?」（『日本看護研究学会』二五・三、二〇〇二年、二四八頁）。

（15）山内一史・浅沼優子・藤田比左子「患者データのセキュリティを高めるための看護情報学教育―日米の看護情報学分野の教科書比較より考える」（『日本看護研究学会誌』三四〇五、二〇〇三年）。

（16）個人情報の保護に関する法律（平成十五年法律第五七号、http://www.kantei.go.jp/jp/it/privacy/houseika/hourituan/030307houan.html）。

（17）HIPAA, http://www.hipaa.org/.

（18）HIPAA, "The Privacy Rule," http://www.hhs.gov/ocr/hipaa/finalreg.html.

（19）HIPAA, "The Security Rule," http://www.cms.hhs.gov/hipaa/hipaa2/regulations/security/default.asp.

（20）ANA HIPAA, "Privacy Compliance," http://www.nursingworld.org/hipaa/.

（21）IMIA, "Code of Ethics for Health Information Professionals"（日本語訳、http://www.imia.org/pubdocs/Japanese_Translation.pdf）.

山内一史

第12章　看護と情報に関する倫理

1　情報と倫理

（1）情報をめぐる最近の動向

わが国では、一九五四（昭和二十九）年に国の行政機関で電子化システムが導入された。都道府県では、一九六三（昭和三十八）年に最初に東京都と神奈川県が導入し、その後は全国に拡大された。また、計算機は大型計算機から小型計算機へ、そしてパーソナルコンピュータへと進化してきた。さらにネットワークも充実し、総合行政ネットワークとして都道府県および市町村に整備され、どこにいても行政サービスが受けられるようになった。一九九〇年代には社会の電子化が急速に発展し、本格的な電子化社会を迎えた。一九九九（平成十一）年には、住民基本台帳ネットワークシステムが導入された。個人情報が行政と連結し、行政サービスが効率的に受けられるようになった。しかし、その一方で個々の住民に番号が割り振られ、国の管理体制が確立されたことが問題になっている。利便性と引き換えに個人の情報が不当に利用される危険性を回避するために、情報に関する倫理が注目されている。

（2）医療情報をめぐる倫理的問題

【医療情報に関連する用語】

個人の健康に関する情報は、「医療情報」「健康情報」「診療情報」などと称される。「個人情報」については、二〇〇三（平成十五）年に施行された「個人情報の保護に関する法律（個人情報保護法）」に以下のように述べられている。「生存する個人に関する情報であって、当該情報に含まれる氏名、生年月日その他の記述等により特定の個人を識別することができるもの（他の情報と容易に照合することができ、それにより特定の個人を識別することができることとなるものを含む。）をいう」。つまり、個人情報とは生存する個人に関する情報であり、「個人識別情報」である。一方で、個人の健康状態や治療に関する情報（健康情報あるいは医療情報）は、「個人識別可能情報」である。すなわち、個人情報は該当する個人を特定できるが、医療情報あるいは健康情報は個人を特定できない。ただし、識別の可能性を有している、ということである。しかし、これらを連結することはプライバシーの侵害となることを認識することが肝要である。

【看護医療情報】

看護師が取り扱う看護情報を分類すると、次の五項目に分けられる。すなわち、①個人の私的内容（属性などの個人情報）、②健康・疾病情報、③治療情報、④遺伝情報、⑤家族の社会情報、である。

情報収集内容から見ても明らかなように、これらはプライバシーに深くかかわるものである。そのため、看護師は職務上知り得た情報の取り扱いについて、十分に注意しなければならない。また、情報倫理の教

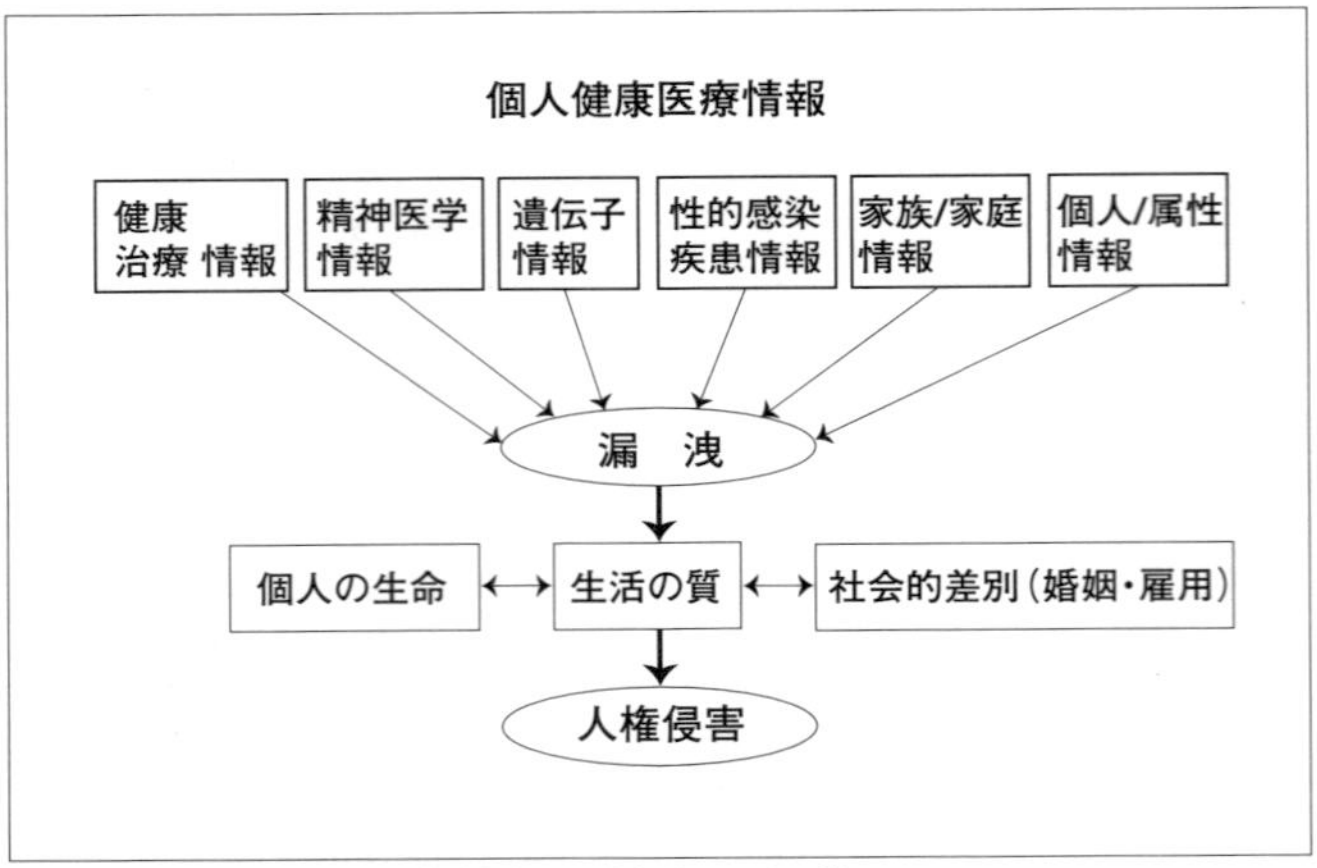

図１　個人健康医療情報に対する脅威

育の強化と、医療情報に関する法的な整備も必要である（図１）。

【患者情報の伝達と流出】

(1) 患者の個人情報とチーム医療

技術革新による社会の変貌は、疾病構造の変化とともに医療形態にも影響を、チーム医療にもたらした。医療の高度化は専門分化を促し、複数の医療従事者から成るチーム医療となってきている。それとともに患者の個人情報は、診療・看護にかかわる医師・看護師だけでなく、他の医療従事者も情報を知り得るようになってきた。

チーム医療によって、医師－看護師間での患者情報の伝達が必要であるにもかかわらず、それらが円滑に行われないことによって患者を危険な状況に陥らせることがある。その一方で、情報が流れることによって患者のプライバシーがおかされるという問題も起きている。

したがって、看護の実践には患者の個人情報を保護しつつ、必要な情報はチームメンバーに伝達するという二つの側面があることを十分に認識していなければならない。

(2) 診療場面での情報伝達

通常、医療場面での患者の情報は、「申し送る」「連絡する」「指示する」などによって伝達される。方法はその伝達内容により、口頭・書面・コンピュータなどが単独にあるいは併せて用いられる。

患者の情報の流れは病棟だけでなく、他の部門(薬剤・栄養・検査・リハビリテーション・放射線など)に流される。また、院外への流出には、質の異なる二つの流れがある。

第一は保険診療に伴う事務部門から保険会社への流出と、医師・看護師から医療・看護の継続のために流れる患者情報で、転院先の医療施設、保健所および学校などへの流出である。また、医事紛争に伴う診療録や看護記録の閲覧・公開もある。

第二に、情報の流れを「人」についてみると、患者の個人的情報を知る機会のある人は施設内外の医師・看護師のほかに、それぞれの部門に従事する医療従事者および職員、さらに学校の教員などである。

(3) 情報伝達の原則

医療従事者は各自の役割を認識し、相互にその役割を理解しておくことが重要である。すなわち医師・看護師は、患者の情報を得る立場にあることが多く、他の医療従事者はそれを知らされる立場にあるということである。患者の情報の質・量、およびその取り扱いを決定するのは医師・看護師であるので、看護師は患者の情報に関し、次のような選択に責任をもたなければならない（情報伝達の原則）。

①患者の個人的情報はどの範囲まで、だれとだれが共有すべきか。

②秘密はだれとだれに守秘するのか。

③①と②について、情報の伝達方式とプライバシー保護の方法は適切か。

(4) 患者の個人情報と守秘義務

・当事者と家族

医療の中心は患者である。現在の医療は従来の患者－医師の二者[1]関係から、患者－医師－看護師の三者関係となってきた。この関係の中でインフォームド・コンセントおよび伝達について考えることが重要である。

患者には、自分自身の健康に関する情報とプライベートな情報が、どのように活用され、だれとだれに伝達されなければならないのかを知る権利と、その情報の流れをコントロールする権利がある。

また、患者の情報は患者自身が知っていることが原則であるが、根治的治癒が望めない病名を患者に告知する場合のように、患者の心身の健康状態から真実を告げないという医療者側、家族の選択もあり、倫理上の葛藤場面が多いのが現代の医療の特徴である。

患者の心身の健康が著しく阻害され、意志が表出できない状況にある時は家族に情報を伝え、家族が患者に代わって意志決定をする場合もある。時には、家族に情報を与えることによって患者の利益につながらない場合もある。つまり、患者と家族に対する情報の伝達には、伝達の技術面だけではなく、患者の全体像と家族の支援状況を把握し、看護判断というプロセスがあって初めて情報が伝達される。さらに、伝達後の患者および家族におけるケアまで含まれることはいうまでもない。

・医師・看護師

医師・看護師は、患者の個人的情報を知る機会が多い。とくに看護師は、患者の身体的問題から家族関係、社会的・経済的問題などの情報を得ることがある。しかし、これらの情報収集は患者の健康回復に何らかの問題があり、その問題解決のために必要な看護行為であるという認識が必要である。不必要な情報収集は意味がないばかりか、逆に患者のプライバシーの侵害にもなることがあるので注意を要する。

看護師が職業的立場から知り得た患者の情報は、他に漏らしてはならないという規制は道義的にも当然なことであり、看護師の倫理規定にも定められている[2]。また、その重大性に鑑み、法的には刑法第一三四条〔秘密漏示〕医師、薬剤師、医薬品販売業者、助産師、弁護士、弁護人、公証人又はこれらの職にあった者）に規定がある。

医師・看護師は、あらゆる場面で患者の情報を把握する。それらは、患者を見るという観察から始まり、「聞く」「はかる」「さわる」などの方法を駆使して意図的に情報を収集する。なかでも、問診は医師・看護師が患者情報に接する最初の場でもあり、また、看護師は医師より先に患者の情報を得ることが多い。つまり、問診は最初の患者情報収集の場となるので、看護師の情報収集技術の適否によっては医師の診断、その後の患者の治療・ケアに影響を及ぼすことがある。必要な情報が収集できなかったり、情報を誤って解釈しないために専門的知識、アセスメント能力、さらに信頼を基盤とした十分なコミュニケーションが求められる。

情報は医療者の医学的・看護的目的に沿って収集されるが、患者にも問診の目的・意義を知らせることによって問診の内容が理解され、必要とする情報を正確に収集することができる。したがって、患者に問診の必要性を知らせることは医療者側の義務でもある。

そのためにも、情報の内容が周囲に知られないように環境を整えることが必要である。患者のプライバシーを保護することによって、正確な情報が得られることを看護師は知る必要がある。

医師・看護師に問われるまま、今まで家族にも言わなかった自分自身の秘密を伝えるのは、問診への理解と医師・看護師に対する信頼があるからである。とくに感染や性的問題・遺伝的問題は、状況によっては家族の崩壊にまで発展することがあるので、その伝達には、先に述べた伝達の原則に則った取り扱いが必要である。

たとえば、入院患者がたまたま一人の看護師に健康問題と異なる私的情報を話したことが他の看護師に伝わっていることをあとで知り、逆に看護師に対して不信感を抱くことがある。その場合の多くは、その情報が共有すべき性質のものなのか否かの判断に問題があったといえよう。

また、必要な情報でも、知らされた他の看護師が不必要に当該患者に漏らしたりすることによって起こる場合もある。他の看護師に患者の個人的情報を伝え、情報を共有する場合は、患者の健康問題の解決に必要な情報であるので、患者の医療に直接かかわっているチームメンバーの看護師に限定される。

・他の医療従事者

薬剤師や臨床検査技師は、治療・検査の目的で患者の病名や身体の一般的所見、感染、遺伝などの情報を得る必要はあるが、患者の病歴や社会的・経済的情報まで知る必要がないこともある。したがって、診療記録・看護記録の中から必要な情報についてのみ伝達する方法を講じなければならない。

・医療事務の職員

事務職員が事務の手続き上、患者の氏名・住所以外に、病名や諸検査など入院中の治療経過を知ることは避けられない。しかし、健康問題と直接関係のない既往歴などの個人情報が不必要に流れないように留意する必要がある。

・保険組合の従事者

国民皆保険制度をとっているわが国では、保険の適用を受けるために、健康保険法の提出義務に従って、所定のレセプトが第三者である外部の保険組合に流される。そこには、病名や治療に使用された薬剤に至るまで詳細に記入されているので、患者が秘密にしたい情報が流される可能性は高い。また必要なときは、厚生労働大臣もしくは都道府県の知事の求めに応じて診療録が提出・提示される時もある。

患者が健康保険を使用することによって秘密が漏洩し、それによって患者が不当に扱われたり、あるいは秘密の漏洩を恐れて健康保険を使用しないというような事態は避けなければならない。

・学校の教員

腎臓病・糖尿病などの慢性疾患、難治性の疾患をもつ小児は近年増加している。疾患をもちながらも、その子どもにとってよりよい生活が送れるようにしようとするクオリティ・オブ・ライフ（ＱＯＬ）[3]の概念は、等しくだれにも適用される。とくに学童には、心身ともに成長・発達の時期にあるという特徴を踏まえた教育への配慮が必要である。

病院と学校との連携の不備で、疾患をもった児童が不当に扱われることがある。児童の疾患の情報は、だれがだれにどのように伝えるべきか、またその情報をだれが管理するかは、個々の児童の状況によって計画するものである。

【看護職およびその他の医療従事者の法的守秘義務】

(1) 看護職者に対する秘密保持義務

医師、薬剤師、助産師等については刑法で規定されているので、医師法、薬剤師法の身分法には秘密保持規定をとくに定めていない。社会での個人情報保護基本法の必要性が高まってきたこともあわせ、二〇〇一（平成十三）年、保健師助産師看護師法（昭和二十三年七月三十日、保助看法）の保健師、看護師、准看護師に対する秘密保持義務が第四四条二項に以下の通り新たに付け加えられた。

「保健師、看護師又は准看講師は、正当な理由がなく、その業務上知り得た人の秘密を漏らしてはならない。保健師、看護師又は准看護師でなくなった後においても、同様とする」

違反に対する処罰規定には「第四四条の二項の規定に違反して、業務上知り得た人の秘密を漏らした者は、六月以下の懲役又は十万円以下の罰金とする」とされている。

本条は、職にある時にはいうまでもなく、職を離れた時にも適用されるという厳しいもので、犯罪には時効があるが、本条にはない。また、これに反すれば処罰として懲役がある。

その他の医療従事者にも同様に、秘密保持の規定が定められた。条文の内容は、現職にある時も職を離れた時も他言を禁じている。これも同様であるが、注目する相違は看護職だけに罰金とともに懲役を科している点である。

(2)その他の医療従事者に対する秘密保持義務

理学療法士及び作業療法士法（昭和四十年六月二十九日）には、第一六条、処罰は二一条「五十万円以下の罰金」。救急救命士法（平成三年四月二十三日）には第四七条、処罰は五四条「五十万円以下の罰金」。歯科衛生士法（昭和二十三年七月三十日）には第一三条、処罰は一九条「五十万円以下の罰金」に、それぞれ秘密保持の規定と処罰規定が定められている。言語聴覚士法には業務を定めた五条五に秘密保持の義務規定があるが、処罰規定はない。

看護職の秘密漏洩に対して厳格な懲罰があるということは、医療における情報のすべてを把握する立場にあり、その取り扱い者として、利用者として、また、伝達・情報共有の判断者としての社会的責務を担っているからである。

【診療録・看護記録と倫理】

(1)患者記録の目的

医師・看護師が、診療録・看護記録をどのように認識しているかによって、情報の内容・記録方法、さらに情報の扱い方に違いが見られる。つまり診療や看護の記録は法によって定められているとか、医療事故が生じた時の証拠などという医療者側を主体とした認識で受けとめるか、あるいは患者に適正な医療を提供するためという患者主体の認識で受けとめるか、このような医療者の認識の相違が、患者から収集しなければならない情報（情報の選択）、収集した情報から伝達すべき内容の判断（伝達の選択）、さらに伝達の方法（記録の選択）などに影響を与えている。

つまり診療録・看護記録の目的は、患者に適正な医療を提供するためであるという認識をだれもがもつことである。記録を媒体として、医療従事者は情報を共有し、情報伝達の媒体として機能させなければならない。

記録に対して本質的な認識をもつことは、看護の質を評価することでもある。この行為は医療を提供する専門職としての職業的倫理でもある。したがって、患者のプライバシーに関する診療録・看護記録からの研究・事例の検討は、医療者のためではなく医療の質を常に評価し、患者に最善の医療を提供するという責務からきている。また、法の記録義務も同様に患者への適正医療を目的としており、市民から専門職に託された社会的責務である。

(2) 記録と法規定

医師法第二四条は、患者の診療に関する事項はすみやかに診療録に記載し、これを五年間保管しなければならないことを規定している。カルテの記載方法、様式についてとくに定めはないが、記載事項については医師法施行規則第二三条に定められている。

保健師助産師看護師法の第四二条には、助産師に対し助産録の記載と五年間の保存義務を定めている。その他の看護職には、「保険医療機関及び保険医療担当規則」に記録類の定めがある。

(3) POSと情報の取り扱い方

POS[4]はチーム医療を進めていくうえで最も有効な記載方法であるといわれる。治療・看護にかかわる医師・看護師が、同一の記録用紙に問題解決指向プロセスに則って記録するため、患者の情報・治療経過について医療者間に共通の理解をはかることができる。さらに、医療者の判断、それに基づく計画の立案を明らかにすることによって、医師・看護師の判断の誤りが指摘できるなど、質の相互評価からその患者に最もよい医療が提供できるという利点がある。

(4) 診療録・看護記録　開示の経緯

患者の診療録・看護記録などの記載内容はプライバシーに関することが多く、他人はいうまでもなく、なかには親・配偶者・近親者にも知られたくない事柄もある。したがって、医師・看護師には各種法規によって守秘義務と漏洩の罰則規定が定められている。ただし、医療業務関係法規が適用される場合は、開示の求めに応じなければならない。また、患者自身が求める診療録の開示に対しては、患者の人権の尊重、情報の自己コントロールの原則を十分に尊重しなければならない。

しかし、通常の健康体とは状況が異なること、また開示によって悪影響を及ぼすことが予想される場合もあるので、開示の仕方、開示後のケアに十分配慮しなければならないことはいうまでもない。

①医療業務関係法規――医療監視員（医療法第二六条）、保険医療監査（健康保険法第九条・第四三条）、麻薬取締官（麻薬及び向精神薬取締法第五三条）のほか、薬事法、国税犯則取締法（第一条）、犯罪の強制捜査などで、また交通・医療事故裁判などの資料や証拠として診療録・看護記録の開示を求めることができる。

②患者や家族による請求――診断書・証明書などのほかに、患者や家族が診療録・看護記録などの閲

覧・複写を求めることがある。今後の方向としては患者にその権利を認めようとする傾向にあるので、医療の場では、その個別性を尊重した開示方法に専門的な知識が求められていくといえよう。

すでにアメリカでは、一九五〇年代に患者の閲覧・複写権を認める判例が出現している。その根拠としては次の三つが代表的である。第一は、医療記録に記されている紙（またはフィルム）は医師・病院が所有するものであるが、そこに含まれている情報には患者の所有権あるいは財産権があるというもの。第二は、医師・患者の信頼関係で成り立っているので、患者が知ることによって、最善の利益のために重要である事項は患者に提示する義務を負うというもの。第三は、医療記録は公共的性格であるがゆえに認めようとするものである(5)。

このような論争を経過しながら、今日では患者の知る権利として開示に応じているのが一般的である。しかし、開示といえども診療録のサマリーに限定したり、あるいは家族による開示によって患者に不利益になることが予想される場合、また患者自身が家族の開示を知らない時は、医療者の判断で阻止することもある。

わが国の現状では、診療録・看護記録類を患者や家族にすべて開示するまでには至っていない。体温表などの記録の一部が提供される場合はあるが、これは論外である。不治の疾患名を知ることによる患者への悪影響や、治療・看護の内容の開示によって、医療の質が評価されることへの医療従事者の不安要素などがあるところに、わが国の医療問題の一つが存在している。

つまり、医師・看護師の説明にもかかわらず、記録の全面的開示を求めること自体に問題があるともいえよう。たとえば、患者が他の医師の診察を受ける時に従来の健康状況について知りたいと思いカルテ類医療者側との信頼関係のもつれや医療不信による開示請求は最も不幸なことである。

医療者への不信感を抱かせたり、身体的にも経済的にも負担をかけたりすることがある。

の開示を請求しても、患者情報の守秘を盾にしてこれを拒否することがある。しかし、これによって逆に

(5)情報公開法とプライバシーの保護

①情報公開法の制定――一九七〇年代初頭より情報公開の法律制定が提唱されていたが、一九九九（平成十一）年五月十四日に「行政機関の保有する情報の公開に関する法律」（いわゆる情報公開法）が公布された。

本法は国民主義の理念に基づき、政府の諸活動の状況を明らかにし、いわゆる開示請求権制度を確立することによって説明責任を遂行するものである。

個人情報の保護に関しては、個人識別型とプライバシー保護型があるが、本法は個人識別型を採用している。第五条一項但し書きに「人の生命、健康、生活又は財産を保護するため、公にすることが必要であると認められる情報」は不開示情報から除かれるとしている。

②診療記録の開示――医療従事者と患者の信頼関係の強化を主旨とした「カルテ等の診療情報の活用に関する検討会報告書」が一九九八（平成十）年六月十八日に提出された。

開示の対象となる記録の範囲は、診療録・看護記録・処方せん・検査記録・X線写真である。診療情報提供者は患者本人、本人以外の者に対しては本人の同意とともに本人が自己の治療について理解、判断する能力が欠けていると認められる場合に限って行われるべきとしている。親権者、配偶者およ

び後見人、同居の親族等はこれに準じるが、遺族は除外している。また、診療情報の提供の例外として診療情報の提供に伴う悪影響がある場合においては、医療従事者の判断で情報提供を保留することもやむを得ないとしている。

さらに、電子カルテ等の普及、プライバシー保護のための安全性に言及し、法制化を提言した。これを受けた厚生省（当時）の医療審議会が議論を開始、厚生省も法制化の叩き台として「医師及び医療施設の管理者は、患者が自己の診療録、その他の診療記録等の閲覧、謄写を求めた場合には、原則としてこれに応じるものとする」という指針を出し、二〇〇〇（平成十二）年一月からの実施を求めたが、事実上、法制化には至らないのが現状である。

百九カ所の大学病院に対する調査（二〇〇〇（平成十二）年四月）(6)では、八十二大学病院から回答があり、実施予定のない三大学病院を除いて実施済み、近日中に実施の予定などであった。しかし、「開示」と「公開」の混乱が見られ意識改革の問題も多い。

【行政機関と患者情報】

行政機関において、健康管理上の立場から患者の個人的情報が取り扱われることは多い。とくに最近は、データベースを利用した情報検索による計画や、オンラインによる処理によって、情報の取り扱い方が高度化してきている。

近年、健康問題上の価値観の葛藤は多いが、マスメディアやインターネットによる情報の普及によって、個人の尊重を基盤としたプライバシー保護の主張が強い。とくにコンピュータ操作によって、これらの情報が、だれによりどのように蓄積され、検索され、だれが研究できるかなどについて一定の枠を設ける要求が高まってきている。

【行政機関における患者情報システム】

地方公共団体による医療情報システムの代表的なものは、救急医療情報システムである。患者の病状に合わせ、適切な最寄りの医療機関に患者を搬送するシステムであり、患者の「たらいまわし」を解消しようとするものである。なお、救急医療情報システムは有効であるが、診療拒否など機能の点で倫理的諸問題が生じることが多い。

救急医療と抱き合わせて論じられたのが、臓器移植のシステムであった。どの時点の臓器を用いるか(死体または脳死体)、どの患者に移植するか、どの患者から臓器を提供してもらうのか、だれがどのような基準で選択するのか、臓器搬送の経済性などの問題が山積していた。その後、「臓器移植ネットワークの研究」などによって、移植機会の公平性の確保と最も効果的な実施の基本的な考え方が提示され、移植施設の特定と登録などが定められた。しかし、コンピュータの操作ミスにより、レシピエントの順位の誤りがあった。このことを過小評価することは倫理的に許されないことである。医療情報システムの質は、患者の利益が優先されているか否かで評価することを認識する必要があろう。

2　病院情報システムをめぐる倫理的問題

(1) システム化に必要な倫理的視点

一九六〇年代の後半から病院にコンピュータが導入され、単なる計算レベルから、急速にシステム化へと進展してきた。それによって、病院内各部門の情報処理は迅速かつ効率的に行われるようになってきている。今後、時代の推移とともにコンピュータが医療の分野においても広く普及していくことは、もはや疑いのない事実である。

しかし、「医療サービスの向上」というその利点が重視される一方で、システム化によって患者の個人情報が目的以外に使われたり、情報の漏洩によって、プライバシーが侵害されるのではないかという危機感も生じてきている。また、事務処理機能が優先され、逆に患者の安全が脅かされるような事態が起きているのも無視できない。医療におけるコンピュータシステムの開発に際しては、次に挙げる三つの原則を常に配慮しなければならない。

①病院で処理対象となるデータは個人の秘密情報である。病院が対象とする処理データは、他の企業が扱う個人情報とは質が異なり、他人に知られることによる不利益が大きいという特性がある。

②データは医療者に対する信頼が基盤になって提供されたものである。売買の契約と異なり両者の合意が伴わない場合も多い。またその経緯も異なる。これらのデータは医師・看護師を信頼し、患者みずからが提供した情報および患者の意志に関係なく医療者が職務上知り得た情報である。

③患者の人権尊重に対する意識が重要である。医療におけるコンピュータ利用の目的は、患者の健康の

維持・増進、疾病からの回復のための一つの媒体でもある。技術者も医療者と同様の倫理観をもたなければならない。

（2）支援システムとその限界

医療におけるコンピュータの利用を、その目的によって四つに分類し、すでに指摘されていること、あるいはこれから起こり得るかもしれない倫理的問題について述べることにしよう。

【医師の診断・治療に対する支援システム】

医師は患者を診察・診断し、そして治療する。つまり、医師は患者の心身の状態を的確かつ敏速に知ることによって病状・経過を把握し、さらに得られた情報を総合的にアセスメントしなければならない。診察から得られた患者の情報、あるいは検査結果の情報などをコンピュータの機能によって提供する仕組みを総じて支援システムという。患者の身体のさまざまな情報を収集し、これを図・グラフ・音などによって提示するので、医師は患者の全体像を的確に把握することができる。このことは当然、誤診を防ぎ、さらに治療方法の選択肢をコンピュータから得ることによって科学的データが患者に提供でき、治療方法選択の助けともなる。つまり、ここでいう支援システムとはデータをまとめて提供するレベルである。このレベルを超えると倫理的に問題となる。

たとえば、心電図などといった検査の判読機能の助けは必要としても、個々の患者によって何が必要な検査なのかというような情報内容の分析・判別、また得られた情報を総合的に判断するのは、人間である医師の役割である。将来、医師に代わる総合的判断機能の開発が技術的に可能であるとしても、それを許容するか否かの判断には倫理的諸問題が絡んでくる。

【看護診断・治療に対する支援システム】

看護師は、入院患者の心身および心理・社会的情報から健康上の問題をアセスメントし、看護計画を立案する。したがって、初期の看護計画の立案は重要であり、かつ高度な判断能力が求められる。その後、看護計画は日々の看護の実践、その評価、情報の再収集、再計画というサイクルで更新される。

看護計画の立案に際し、看護師が得る患者の情報は、すでに定められた必要項目に関する情報に、看護師の観察から得られた患者個々の情報が加えられる。通院患者であったならば、コンピュータで外来カルテを表示させることによって情報が活用でき、看護診断の助けとなる。また、諸検査のデータ、医師の診断、治療内容などの検索にもコンピュータが有効である。

看護計画の立案には、上記の方法で得られた情報をアセスメントすることが前提になるので、直接コンピュータを利用することはできない。仮に、既成モデルに患者をあてはめるということであれば、患者の個別性を無視し、逆に看護を強要することになり、患者に対する人権の侵害にもなりかねない。

患者に最善の看護を提供するために、日々の研鑽こそ看護師の職業的倫理でもある。先に述べたように、判断レベルを超えることは倫理に抵触する部分である患者の健康状態をアセスメントするために、情報を提供する媒体としてコンピュータを利用するという認識をもつことが肝要であろう。また、患者に提供する医療・看護の質のために欠かせないのが、昼夜を通して看護観察から得た患者の情報と、ケアを通して得た患者情報の蓄積である。これを常にアセスメントし、看護計画の修正を行うことができるための看護情報システムでなければならない。

したがって、患者の情報が提供されても、医療・看護に直接かかわるチームメンバーが情報を共有できるような医療体制ができていなければコンピュータは機能しない。

【看護ケアに対する支援システム】

看護ケアには、検査・治療を受ける患者に対する医療の一部を担うことも含まれる。検査にはさまざまなレベルがあるが、患者の安全性はいうまでもなく、プロセスの確実性は結果を左右し、診断にも影響を与える。患者が心身ともに平穏な状態で検査が受けられるためのケアは当然なことであるが、検査の目的・必要物品・検査方法・注意事項などにコンピュータの表示機能を利用することは、検査の複雑性・高度化に対応するためにも有効であろう。

また使用される薬剤の副作用などの情報は、看護には欠くことができない情報でもあるので、これにも表示機能を活用することができる。

【看護管理に対する支援システム】

看護管理・医療管理（患者サービス）でのコンピュータ利用は、看護師の勤務表の作成、光メッセージ通信システムによる患者から医師・看護師へのコール、家族とのテレビ電話などの開発に見られる。しかし、生命の尊重、個人の尊厳、患者の権利など「患者尊重」の視点に立ったコンピュータ利用の認識を忘れてはならない。たとえば、勤務表の作成は適正な人材配置によって患者に安全な看護を提供するためにある。また、先に述べた看護ケアの支援システムも生命の尊重ゆえに、多大な情報量の中から最新の知識を常に提供するための表示機能である。

また、外来患者あるいは市民に対する医療サービスに、まだコンピュータの利用は残されている。患者が自由に利用できる次のような医療情報サービスが医療施設に求められる。

①病院案内情報

②健康・保健指導情報など（医療・看護体制など）

さらに、人びとが病院を選択するための情報、「病院の質的評価の情報」として次の委員会設置の有無がある。

①医療事故防止委員会

②感染防止委員会

③倫理委員会

これからの情報化社会は新たな技術を生み出し、看護管理・看護ケアに導入される。看護師は医療計画に積極的に参画し、看護的視点に立った発言をしていくことが要求されている。

（3）オンラインと倫理的問題

院内の病院総合システムの拡大に伴い、患者の情報も他の部門に流されるようになってきた。さらに院内だけでなく、オンラインシステムによる端末機の操作で遠隔地にある知りたいデータの取得も可能である。オンラインシステムの拡大は患者の職場、学童の所属学校、地域社会にまで情報が結合できる。どのような目的によるのか、だれが知り得るか、本人から同意があるかなど、多くの課題が残されている。オンラインの対象基準、情報内容の選択、権限者の特定など法的整備が急務である。

生活の一部として実用化されようとしているのが、文字図形情報ネットワーク（ＣＡＰＴＡＩＮ）(7)や画像応答システム（ＶＲＳ）(8)を総合した高度情報通信システムである。医療分野においても、医療相談から緊急時の応急手当、在宅看護まで可能としている。たとえばホームケア・ホットラインシステムあるいはテレメディシンなどは有効であるが、法的側面から問題が指摘されている。しかし、法的問題だけでなく、現在の核家族や独居家族では緊急時にだれが操作するのか、また医師は直接患者を診察・診断・処置するのが原則であるが、患者の顔色も見ず、身体に触れることもなく、コミュニケーションもない一方的な情報による患者－医師関係は信頼の欠如ともなりやすい。このことは診断にも影響を及ぼすと思われるので、テレメディシンは応急処置の支援システムの限界にとどめるべきであろう。通信を介した医療の範囲の限界とともに、ファクシミリで送られる処方せんにも改ざんの可能性があり、今後、法的な整備が残されている。

3　コンピュータと法

これからの高度な情報化社会の実現には幾多の条件が必要であるが、なかでも、コンピュータがネットワークの機能と結合したことによって生じている諸問題、また将来起こり得る問題に対して法的な整備が急務となっている。とくに健康情報は個人のプライバシーに抵触するので、プライバシーの保護規定と、それを扱う人びとの義務規定が重要となろう。

(1) プライバシー保護の経緯

プライバシー権の発祥はアメリカである。これらの権利意識の土壌のもとに、アメリカは一九六〇年代半ばごろから政府保有の個人記録とプライバシーとの関係を調査し、一九七四年にプライバシー保護法(9)を制定した。同法に基づいて、プライバシー保護調整委員会は一九七七年七月に「情報社会における個人のプライバシー」の報告書を出した。この中でプライバシー法の原則として八項目を挙げている。すなわち、①公開の原則、②個人アクセスの原則、③個人参加の原則、④収集制限の原則、⑤使用制限の原則、⑥提出制限の原則、⑦情報管理の原則、⑧責任の原則である。

本項目を継承して一九八〇年九月二十三日、経済協力開発機構(10)（ＯＥＣＤ）は、プライバシー保護と個人データの国際流通についてのガイドラインに関する理事会勧告を採択した。ガイドラインの第七条から第一四条までがプライバシー保護に関する条文であり、これをプライバシー保護の八原則という。

(2) わが国におけるプライバシー保護の取り組み

法は社会的問題に対する社会秩序の取り決めである。したがって、法が先行する場合もあるが、通常は新たに生じた問題がまず既存の法によって解釈され、その積み重ねによって法理論が構築されるという経緯がある。一九七六（昭和五十一）年に「法とコンピュータ学会」が設立されたのも、コンピュータが単なる計算処理だけではなく、さまざまな機能を可能にし、さらにネットワーク機能と結合することによって、まったく異質な存在となったためである。そこで法による定めが不可欠になったともいえよう。わが国に限らず、現代社会のすべての人びとは、何らかの形で生命・健康・財産に関して行政機関あるいは民間による制度に加入しているので、思いもかけないところからダイレクトメールが送られてくることが多くなってきている。本人が知らないところで自分の情報が蓄積され、だれかによって流され、財産・社会的地位などから市民の選別がなされていることに無気味さと不安さえ感じられる。いまや、他人に知らせてはならない疾病・健康情報をどのように守らなければならないかという問題意識をもたないままコンピュータが駆使され、各種保健関係情報のシステム化は拡大するばかりである。

【プライバシー】

わが国では一九三〇年代にプライバシー（privacy）ということばが、プライバシー権との関係で紹介されている。プライバシーの概念に相当する日本語がなく、そのままプライバシーとして用いられている。一般的には個人の秘密を守る権利と解され、憲法第一三条の「個人の尊厳」に相当するものである。民法との関係では住居不法侵入罪、肖像権などによって代表されてきたが、急速な社会現象の変化、高度情報社会の到来などにより、その概念も混乱してきている。一九六七年、グロス（Gross）は、プライバシーは強い意味と弱い意味とを区別することを提唱した。前者は、人の私的事柄を知る侵入、または侵入者が自分が知っている人の私的事柄を他者に知らせるものとした。後者は精神的平穏、独居、人格的自立にあたるものと述べた。このような捉え方はその後、プライバシーとは単に自己に関する情報が他者に知られていないことではなく、自己の情報に対するコントロールなどとして論議され、保護法制定の規範的論議の基礎となってきた。

プライバシーの様態はさまざまなので、コンピュータ関係では個人情報の取り扱い方という側面で捉え、かつ電子計算器処理にかかわる個人情報の保護という観点に絞って議論されている。したがって、伝統的なプライバシーと区別するために「情報プライバシー」「データプライバシー」とも呼ばれる。

【プライバシー保護】

各国に見られるプライバシー保護の立法化、さらに一九八〇年のＯＥＣＤによるプライバシー保護ガイドラインの勧告などがわが国に与えた影響は無視できない。わが国では同年のプライバシー保護法案要綱の提出に続いて、一九八一（昭和五十六）年に「プライバシー保護研究会」が設けられ、法制の必要性が報告された。一九八八（昭和六十三）年四月には「行政機関の保有する電子計算機処理に係る個人情報の保護に関する法律案」が国会に提出され、十二月に成立・公布された。しかし、その対象は行政機関が保有する個人情報に限定され、しかもその目的は「行政の適正かつ円滑な運営をはかりつつ、個人の権利利益を保護する」にとどまっている。むしろ、一九八〇（昭和五十五）年のプライバシー保護法案要綱が、現状の問題に対応した内容であるといえよう。

地方自治体は、これらに先がけて比較的早い時期から問題意識を持ち対処している。すでに、地方自治体の事務処理のためのコンピュータ導入は一〇〇％に達する。とくに自治体は地域住民と密着しているため、住民のプライバシー保護は急務とされ、一九八五（昭和六十）年四月、「個人情報保護研究会」が発足した。個人保護対策の内容は、基本的にはOECDの勧告の原則を踏まえ、かつ各地方自治体の事情を配慮した形にはなっているが、個人の健康情報に関してはとくに明記されていないので、個人の医療情報の流出の防止が必ずしも保障されているとはいえない。とくに、わが国の健康情報に関する倫理的意識構造は、プライバシーの意識の希薄さに、役人と住民の権威的関係、さらに医療者と患者の権威的関係という三重構造が特徴である。しかし、公衆衛生業務の遂行という公益、あるいは研究が優先という伝統的な価値観は、いまや国際的にも通用しなくなっている。

一方、学会や研究会は活発に活動し、「プライバシー保護の観点から見た医療情報管理のありかた」の中間報告を踏まえて、次のように情報管理のあり方を提言している。(11)

①医療情報の内容の分類を次の三つのカテゴリーに分類し、それぞれに異なった管理運用を設定する必要がある。

a　主観的医療情報
b　客観的医療情報
c　価値判断的医療情報

②医療情報を学術研究・教育や法制度に基づく行政事務に利用することを「医療情報の第二次利用」と定義し、それにあたって考慮すべき点として「医療情報利用の二原理」と、その際に明示すべき「医療情報の十原則」をまとめた。

［医療情報利用の二原理］

a　情報源者の利益のために利用する原理

b　社会利益のために利用する原理

〔医療情報の十原則〕

a　媒体の種類を問わず、取り扱いの規定を同等にする原則
b　取り扱う施設の設置母体の区別なく、取り扱いの規定を同等にする原則
c　利用目的を明確にする原則
d　情報の取り扱い者（責任者）を明確にする原則
e　情報の収集・蓄積・伝達・処理過程を記録する原則
f　情報の収集・蓄積・伝達・処理過程の管理を当事者間で完結する原則
g　情報の他への伝達（利用）を当事者間で合意する原則
h　情報の管理教育を恒常的に行う原則
i　情報が正しく運用されているかを監査する原則
j　懐疑および情報開示に対する裁定の原則

【倫理綱領】

一方、情報を扱う技術者らも、個人情報保護等の観点から倫理的行動指針の要望が高まり、一九九七（平成九）年に社団法人情報処理学会では以下の倫理綱領を規定している。

①社会人として

a　他者の生命、安全、財産を侵害しない。

ｂ　他者の人格とプライバシーを尊重する。
ｃ　他者の知的財産権と知的成果を尊重する。
ｄ　情報システムや通信ネットワークの運用規則を遵守する。
ｅ　社会における文化の多様性に配慮する。

②専門家として

ａ　たえず専門能力の向上につとめ、業務においては最善を尽くす。
ｂ　事実やデータを尊重する。
ｃ　情報処理技術がもたらす社会やユーザーへの影響とリスクについて配慮する。
ｄ　依頼者との契約や合意を尊重し、依頼者の秘匿情報をまもる。

③組織責任者として

ａ　情報システムの開発と運用によって影響を受けるすべての人々の要求に応じ、その尊厳をそこなわないように配慮する。
ｂ　情報システムの相互接続について、管理方針の異なる情報システムの存在することを認め、その接続がいかなる人々の人格をも侵害しないように配慮する。
ｃ　情報システムの開発と運用について、資源の正当かつ適切な利用のための規則を作成し、その実施に責任をもつ。
ｄ　情報処理技術の原則、制約、リスクについて、自己が属する組織の構成員が学ぶ機会を設ける。

【個人情報保護基本法制定の動向】

今までの経緯を経て、一九九九（平成十一）年十一月、「わが国における個人情報保護システムの在り方について」の中間報告が、国の諮問を受けた委員会、「高度情報通信社会推進本部個人情報保護検討部会」から提出された。報告書は、先に述べたＯＥＣＤのプライバシー保護の八原則を遵守している。重要な点は、個人情報の中でも健康に関する情報である。公衆衛生の向上、つまり公益とプライバシーについては別途検討する必要がある。すでに、この点についても「疫学的手法を用いた研究等における個人情報の保護等の在り方に関する専門委員会」での検討が始まっている。個人情報の利用と研究は常に両極端にあるから、疫学研究においても個人の情報が利用・活用される場合には、「知らされ、そして承諾する」インフォームド・コンセントの手続きが不可欠である。これを受けて、二〇〇二（平成十四）年六月に「疫学研究に関する倫理指針」が出された。

（3）コンピュータ・セキュリティ

セキュリティ（security）とは、安全・防犯などの意味がある。情報に関するセキュリティについては、すでに情報が単なる工学の分野だけではなく心理学・言語学などの学際的学問となりつつある中で、とくに倫理学・法学などの学問領域と密接にかかわるようになってきている。

コンピュータ・セキュリティは、ただ単にコンピュータシステムを守るだけではなく、システム内の情報が権限のない者によって使用されないようにコントロールする点にある。そのため、セキュリティの諸問題については、常に倫理的視点から技術の開発、経済性を考えるということが原則である。クラッカー(12)

（コンピュータ破り）などによる多大な影響を考えれば、高度な技術が求められよう。しかし、一方で高度な技術によってセキュリティを強化すれば逆にコストも高く効率が悪くなるという議論がある。最終的には人間がコントロールすることになるので、倫理的な価値判断ができるかどうかにかかってくる。これらを背景に「コンピュータ・エシックス」という新たな学問に関心が高まってきている。

また、職業的倫理と法との関連も出てくる。つまり、コンピュータ・セキュリティは個人の尊重を基盤にしつつ、一方では国民の生命・生活、経済・社会の安全を守るという公益的性質を持っている。これを守る手立てとして、プライバシー保護法による規制と、コンピュータ・セキュリティに関する法の制定という構造が必要となる。

【アメリカのコンピュータ・セキュリティ】

なお、アメリカでは一九八七年に、コンピュータ・セキュリティ法（P.L.235）が制定された。一九七〇年代にはコンピュータシステムとデータファイルの防御は可能であったが、急速な技術の進展、利用範囲の拡大によって、その防御が不可能になってきた。個々の目的に沿ったコンピュータシステムへの接続は人びとのプライバシーをおかすばかりか、改ざん・破壊などによる犯罪も生じ、経済・社会的混乱を引き起こすようにもなった。政府・民間でのコンピュータ犯罪について調査した弁護士協会は、調査結果に基づいて次のようにコメントしている。

①犯人は内部の者がシステムへアクセスしたことによる場合の方が多い。
②現存するセキュリティシステムでは、コンピュータ犯罪の探知がむずかしい。

③セキュリティシステム自体が弱点を持っている場合が多く、また不適切である。
④セキュリティについての認識・関心が管理者だけではなく、一般の人々に欠けており、これが問題発生の原因になっている。

技術的問題とともに、コンピュータ・セキュリティの倫理的欠如を指摘している。対応策の一つとして、コンピュータ犯罪に関しては、一九八四年十月に連邦コンピュータ犯罪取締法を制定している。しかし、業務に携わる人びとの問題意識の低さや、倫理観の欠如、組織に関する諸問題から、むしろセキュリティの弱体化が懸念されてきた。そこで、一九八五年十二月、行政管理予算局（ＯＭＢ）は、連邦自動データ処理の体制の強化をはかるための規則と行政命令を出し、議会でコンピュータ・セキュリティ立法の提案をするまでになり、一九八七年にコンピュータ・セキュリティ法が成立した。

本法の目的は次の三点である。第一は、セキュリティに関する連邦職員の認識を高めるためのトレーニングの実施である。第二は、政府部門の秘密を守るためのセキュリティ基準・ガイドラインを作成し、行政機関に示すこと。第三は、行政機関にセキュリティプランの作成を義務づけることによって、連邦コンピュータシステム内にある秘密情報のセキュリティとプライバシーを改善しようとするものである[13]。

この目的に見られるように、目標は単にコンピュータシステムだけを守るだけではなく、システム内にある情報が無権限者に使用されないようにコントロールしようとするものである。したがって、本法は最大の弱点を持つデータ、すなわち情報の内容と、どのようなコンピュータシステムが対象になるかを明確にしている点で注目される。

【わが国のコンピュータ・セキュリティ】

今日の急速かつ多量なデータの流通は国内ばかりか、もはや国際的な問題である。コンピュータ・セキュリティの問題は、各国の責任にかかっているといえよう。わが国では、まだこのような性質の立法には至っていない。なお、通商産業省（当時）では、産業界の流通に対する機密保護の立場から、一九九一（平成三）年十月に官民合同の「セキュリティ分科会」を発足させたが、プライバシー保護にまでは至っていない。

【ソフトウェアと法的保護】

コンピュータは、社会での企業活動にとってきわめて重要な意味を持つだけではなく、生命工学(biotechnology)とともに二十一世紀の重要な分野の一つでもある。多大な頭脳と労力をかけて開発した各種のコンピュータプログラムを、無断複製して他の人びと・企業などが利用するという事態を放置すれば、社会的混乱も免れない。そこでコンピュータプログラムの保護について論議されるようになった。

ソフトウェアは人間の知的創作物であるから、これを知的所有物とし特許権として解釈しようとする経緯もあった。しかし、一九八〇年、アメリカは著作権法を一部改正して、これを著作権として保護することを定めた。

これに各国が沿うような動きを示したことから、わが国でも国際的協調の観点から、一九八五（昭和六十）年に著作権法を一部改正して保護対象に加えた。なお、わが国では一九七三（昭和四十八）年に著作権審議委員会によって、コンピュータプログラムの著作物性の報告が提出されていた。さらに一九八二タの法的保護論争に著しい影響を与えた（一九八二〔昭和五十七〕年十二月六日判決、東京地裁損害賠償事件「スペース・インベーダー・パートⅡ」）。しかし、コンピュータプログラムが知的所有物であることについては一応の法的保護が得られたとしても、実際的にはコンピュータプログラムが持つ特性によって、伝統的な著作権の法理論ではすべての紛争が解決できないところにまだ問題が残されている。それに比べてデータベースに関しては、問題もなく翌年の一九八六（昭和六十一）年五月十六日、同じく著作権法の一部改正によって明確化された。

そこで、データベースの法的保護の経緯について見てみよう。データベースは、俗にコンピュータに格納された図書館ともいわれる。それは「データを整理統合し、コンピュータ処理が可能な形態にした情報ファイル、またはその集合体」と定義されるように、生産の過程には人の手と頭脳と相当量の時間がかかる。作成者はデータベースシステムを構築するために、データの作成・収集など、また経済的にも莫大な投資を伴う。にもかかわらず、複製は容易である。そのため、データベースの利用の拡大に伴い、法的に保護しようとする気運は高まりつつあった。とくに、一九七九（昭和五十四）年に設立されたデータベース業連絡懇談会（日本データベース研究会）の啓発および研究活動、さらに通産省（当時）の外郭団体であるデータベース振興センターの設立などによる国際交流の活性化などがその一例である。法的保護の措置として、当初は編集著作物として検討されたが、データベースの知的構造はコンピュータを用いて検索できるようにする作業の内容にあるとして権限を定めた。

そこで、著作権法第二条第一項一〇号三によってデータベースを「論文、数値、図形その他の情報の集合物であって、それらの情報を電子計算機を用いて検索することができるように体系的に構成したもの」と定義した。さらに同法第一二条第二項において「データベースでその情報の選択又は体系的な構成によって創造性を有するものは、著作物として保護する」としている。これらに見られるように、データベース・コンピュータプログラムなどを含むソフトウェアは、知的所有物として位置づけられ、著作権として法的に保護されるようになった。

コンピュータプログラムが著作権としての保護に無理があるという中で、高度な技術の発展と、その急速性と普及の拡大などから、また新しい課題が生じる可能性を持つことも事実である。したがって、法的保護については時代の推移とともに検討されるべきものである。

【コンピュータと刑法】

コンピュータの普及によってさまざまな犯罪も生じてきた。先に述べたアメリカのセキュリティ法の成立の背景には、コンピュータ犯罪が単なる模倣・詐欺のレベルの領域だけではなく、個人の生命、生活への侵害から社会・経済を混乱させ、時には国家の破壊さえも可能であるという危機感が強くあった。わが国では先に述べたように、欧米に比べてプライバシー意識が低いという評価と同じように、コンピュータが広く普及し使用されているにもかかわらず、コンピュータに関する倫理観の低さだけではなく、犯罪的意識も低いといえる。

わが国におけるコンピュータ犯罪の累計は、①データの不正操作－金融犯罪、②データの不正操作－文書偽造罪、③データの不正取得、④コンピュータシステムの破壊、⑤コンピュータの無権限使用、などである。これらの犯罪は、従来の刑法では対応できないとして一九八七年に刑法の一部が改正され、コンピュータに伴う犯罪が処罰されるようになった。

しかし、③のデータの不正取得と⑤の無権限使用については、法制審議会で議論されたが最終的には立法には至らず、見送られている。刑法がどのように改正されたのか、その内容について簡単に述べることにしよう。

①電磁的記録の不正作出など（刑法第一六一条二、第一五七条一項、第一五八条一項、第二五八条、第二五九条）――改正前までは、電磁的記録は可視性・可読性がないとして文章性が否定され、罪にはならなかったが、改正によってこれらについても不正に作出すると犯罪であることを明記した。

なお、電磁的記録については刑法第七条二項で定義したが、定義の中で使用されている電子計算機についてはとくに定めていない。

②電子計算機損壊などによる業務妨害（刑法第二三四条二項）――業務に使用しているコンピュータ・電磁的記録を破壊して業務ができないようにする行為をいう。行為には通信回路の切断、電子計算器の環境（温度・湿度）を狂わせて誤って作動あるいは停止させる、虚偽の情報、誤った情報を侵入させ他人のプログラムを改ざんすることなどが含まれる。

③電子計算器使用詐欺（刑法第二四六条二項）――現金の移動を伴わないで不正な所得をしようとする詐欺に対する対応策である。たとえば、銀行の職員が端末機を操作して架空の入金操作をしたり、プライベートカードを作成し不当に利益を得ようとする場合である。

コンピュータ犯罪は、証拠がつかみにくいという特性がある。たとえば、上記の犯罪行為が、はたして故意によるものか、過失によるものかという判断がむずかしいなどの問題が指摘されている。また、除外されたコンピュータスパイの問題など、刑法では対処できない問題がある。むしろ刑法ですべて対処するということではなく、わが国においては早急にプライバシーの保護、コンピュータ・セキュリティなどに関して独自の法を制定するとともに、人びとの意識改革がとくに必要であると思われる。

個人情報の中でもとくに健康問題に関する情報は、どの法によって情報を守ることができるのか、だれが知る権限を持つことができるのかなど、法的整備が早急に必要であろう。たとえば病院総合システムの中で、個人のデータが不正に操作されたり、誤作動によって患者の診断・治療方法を誤り、生命を脅かすこともある。また現在普及しているICカードでも、不正に使用することによって患者の人格を脅かすことも可能であろう。また健康情報のオンラインの普及は、個人のプライバシーの情報が統合され、他の情報と結合することによって、患者の人格の侵害だけでなく、経済生活や生き方まで変えるという要素を持っていることを認識する必要がある。

注

（1）informed concent（ＩＣ）＝「知らされたうえでの同意」の意味。患者は医師の医学的情報を十分理解したうえで自己決定をするが、看護師にはその過程で患者の理解と決定を支える役割がある。

（2）国際看護師協会「看護師の規律」第二項（一九七三年）、日本看護協会倫理規定第三項（一九八八年）＝看護師は、対象のプライバシーの権利を保護するために、個人に関する情報を守り、これを他者と共有する場合については、適切な判断のもとに対応する。

（3）Quality of life＝どのような健康状態であっても、人間の尊厳を確保した生活の質のこと。

（4）Problem-Oriented Medical System＝同一の診察用紙に患者の状態を医師、看護師らが各専門的視点に基づいて問題解決指向方式で記録する。一九六八年にアメリカで提唱され、わが国では日野原重明、柴田進が推進した。

（5）丸山英二「アメリカ法における医療記録」（『年報医事法学』一、一九八六年、九二頁）。

（6）ＮＰＯ患者の権利オンブズマン事務局編『医療記録開示制度資料集』（ＮＰＯ患者の権利オンブズマン、二〇〇〇年）。

（7）Character And Pattern Telephone Access Information Network Systemの略。

（8）Video Response Systemの略。

（9）The Privacy Act of 1974, Pub. LNo.93-579.

（10）Recommendation of the Council Concerning Guidelines Governing the Protection of Privacy and Transborder Flows of Personal Data.

（11）第十三回医療情報学連合大会論文集「プライバシー保護の観点から見た医療情報管理のありかた」（一九九三年、六二一―六二三頁）。

（12）クラッカー（cracker）＝コンピュータ技術を用いて悪事をはたらく者。通常話題になるハッカーは必ずしも悪事をはたらく者というわけではない。

（13）川端亮二『データプライバシー』（ぎょうせい、一九八九年、一七三―一九八頁）。

石井トク

資料1 個人情報の保護に関する法律

［平成十五年法律第五十七号］

目次

第一章　総則

（目的）

第一条　この法律は、高度情報通信社会の進展に伴い個人情報の利用が著しく拡大していることにかんがみ、個人情報の適正な取扱いに関し、基本理念及び政府による基本方針の作成その他の個人情報の保護に関する施策の基本となる事項を定め、国及び地方公共団体の責務等を明らかにするとともに、個人情報を取り扱う事業者の遵守すべき義務等を定めることにより、個人情報の有用性に配慮しつつ、個人の権利利益を保護することを目的とする。

（定義）

第二条　この法律において「個人情報」とは、生存する個人に関する情報であって、当該情報に含まれる氏名、生年月日その他の記述等により特定の個人を識別することができるもの（他の情報と容易に照合することができ、それにより特定の個人を識別することができることとなるものを含む。）をいう。

2　この法律において「個人情報データベース等」とは、個人情報を含む情報の集合物であって、次に掲げるものをいう。

一　特定の個人情報を電子計算機を用いて検索することができるように体系的に構成したもの

二　前号に掲げるもののほか、特定の個人情報を容易に検索することができるように体系的に構成したものとして政令で定めるもの

3　この法律において「個人情報取扱事業者」とは、個人情報データベース等を事業の用に供している者をいう。ただし、次に掲げる者を除く。

一　国の機関
二　地方公共団体
三　独立行政法人等（独立行政法人等の保有する個人情報の保護に関する法律（平成十五年法律第五十九号）第二条第一項に規定する独立行政法人等をいう。以下同じ。）
四　その取り扱う個人情報の量及び利用方法からみて個人の権利利益を害するおそれが少ないものとして政令で定める者

4　この法律において「個人データ」とは、個人情報データベース等を構成する個人情報をいう。

5　この法律において「保有個人データ」とは、個人情報取扱事業者が、開示、内容の訂正、追加又は削除、利用の停止、消去及び第三者への提供の停止を行うことのできる権限を有する個人データであって、その存否が明らかになることにより公益その他の利益が害されるものとして政令で定めるもの又は一年以内の政令で定める期間以内に消去することとなるもの以外のものをいう。

6　この法律において個人情報について「本人」とは、個人情報によって識別される特定の個人をいう。

（基本理念）

第三条　個人情報は、個人の人格尊重の理念の下に慎重に取り扱われるべきものであることにかんがみ、その適正な取扱いが図られなければならない。

第二章　国及び地方公共団体の責務等

（国の責務）

第四条　国は、この法律の趣旨にのっとり、個人情報の適正な取扱いを確保するために必要な施策を総合的に策定し、及びこれを実施する責務を有する。

（地方公共団体の責務）

第五条　地方公共団体は、この法律の趣旨にのっとり、その地方公共団体の区域の特性に応じて、個人情報の適正な取扱いを確保するために必要な施策を策定し、及びこれを実施する責務を有する。

（法制上の措置等）

第六条　政府は、国の行政機関について、その保有する個人情報の性質、当該個人情報を保有する目的等を勘案し、その保有する個人情報の適正な取扱いが確保されるよう法制上の措置その他必要な措置を講ずるものとする。

2　政府は、独立行政法人等について、その性格及び業務内容に応じ、その保有する個人情報の適正な取扱いが確保されるよう法制上の措置その他必要な措置を講ずるものとする。

3　政府は、前二項に定めるもののほか、個人情報の性質及び利用方法にかんがみ、個人の権利利益の一層の保護を図るため特にその適正な取扱いの厳格な実施を確保する必要がある個人情報について、保護のための格別の措置が講じられるよう必要な法制上の措置その他の措置を講ずるものとする。

第三章　個人情報の保護に関する施策等

第一節　個人情報の保護に関する基本方針

第七条　政府は、個人情報の保護に関する施策の総合的かつ一体的な推進を図るため、個人情報の保護に関する基本方針（以下「基本方針」という。）を定めなければならない。

2　基本方針は、次に掲げる事項について定めるものとする。

一　個人情報の保護に関する施策の推進に関する基本的な方向

二　国が講ずべき個人情報の保護のための措置に関する事項

三　地方公共団体が講ずべき個人情報の保護のための措置に関する基本的な事項

四　独立行政法人等が講ずべき個人情報の保護のための措置に関する基本的な事項

五　個人情報取扱事業者及び第四十条第一項に規定する認定個人情報保護団体が講ずべき個人情報の保護のための措置に関する基本的な事項

六　個人情報の取扱いに関する苦情の円滑な処理に関する事項

七　その他個人情報の保護に関する施策の推進に関する重要事項

3　内閣総理大臣は、国民生活審議会の意見を聴いて、基本方針の案を作成し、閣議の決定を求めなければならない。

4　内閣総理大臣は、前項の規定による閣議の決定があったときは、遅滞なく、基本方針を公表しなければならない。

5　前二項の規定は、基本方針の変更について準用する。

第二節　国の施策

（地方公共団体等への支援）

第八条　国は、地方公共団体が策定し、又は実施する個人情報の保護に関する施策及び国民又は事業者等が個人情報の適正な取扱いの確保に関して行う活動を支援するため、情報の提供、事業者等が講ずべき措置の適切かつ有効な実施を図るための指針の策定その他の必要な措置を講ずるものとする。

（苦情処理のための措置）

第九条　国は、個人情報の取扱いに関し事業者と本人との間に生じた苦情の適切かつ迅速な処理を図るために必要な措置を講ずるものとする。

（個人情報の適正な取扱いを確保するための措置）

第十条　国は、地方公共団体との適切な役割分担を通じ、次章に規定する個人情報取扱事業者による個人情報の適正な取扱いを確保するために必要な措置を講ずるものとする。

第三節　地方公共団体の施策

（保有する個人情報の保護）

第十一条　地方公共団体は、その保有する個人情報の性質、当該個人情報を保有する目的等を勘案し、その保有する個人情報の適正な取扱いが確保されるよう必要な措置を講ずることに努めなければならない。

（区域内の事業者等への支援）

第十二条　地方公共団体は、個人情報の適正な取扱いを確保するため、その区域内の事業者及び住民に対する支援に必要な措置を講ずるよう努めなければならない。

（苦情の処理のあっせん等）
第十三条　地方公共団体は、個人情報の取扱いに関し事業者と本人との間に生じた苦情が適切かつ迅速に処理されるようにするため、苦情の処理のあっせんその他必要な措置を講ずるよう努めなければならない。

第四節　国及び地方公共団体の協力

第十四条　国及び地方公共団体は、個人情報の保護に関する施策を講ずるにつき、相協力するものとする。

第四章　個人情報取扱事業者の義務等

第一節　個人情報取扱事業者の義務

（利用目的の特定）
第十五条　個人情報取扱事業者は、個人情報を取り扱うに当たっては、その利用の目的（以下「利用目的」という。）をできる限り特定しなければならない。
2　個人情報取扱事業者は、利用目的を変更する場合には、変更前の利用目的と相当の関連性を有すると合理的に認められる範囲を超えて行ってはならない。

（利用目的による制限）
第十六条　個人情報取扱事業者は、あらかじめ本人の同意を得ないで、前条の規定により特定された利用目的の達成に必要な範囲を超えて、個人情報を取り扱ってはならない。
2　個人情報取扱事業者は、合併その他の事由により他の個人情報取扱事業者から事業を承継することに伴って個人情報を取得した場合は、あらかじめ本人の同意を得ないで、承継前における当該個人情報の利用目的の達成に必要な範囲を超えて、当該個人情報を取り扱ってはならない。

3　前二項の規定は、次に掲げる場合については、適用しない。

一　法令に基づく場合

二　人の生命、身体又は財産の保護のために必要がある場合であって、本人の同意を得ることが困難であるとき。

三　公衆衛生の向上又は児童の健全な育成の推進のために特に必要がある場合であって、本人の同意を得ることが困難であるとき。

四　国の機関若しくは地方公共団体又はその委託を受けた者が法令の定める事務を遂行することに対して協力する必要がある場合であって、本人の同意を得ることにより当該事務の遂行に支障を及ぼすおそれがあるとき。

（適正な取得）

第十七条　個人情報取扱事業者は、偽りその他不正の手段により個人情報を取得してはならない。

（取得に際しての利用目的の通知等）

第十八条　個人情報取扱事業者は、個人情報を取得した場合は、あらかじめその利用目的を公表している場合を除き、速やかに、その利用目的を、本人に通知し、又は公表しなければならない。

2　個人情報取扱事業者は、前項の規定にかかわらず、本人との間で契約を締結することに伴って契約書その他の書面（電子的方式、磁気的方式その他人の知覚によっては認識することができない方式で作られる記録を含む。以下この項において同じ。）に記載された当該本人の個人情報を取得する場合その他本人から直接書面に記載された当該本人の個人情報を取得する場合は、あらかじめ、本人に対し、その利用目的を明示しなければならない。ただし、人の生命、身体又は財産の保護のために緊急に必要がある場合は、この限りでない。

3　個人情報取扱事業者は、利用目的を変更した場合は、変更された利用目的について、本人に通知し、又は公表しなければならない。

4　前三項の規定は、次に掲げる場合については、適用しない。

一　利用目的を本人に通知し、又は公表することにより本人又は第三者の生命、身体、財産その他の権利利益を害するおそれがある場合

二　利用目的を本人に通知し、又は公表することにより当該個人情報取扱事業者の権利又は正当な利益を害するおそれがある場合

三　国の機関又は地方公共団体が法令の定める事務を遂行することに対して協力する必要がある場合であって、利用目的を本人に通知し、又は公表することにより当該事務の遂行に支障を及ぼすおそれがあるとき。

四　取得の状況からみて利用目的が明らかであると認められる場合

（データ内容の正確性の確保）

第十九条　個人情報取扱事業者は、利用目的の達成に必要な範囲内において、個人データを正確かつ最新の内容に保つよう努めなければならない。

（安全管理措置）

第二十条　個人情報取扱事業者は、その取り扱う個人データの漏えい、滅失又はき損の防止その他の個人データの安全管理のために必要かつ適切な措置を講じなければならない。

（従業者の監督）

第二十一条　個人情報取扱事業者は、その従業者に個人データを取り扱わせるに当たっては、当該個人データの安全管理が図られるよう、当該従業者に対する必要かつ適切な監督を行わなければならない。

（委託先の監督）

第二十二条　個人情報取扱事業者は、個人データの取扱いの全部又は一部を委託する場合は、その取扱いを委託された個人データの安全管理が図られるよう、委託を受けた者に対する必要かつ適切な監督を行わなければならない。

（第三者提供の制限）

第二十三条　個人情報取扱事業者は、次に掲げる場合を除くほか、あらかじめ本人の同意を得ないで、個人データを第三者に提供してはならない。

一　法令に基づく場合

二　人の生命、身体又は財産の保護のために必要がある場合であって、本人の同意を得ることが困難であるとき。

三　公衆衛生の向上又は児童の健全な育成の推進のために特に必要がある場合であって、本人の同意を得ることが困難であるとき。

四　国の機関若しくは地方公共団体又はその委託を受けた者が法令の定める事務を遂行することに対して協力する必要がある場合であって、本人の同意を得ることにより当該事務の遂行に支障を及ぼすおそれがあるとき。

2　個人情報取扱事業者は、第三者に提供される個人データについて、本人の求めに応じて当該本人が識別される個人データの第三者への提供を停止することとしている場合であって、次に掲げる事項について、あらかじめ、本人に通知し、又は本人が容易に知り得る状態に置いているときは、前項の規定にかかわらず、当該個人データを第三者に提供することができる。

一　第三者への提供を利用目的とすること。

二　第三者に提供される個人データの項目

三　第三者への提供の手段又は方法

四　本人の求めに応じて当該本人が識別される個人データの第三者への提供を停止すること。

3　個人情報取扱事業者は、前項第二号又は第三号に掲げる事項を変更する場合は、変更する内容について、あらかじめ、本人に通知し、又は本人が容易に知り得る状態に置かなければならない。

4　次に掲げる場合において、当該個人データの提供を受ける者は、前三項の規定の適用については、第三者に該当しないものとする。

一　個人情報取扱事業者が利用目的の達成に必要な範囲内において個人データの取扱いの全部又は一部を委託する場合

二　合併その他の事由による事業の承継に伴って個人データが提供される場合

三　個人データを特定の者との間で共同して利用する場合であって、その旨並びに共同して利用される個人データの項目、共同して利用する者の範囲、利用する者の利用目的及び当該個人データの管理について責任を有する者の氏名又は名称について、あらかじめ、本人に通知し、又は本人が容易に知り得る状態に置いているとき。

5　個人情報取扱事業者は、前項第三号に規定する利用する者の利用目的又は個人データの管理について責任を有する者の氏名若しくは名称を変更する場合は、変更する内容について、あらかじめ、本人に通知し、又は本人が容易に知り得る状態に置かなければならない。

（保有個人データに関する事項の公表等）

第二十四条　個人情報取扱事業者は、保有個人データに関し、次に掲げる事項について、本人の知り得る状態（本人の求めに応じて遅滞なく回答する場合を含む。）に置かなければならない。

一　当該個人情報取扱事業者の氏名又は名称

二　すべての保有個人データの利用目的（第十八条第四項第一号から第三号までに該当する場合を除く。）

三　次項、次条第一項、第二十六条第一項又は第二十七条第一項若しくは第二項の規定による求めに応じる手続（第三十条第二項の規定により手数料の額を定めたときは、その手数料の額を含む。）

四　前三号に掲げるもののほか、保有個人データの適正な取扱いの確保に関し必要な事項として政令で定めるもの

2　個人情報取扱事業者は、本人から、当該本人が識別される保有個人データの利用目的の通知を求めら

れたときは、本人に対し、遅滞なく、これを通知しなければならない。ただし、次の各号のいずれかに該当する場合は、この限りでない。
一　前項の規定により当該本人が識別される保有個人データの利用目的が明らかな場合
二　第十八条第四項第一号から第三号までに該当する場合
3　個人情報取扱事業者は、前項の規定に基づき求められた保有個人データの利用目的を通知しない旨の決定をしたときは、本人に対し、遅滞なく、その旨を通知しなければならない。

（開示）
第二十五条　個人情報取扱事業者は、本人から、当該本人が識別される保有個人データの開示（当該本人が識別される保有個人データが存在しないときにその旨を知らせることを含む。以下同じ。）を求められたときは、本人に対し、政令で定める方法により、遅滞なく、当該保有個人データを開示しなければならない。ただし、開示することにより次の各号のいずれかに該当する場合は、その全部又は一部を開示しないことができる。
一　本人又は第三者の生命、身体、財産その他の権利利益を害するおそれがある場合
二　当該個人情報取扱事業者の業務の適正な実施に著しい支障を及ぼすおそれがある場合
三　他の法令に違反することとなる場合
2　個人情報取扱事業者は、前項の規定に基づき求められた保有個人データの全部又は一部について開示しない旨の決定をしたときは、本人に対し、遅滞なく、その旨を通知しなければならない。
3　他の法令の規定により、本人に対し第一項本文に規定する方法に相当する方法により当該本人が識別

される保有個人データの全部又は一部を開示することとされている場合には、当該全部又は一部の保有個人データについては、同項の規定は、適用しない。

（訂正等）

第二十六条　個人情報取扱事業者は、本人から、当該本人が識別される保有個人データの内容が事実でないという理由によって当該保有個人データの内容の訂正、追加又は削除（以下この条において「訂正等」という。）を求められた場合には、その内容の訂正等に関して他の法令の規定により特別の手続が定められている場合を除き、利用目的の達成に必要な範囲内において、遅滞なく必要な調査を行い、その結果に基づき、当該保有個人データの内容の訂正等を行わなければならない。

2　個人情報取扱事業者は、前項の規定に基づき求められた保有個人データの内容の全部若しくは一部について訂正等を行ったとき、又は訂正等を行わない旨の決定をしたときは、本人に対し、遅滞なく、その旨（訂正等を行ったときは、その内容を含む。）を通知しなければならない。

（利用停止等）

第二十七条　個人情報取扱事業者は、本人から、当該本人が識別される保有個人データが第十六条の規定に違反して取り扱われているという理由又は第十七条の規定に違反して取得されたものであるという理由によって、当該保有個人データの利用の停止又は消去（以下この条において「利用停止等」という。）を求められた場合であって、その求めに理由があることが判明したときは、違反を是正するために必要な限度で、遅滞なく、当該保有個人データの利用停止等を行わなければならない。ただし、当該保有個人データの利用停止等に多額の費用を要する場合その他の利用停止等を行うことが困難な場合であって、本人の権利利益を保護するため必要なこれに代わるべき措置をとるときは、この限りでない。

2　個人情報取扱事業者は、本人から、当該本人が識別される保有個人データが第二十三条第一項の規定に違反して第三者に提供されているという理由によって、当該保有個人データの第三者への提供の停止を求められた場合であって、その求めに理由があることが判明したときは、遅滞なく、当該保有個人データの第三者への提供を停止しなければならない。ただし、当該保有個人データの第三者への提供の停止に多額の費用を要する場合その他の第三者への提供を停止することが困難な場合であって、本人の権利利益を保護するため必要なこれに代わるべき措置をとるときは、この限りでない。

3　個人情報取扱事業者は、第一項の規定に基づき求められた保有個人データの全部若しくは一部について利用停止等を行ったとき若しくは利用停止等を行わない旨の決定をしたとき、又は前項の規定に基づき求められた保有個人データの全部若しくは一部について第三者への提供を停止したとき若しくは第三者への提供を停止しない旨の決定をしたときは、本人に対し、遅滞なく、その旨を通知しなければならない。

（理由の説明）

第二十八条　個人情報取扱事業者は、第二十四条第三項、第二十五条第二項、第二十六条第二項又は前条第三項の規定により、本人から求められた措置の全部又は一部について、その措置をとらない旨を通知する場合又はその措置と異なる措置をとる旨を通知する場合は、本人に対し、その理由を説明するよう努めなければならない。

（開示等の求めに応じる手続）

第二十九条　個人情報取扱事業者は、第二十四条第二項、第二十五条第一項、第二十六条第一項又は第二十七条第一項若しくは第二項の規定による求め（以下この条において「開示等の求め」という。）に関し、政令で定めるところにより、その求めを受け付ける方法を定めることができる。この場合において、本人は、当該方法に従って、開示等の求めを行わなければならない。

2　個人情報取扱事業者は、本人に対し、開示等の求めに関し、その対象となる保有個人データを特定するに足りる事項の提示を求めることができる。この場合において、個人情報取扱事業者は、本人が容易かつ的確に開示等の求めをすることができるよう、当該保有個人データの特定に資する情報の提供その他本人の利便を考慮した適切な措置をとらなければならない。

3　開示等の求めは、政令で定めるところにより、代理人によってすることができる。

4　個人情報取扱事業者は、前三項の規定に基づき開示等の求めに応じる手続を定めるに当たっては、本人に過重な負担を課するものとならないよう配慮しなければならない。

（手数料）

第三十条　個人情報取扱事業者は、第二十四条第二項の規定による利用目的の通知又は第二十五条第一項の規定による開示を求められたときは、当該措置の実施に関し、手数料を徴収することができる。

2　個人情報取扱事業者は、前項の規定により手数料を徴収する場合は、実費を勘案して合理的であると認められる範囲内において、その手数料の額を定めなければならない。

（個人情報取扱事業者による苦情の処理）

第三十一条　個人情報取扱事業者は、個人情報の取扱いに関する苦情の適切かつ迅速な処理に努めなければならない。

2　個人情報取扱事業者は、前項の目的を達成するために必要な体制の整備に努めなければならない。

（報告の徴収）

第三十二条　主務大臣は、この節の規定の施行に必要な限度において、個人情報取扱事業者に対し、個人情報の取扱いに関し報告をさせることができる。

（助言）

第三十三条　主務大臣は、この節の規定の施行に必要な限度において、個人情報取扱事業者に対し、個人情報の取扱いに関し必要な助言をすることができる。

（勧告及び命令）

第三十四条　主務大臣は、個人情報取扱事業者が第十六条から第十八条まで、第二十条から第二十七条まで又は第三十条第二項の規定に違反した場合において個人の権利利益を保護するため必要があると認めるときは、当該個人情報取扱事業者に対し、当該違反行為の中止その他違反を是正するために必要な措置をとるべき旨を勧告することができる。

2　主務大臣は、前項の規定による勧告を受けた個人情報取扱事業者が正当な理由がなくてその勧告に係る措置をとらなかった場合において個人の重大な権利利益の侵害が切迫していると認めるときは、当該個人情報取扱事業者に対し、その勧告に係る措置をとるべきことを命ずることができる。

3　主務大臣は、前二項の規定にかかわらず、個人情報取扱事業者が第十六条、第十七条、第二十条から

第二十二条まで又は第二十三条第一項の規定に違反した場合において個人の重大な権利利益を害する事実があるため緊急に措置をとる必要があると認めるときは、当該個人情報取扱事業者に対し、当該違反行為の中止その他違反を是正するために必要な措置をとるべきことを命ずることができる。

（主務大臣の権限の行使の制限）

第三十五条　主務大臣は、前三条の規定により個人情報取扱事業者に対し報告の徴収、助言、勧告又は命令を行うに当たっては、表現の自由、学問の自由、信教の自由及び政治活動の自由を妨げてはならない。

２　前項の規定の趣旨に照らし、主務大臣は、個人情報取扱事業者が第五十条第一項各号に掲げる者（それぞれ当該各号に定める目的で個人情報を取り扱う場合に限る。）に対して個人情報を提供する行為については、その権限を行使しないものとする。

（主務大臣）

第三十六条　この節の規定における主務大臣は、次のとおりとする。ただし、内閣総理大臣は、この節の規定の円滑な実施のため必要があると認める場合は、個人情報取扱事業者が行う個人情報の取扱いのうち特定のものについて、特定の大臣又は国家公安委員会（以下「大臣等」という。）を主務大臣に指定することができる。

一　個人情報取扱事業者が行う個人情報の取扱いのうち雇用管理に関するものについては、厚生労働大臣（船員の雇用管理に関するものについては、国土交通大臣）及び当該個人情報取扱事業者が行う事業を所管する大臣等

二　個人情報取扱事業者が行う個人情報の取扱いのうち前号に掲げるもの以外のものについては、当該

個人情報取扱事業者が行う事業を所管する大臣等

2 内閣総理大臣は、前項ただし書の規定により主務大臣を指定したときは、その旨を公示しなければならない。

3 各主務大臣は、この節の規定の施行に当たっては、相互に緊密に連絡し、及び協力しなければならない。

第二節　民間団体による個人情報の保護の推進

（認定）

第三十七条　個人情報取扱事業者の個人情報の適正な取扱いの確保を目的として次に掲げる業務を行おうとする法人（法人でない団体で代表者又は管理人の定めのあるものを含む。次条第三号ロにおいて同じ。）は、主務大臣の認定を受けることができる。

一 業務の対象となる個人情報取扱事業者（以下「対象事業者」という。）の個人情報の取扱いに関する第四十二条の規定による苦情の処理

二 個人情報の適正な取扱いの確保に寄与する事項についての対象事業者に対する情報の提供

三 前二号に掲げるもののほか、対象事業者の個人情報の適正な取扱いの確保に関し必要な業務

2 前項の認定を受けようとする者は、政令で定めるところにより、主務大臣に申請しなければならない。

3 主務大臣は、第一項の認定をしたときは、その旨を公示しなければならない。

（欠格条項）

第三十八条　次の各号のいずれかに該当する者は、前条第一項の認定を受けることができない。

一　この法律の規定により刑に処せられ、その執行を終わり、又は執行を受けることがなくなった日から二年を経過しない者
二　第四十八条第一項の規定により認定を取り消され、その取消しの日から二年を経過しない者
三　その業務を行う役員（法人でない団体で代表者又は管理人の定めのあるものの代表者又は管理人を含む。以下この条において同じ。）のうちに、次のいずれかに該当する者があるもの
イ　禁錮以上の刑に処せられ、又はこの法律の規定により刑に処せられ、その執行を終わり、又は執行を受けることがなくなった日から二年を経過しない者
ロ　第四十八条第一項の規定により認定を取り消された法人において、その取消しの日前三十日以内にその役員であった者でその取消しの日から二年を経過しない者

（認定の基準）

第三十九条　主務大臣は、第三十七条第一項の認定の申請が次の各号のいずれにも適合していると認めるときでなければ、その認定をしてはならない。
一　第三十七条第一項各号に掲げる業務を適正かつ確実に行うに必要な業務の実施の方法が定められているものであること。
二　第三十七条第一項各号に掲げる業務を適正かつ確実に行うに足りる知識及び能力並びに経理的基礎を有するものであること。
三　第三十七条第一項各号に掲げる業務以外の業務を行っている場合には、その業務を行うことによって同項各号に掲げる業務が不公正になるおそれがないものであること。

（廃止の届出）

第四十条　第三十七条第一項の認定を受けた者（以下「認定個人情報保護団体」という。）は、その認定に係る業務（以下「認定業務」という。）を廃止しようとするときは、政令で定めるところにより、あらかじめ、その旨を主務大臣に届け出なければならない。

2　主務大臣は、前項の規定による届出があったときは、その旨を公示しなければならない。

（対象事業者）

第四十一条　認定個人情報保護団体は、当該認定個人情報保護団体の構成員である個人情報取扱事業者又は認定業務の対象となることについて同意を得た個人情報取扱事業者を対象事業者としなければならない。

2　認定個人情報保護団体は、対象事業者の氏名又は名称を公表しなければならない。

（苦情の処理）

第四十二条　認定個人情報保護団体は、本人等から対象事業者の個人情報の取扱いに関する苦情について解決の申出があったときは、その相談に応じ、申出人に必要な助言をし、その苦情に係る事情を調査するとともに、当該対象事業者に対し、その苦情の内容を通知してその迅速な解決を求めなければならない。

2　認定個人情報保護団体は、前項の申出に係る苦情の解決について必要があると認めるときは、当該対象事業者に対し、文書若しくは口頭による説明を求め、又は資料の提出を求めることができる。

3　対象事業者は、認定個人情報保護団体から前項の規定による求めがあったときは、正当な理由がないのに、これを拒んではならない。

（個人情報保護指針）

第四十三条　認定個人情報保護団体は、対象事業者の個人情報の適正な取扱いの確保のために、利用目的の特定、安全管理のための措置、本人の求めに応じる手続その他の事項に関し、この法律の規定の趣旨に沿った指針（以下「個人情報保護指針」という。）を作成し、公表するよう努めなければならない。

2　認定個人情報保護団体は、前項の規定により個人情報保護指針を公表したときは、対象事業者に対し、当該個人情報保護指針を遵守させるため必要な指導、勧告その他の措置をとるよう努めなければならない。

（目的外利用の禁止）

第四十四条　認定個人情報保護団体は、認定業務の実施に際して知り得た情報を認定業務の用に供する目的以外に利用してはならない。

（名称の使用制限）

第四十五条　認定個人情報保護団体でない者は、認定個人情報保護団体という名称又はこれに紛らわしい名称を用いてはならない。

（報告の徴収）

第四十六条　主務大臣は、この節の規定の施行に必要な限度において、認定個人情報保護団体に対し、認定業務に関し報告をさせることができる。

（命令）

第四十七条　主務大臣は、この節の規定の施行に必要な限度において、認定個人情報保護団体に対し、認定業務の実施の方法の改善、個人情報保護指針の変更その他の必要な措置をとるべき旨を命ずることができる。

（認定の取消し）

第四十八条　主務大臣は、認定個人情報保護団体が次の各号のいずれかに該当するときは、その認定を取り消すことができる。

一　第三十八条第一号又は第三号に該当するに至ったとき。

二　第三十九条各号のいずれかに適合しなくなったとき。

三　第四十四条の規定に違反したとき。

四　前条の命令に従わないとき。

五　不正の手段により第三十七条第一項の認定を受けたとき。

2　主務大臣は、前項の規定により認定を取り消したときは、その旨を公示しなければならない。

（主務大臣）

第四十九条　この節の規定における主務大臣は、次のとおりとする。ただし、内閣総理大臣は、この節の規定の円滑な実施のため必要があると認める場合は、第三十七条第一項の認定を受けようとする者のうち特定のものについて、特定の大臣等を主務大臣に指定することができる。

一　設立について許可又は認可を受けている認定個人情報保護団体（第三十七条第一項の認定を受けようとする者を含む。次号において同じ。）については、その設立の許可又は認可をした大臣等

二　前号に掲げるもの以外の認定個人情報保護団体については、当該認定個人情報保護団体の対象事業者が行う事業を所管する大臣等

2　内閣総理大臣は、前項ただし書の規定により主務大臣を指定したときは、その旨を公示しなければならない。

第五章　雑則

（適用除外）

第五十条　個人情報取扱事業者のうち次の各号に掲げる者については、その個人情報を取り扱う目的の全部又は一部がそれぞれ当該各号に規定する目的であるときは、前章の規定は、適用しない。

一　放送機関、新聞社、通信社その他の報道機関（報道を業として行う個人を含む。）報道の用に供する目的

二　著述を業として行う者　著述の用に供する目的

三　大学その他の学術研究を目的とする機関若しくは団体又はそれらに属する者　学術研究の用に供する目的

四　宗教団体　宗教活動（これに付随する活動を含む。）の用に供する目的

五　政治団体　政治活動（これに付随する活動を含む。）の用に供する目的

2　前項第一号に規定する「報道」とは、不特定かつ多数の者に対して客観的事実を事実として知らせること（これに基づいて意見又は見解を述べることを含む。）をいう。

3　第一項各号に掲げる個人情報取扱事業者は、個人データの安全管理のために必要かつ適切な措置、個人情報の取扱いに関する苦情の処理その他の個人情報の適正な取扱いを確保するために必要な措置を自ら講じ、かつ、当該措置の内容を公表するよう努めなければならない。

（地方公共団体が処理する事務）

第五十一条　この法律に規定する主務大臣の権限に属する事務は、政令で定めるところにより、地方公共団体の長その他の執行機関が行うこととすることができる。

（権限又は事務の委任）

第五十二条　この法律により主務大臣の権限又は事務に属する事項は、政令で定めるところにより、その所属の職員に委任することができる。

（施行の状況の公表）

第五十三条　内閣総理大臣は、関係する行政機関（法律の規定に基づき内閣に置かれる機関（内閣府を除く。）及び内閣の所轄の下に置かれる機関、内閣府、宮内庁、内閣府設置法（平成十一年法律第八十九号）第四十九条第一項及び第二項に規定する機関並びに国家行政組織法（昭和二十三年法律第百二十号）第三条第二項に規定する機関をいう。次条において同じ。）の長に対し、この法律の施行の状況について報告を求めることができる。

2　内閣総理大臣は、毎年度、前項の報告を取りまとめ、その概要を公表するものとする。

（連絡及び協力）

第五十四条　内閣総理大臣及びこの法律の施行に関係する行政機関の長は、相互に緊密に連絡し、及び協力しなければならない。

（政令への委任）

第五十五条　この法律に定めるもののほか、この法律の実施のため必要な事項は、政令で定める。

第六章　罰則

第五十六条　第三十四条第二項又は第三項の規定による命令に違反した者は、六月以下の懲役又は三十万円以下の罰金に処する。

第五十七条　第三十二条又は第四十六条の規定による報告をせず、又は虚偽の報告をした者は、三十万円以下の罰金に処する。

第五十八条　法人（法人でない団体で代表者又は管理人の定めのあるものを含む。以下この項において同じ。）の代表者又は法人若しくは人の代理人、使用人その他の従業者が、その法人又は人の業務に関して、前二条の違反行為をしたときは、行為者を罰するほか、その法人又は人に対しても、各本条の罰金刑を科する。

2　法人でない団体について前項の規定の適用がある場合には、その代表者又は管理人が、その訴訟行為につき法人でない団体を代表するほか、法人を被告人又は被疑者とする場合の刑事訴訟に関する法律の規定を準用する。

第五十九条　次の各号のいずれかに該当する者は、十万円以下の過料に処する。

一　第四十条第一項の規定による届出をせず、又は虚偽の届出をした者

二　第四十五条の規定に違反した者

附　則

（施行期日）

第一条　この法律は、公布の日から施行する。ただし、第四章から第六章まで及び附則第二条から第六条までの規定は、公布の日から起算して二年を超えない範囲内において政令で定める日から施行する。

（本人の同意に関する経過措置）

第二条　この法律の施行前になされた本人の個人情報の取扱いに関する同意がある場合において、その同意が第十五条第一項の規定により特定される利用目的以外の目的で個人情報を取り扱うことを認める旨の同意に相当するものであるときは、第十六条第一項又は第二項の同意があったものとみなす。

第三条　この法律の施行前になされた本人の個人情報の取扱いに関する同意がある場合において、その同意が第二十三条第一項の規定による個人データの第三者への提供を認める旨の同意に相当するものであるときは、同項の同意があったものとみなす。

（通知に関する経過措置）

第四条　第二十三条第二項の規定により本人に通知し、又は本人が容易に知り得る状態に置かなければならない事項に相当する事項について、この法律の施行前に、本人に通知されているときは、当該通知は、同項の規定により行われたものとみなす。

第五条　第二十三条第四項第三号の規定により本人に通知し、又は本人が容易に知り得る状態に置かなければならない事項に相当する事項について、この法律の施行前に、本人に通知されているときは、当該通知は、同号の規定により行われたものとみなす。

（名称の使用制限に関する経過措置）

第六条　この法律の施行の際現に認定個人情報保護団体という名称又はこれに紛らわしい名称を用いている者については、第四十五条の規定は、同条の規定の施行後六月間は、適用しない。

（内閣府設置法の一部改正）

第七条　内閣府設置法の一部を次のように改正する。

　第四条第三項第三十八号の次に次の一号を加える。

三十八の二　個人情報の保護に関する基本方針（個人情報の保護に関する法律（平成十五年法律第五十七号）第七条第一項に規定するものをいう。）の作成及び推進に関すること。

　第三十八条第一項第一号中「並びに市民活動の促進」を「、市民活動の促進並びに個人情報の適正な取扱いの確保」に改め、同項第三号中「（昭和四十八年法律第百二十一号）」の下に「及び個人情報の保護に関する法律」を加える。

資料2　疫学研究に関する倫理指針

［平成十四年六月十七日　文部科学省・厚生労働省］

目次

9　個人情報の保護に係る体制の整備目的
10　資料の保存及び利用目的
11　他の機関等の資料の利用目的
12　研究結果を公表するときの措置
13　用語の定義

第5　用語の定義

(1)　疫学研究目的
(2)　介入研究目的
(3)　観察研究目的
(4)　資料目的
(5)　個人情報目的
(6)　匿名化目的
(7)　連結不可能匿名化目的
(8)　研究者等目的
(9)　研究責任者目的
(10)　研究機関目的
(11)　共同研究機関目的
(12)　倫理審査委員会目的

前文

疫学研究は、疾病のり患をはじめ健康に関する事象の頻度や分布を調査し、その要因を明らかにする科学研究である。疾病の成因を探り、疾病の予防法や治療法の有効性を検証し、又は環境や生活習慣と健康とのかかわりを明らかにするために、疫学研究は欠くことができず、医学の発展や国民の健康の保持増進に多大な役割を果たしている。

疫学研究では、多数の研究対象者の心身の状態や周囲の環境、生活習慣等について具体的な情報を取り扱う。また、疫学研究は医師以外にも多くの関係者が研究に携わるという特色を有する。

疫学研究については、従来から、研究対象者のプライバシーに配慮しながら研究が行われてきたところであるが、近年、研究対象者に説明し同意を得ることが重要と考えられるようになり、さらに、プライバシーの権利に関する意識の向上や、個人情報保護の社会的動向などの中で、疫学研究においてよるべき規範を明らかにすることが求められている。

そこで、研究対象者の個人の尊厳と人権を守るとともに、研究者等がより円滑に研究を行うことができるよう、ここに倫理指針を定める。

この指針は、世界医師会によるヘルシンキ宣言や、我が国の個人情報保護に係る論議等を踏まえ、疫学研究の実施に当たり、研究対象者に対して説明し、同意を得ることを原則とする。また、疫学研究に極めて多様な形態があることに配慮して、この指針においては基本的な原則を示すにとどめており、研究者等が研究計画を立案し、その適否について倫理審査委員会が判断するに当たっては、この原則を踏まえつつ、個々の研究計画の内容等に応じて適切に判断することが求められる。

疫学研究が、社会の理解と信頼を得て、一層社会に貢献するために、すべての疫学研究の関係者が、この指針に従って研究に携わることが求められている。同時に、健康の保持増進のために必要な疫学研究の実施について、広く一般社会の理解が得られることを期待する。

第1　基本的考え方

1　目的

この指針は、国民の健康の保持増進を図る上での疫学研究の重要性と学問の自由を踏まえつつ、個人の尊厳及び人権の尊重その他の倫理的観点並びに科学的観点から、疫学研究に携わるすべての関係者が遵守すべき事項を定めることにより、社会の理解と協力を得て、疫学研究の適正な推進が図られることを目的とする。

2 適用範囲

この指針は、人の疾病の成因及び病態の解明並びに予防及び治療の方法の確立を目的とする疫学研究を対象とし、これに携わるすべての関係者に遵守を求めるものである。

ただし、次のいずれかに該当する疫学研究は、この指針の対象としない。

(1) 法律の規定に基づき実施される調査

(2) 資料として既に連結不可能匿名化されている情報のみを用いる疫学研究

(3) 手術、投薬等の医療行為を伴う介入研究

〈細則〉

1 本則ただし書(1)には、「感染症の予防及び感染症の患者に対する医療に関する法律」の規定に基づく感染症発生動向調査など、法律により具体的に調査権限が付与された調査が該当する。

2 指針の適用範囲内と範囲外の事例について整理すると、次表のとおりである。

研究事例

指針の対象	指針の対象外
（診療と研究） ・ある疾病の患者数等を検討するため、複数の医療機関に依頼し、当該疾病の患者の診療情報を収集・集計し、解析して新たな知見を得たり、治療法等を調べる行為。 ※なお、既存資料等や既存資料等から抽出加工した資料の提供のみについては、指針11の規定が適用される。	**（診療と研究）** ・特定の患者の疾病について治療方法を検討するため、当該疾病を有する患者の診療録等診療情報を調べる行為。これを踏まえ、当該患者の治療が行われる。 ・特定の患者の治療を前提とせずに、ある疾病の治療方法等を検討するため、研究者等が所属する医療機関内の当該疾病を有する患者の診療録等診療情報を収集・集計し、院内又は院外に結果を報告する行為。
（医薬品と食品） ・被験者（患者又は健常者）を2群に分け、一方の群は特定の食品（健康食品、特定保健用食品等を含む）を摂取し、他方の群は通常の食事をすることにより、当該食品の健康に与える影響を調べる行為。	**（医薬品と食品）** ・被験者（患者又は健常者）を2群に分け、一方の群は、特定の医薬品を投与し、他方の群には、偽薬（プラセボ）を投与することにより、当該医薬品の健康に与える影響を調べる行為。
	（連結不可能匿名化されている情報） ・患者調査と国民栄養調査を組み合わせて、地域別の生活習慣病の受療率とエネルギー摂取量から、両者の関係を調べる行為。
（保健事業関係） ・保健事業（脳卒中情報システム事業やいわゆるがん登録事業を含む。以下本表において同じ。）により得られた検診データ又は生体資料を用いて、特定の疾病の予防方法、疾病の地域特性等を調査する研究。（保健事業として行われるものを除く。）	**（保健事業関係）** ・法令等に基づく保健事業。

3　海外の研究機関との共同研究については、原則としてこの指針を遵守するとともに、当該海外の研究機関の存する国における基準がこの指針よりも厳格な場合には、その厳格な基準を遵守しなければならない。

3　研究者等が遵守すべき基本原則

(1) 疫学研究の科学的合理性及び倫理的妥当性の確保

(1) 研究者等は、研究対象者の個人の尊厳及び人権を尊重して疫学研究を実施しなければならない。

(2) 研究者等は、科学的合理性及び倫理的妥当性が認められない疫学研究を実施してはならず、疫学研究の実施に当たっては、この点を踏まえた明確かつ具体的な研究計画を立案しなければならない。

(3) 研究者等は、疫学研究を実施しようとするときは、研究計画について、研究機関の長の許可を受けなければならない。これを変更しようとするときも同様とする。

〈細則〉

研究機関の長とは、例えば、以下のとおりである。

・病院の場合は、病院長。
・保健所の場合は、保健所長。長。
・大学医学部の場合は、医学部長。長。
・企業等の研究所の場合は、研究所長。

(4) 研究者等は、法令、この指針及び研究計画に従って適切に疫学研究を実施しなければならない。
(5) 研究者等は、研究対象者を不合理又は不当な方法で選んではならない。

(2) 個人情報の保護

研究者等は、研究対象者に係る情報を適切に取り扱い、その個人情報を保護しなければならない。

(3) インフォームド・コンセントの受領

(1) 研究者等は、疫学研究を実施する場合には、事前に、研究対象者からインフォームド・コンセントを受けることを原則とする。

(2) 研究者等は、研究対象者に対する説明の内容、同意の確認方法その他のインフォームド・コンセントの手続に関する事項を研究計画書に記載しなければならない。

(4) 研究成果の公表

研究責任者は、研究対象者の個人情報の保護のために必要な措置を講じた上で、疫学研究の成果を公表しなければならない。

4　研究機関の長の責務等

(1) 倫理的配慮の周知

研究機関の長は、当該研究機関における疫学研究が、倫理的、法的又は社会的問題を引き起こすことがないよう、研究者等に対し、疫学研究の実施に当たり、研究対象者の個人の尊厳及び人権を尊重し、個人情報の保護のために必要な措置を講じなければならないことを周知徹底しなければならない。

（2）倫理審査委員会の設置

研究機関の長は、研究計画がこの指針に適合しているか否かその他疫学研究に関し必要な事項の審査を行わせるため、倫理審査委員会を設置しなければならない。ただし、研究機関が小規模であること等により当該研究機関内に倫理審査委員会を設置できない場合には、共同研究機関、公益法人、学会等に設置された倫理審査委員会に審査を依頼することをもってこれに代えることができる。

〈細則〉

本則ただし書に規定する倫理審査委員会には、複数の共同研究機関の長が共同して設置する倫理審査委員会が含まれる。

（3）倫理審査委員会への付議

研究機関の長は、研究者等から3（1）⑶の規定により許可を求められたときは、倫理審査委員会の意見を聴かなければならない。

〈細則〉

1　研究機関に所属しない研究者については、本則3（1）⑶、7、8、10（2）並びに11（1）並びに（2）⑵及び⑶の規定による研究機関の長の許可は不要である。

2　研究機関に所属しない研究者については、研究分野に応じ、共同して疫学研究を行う研究者が所属する機関、大学、公益法人、学会等に設置された倫理審査委員会の意見を自ら聴くことが求められる。

（４）研究機関の長による許可

研究機関の長は、倫理審査委員会の意見を尊重し、研究計画の許可又は不許可その他疫学研究に関し必要な事項を決定しなければならない。

この場合において、研究機関の長は、倫理審査委員会が不承認の意見を述べた疫学研究については、その実施を許可してはならない。

〈細則〉

研究機関の長は、公衆衛生上の危害の発生又は拡大を防止するため緊急に研究を実施する必要があると判断する場合には、倫理審査委員会の意見を聴く前に許可を決定することができる。この場合において、研究機関の長は、許可後遅滞なく倫理審査委員会の意見を聴くものとし、倫理審査委員会が研究の変更又は中止の意見を述べた場合には、これを踏まえ、研究責任者に対し研究の変更又は中止を指示しなければならない。

第２　倫理審査委員会等

５　倫理審査委員会

（１）倫理審査委員会の責務及び構成

(1)　倫理審査委員会は、研究機関の長から研究計画がこの指針に適合しているか否かその他疫学研究に関し必要な事項について意見を求められた場合には、倫理的観点及び科学的観点から審査し、文書により意見を述べなければならない。

（2）倫理審査委員会は、学際的かつ多元的な視点から、様々な立場からの委員によって、公正かつ中立的な審査を行えるよう、適切に構成されなければならない。

〈細則〉

倫理審査委員会は、医学・医療の専門家、法律学の専門家等人文・社会科学の有識者及び一般の立場を代表する者から構成され、外部委員を含まなければならない。

また、男女両性で構成されなければならない。

（3）倫理審査委員会の委員は、職務上知り得た情報を正当な理由なく漏らしてはならない。その職を退いた後も同様とする。

（2）倫理審査委員会の運営

（1）審査対象となる研究計画に関係する委員は、当該研究計画の審査に関与してはならない。ただし、倫理審査委員会の求めに応じて、その会議に出席し、説明することを妨げない。

（2）倫理審査委員会の運営に関する規則、委員の氏名、委員の構成及び議事要旨は公開されなければならない。ただし、議事要旨のうち研究対象者の人権、研究の独創性又は知的財産権の保護のため非公開とすることが必要な部分については、この限りでない。

（3）倫理審査委員会は、研究機関の長が学会等に設置された他の倫理審査委員会に研究計画がこの指針に適合しているか否かその他疫学研究に関し必要な事項について付議することができる旨を定めることができる。

〈細則〉

「学会等に設置された他の倫理審査委員会」には、複数の共同研究機関の長が共同して設置する倫理審査委員会が含まれる。

(4)　倫理審査委員会は、軽易な事項の審査について、委員長が指名する委員による迅速審査に付すことその他必要な事項を定めることができる。迅速審査の結果については、その審査を行った委員以外のすべての委員に報告されなければならない。

〈細則〉

迅速審査手続による審査に委ねることができる事項は、一般的に以下のとおりである。

(1)　研究計画の軽微な変更の審査

(2)　共同研究であって、既に主たる研究機関において倫理審査委員会の承認を受けた研究計画を他の分担研究機関が実施しようとする場合の研究計画の審査

(3)　研究対象者に対して最小限の危険（日常生活や日常的な医学的検査で被る身体的、心理的、社会的危害の可能性の限度を超えない危険であって、社会的に許容される種類のものをいう。以下同じ。）を超える危険を含まない研究計画の審査

6　疫学研究に係る報告

(1)　研究責任者は、研究期間が数年にわたる場合には、研究計画書の定めるところにより、研究機関の長を通じ研究実施状況報告書を倫理審査委員会に提出しなければならない。

〈細則〉

研究実施状況報告書の提出時期については、研究計画書に記載して倫理審査委員会が承認する。この時期については、例えば3年ごとを一つの目安とすべきである。

(2) 研究責任者は、研究対象者に危険又は不利益が生じたときは、直ちに研究機関の長を通じ倫理審査委員会に報告しなければならない。

(3) 倫理審査委員会は、研究責任者から(1)又は(2)の規定により研究実施状況報告書の提出又は報告を受けたときは、研究機関の長に対し、当該研究計画の変更、中止その他疫学研究に関し必要な意見を述べることができる。

(4) 研究機関の長は、倫理審査委員会の意見を尊重し、当該研究計画の変更、中止その他疫学研究に関し必要な事項を決めなければならない。

(5) 研究責任者は、研究機関の長が(4)の規定により当該研究計画の変更、中止その他疫学研究に関し必要な事項を決定したときは、その決定に従わなければならない。

(6) 研究責任者は、疫学研究の終了後遅滞なく、研究機関の長を通じ倫理審査委員会に研究結果の概要を報告しなければならない。

〈細則〉

研究機関に所属しない研究者は、研究計画に対する意見を求めた倫理審査委員会に本則(1)、(2)及び(6)の報告を自ら行うことが求められる。

第3　インフォームド・コンセント等

7　研究対象者からインフォームド・コンセントを受ける手続等

研究対象者からインフォームド・コンセントを受ける手続等は、原則として次に定めるところによる。ただし、疫学研究の方法及び内容、研究対象者の事情その他の理由により、これによることができない場合には、倫理審査委員会の承認を得て、研究機関の長の許可を受けたときに限り、必要な範囲で、研究対象者からインフォームド・コンセントを受ける手続を簡略化すること若しくは免除すること又は他の適切なインフォームド・コンセント等の方法を選択することができる。

〈細則〉

倫理審査委員会は、インフォームド・コンセント等の方法について、簡略化若しくは免除を行い、又は原則と異なる方法によることを認めるときは、当該疫学研究が次のすべての要件を満たすよう留意すること。

(1)　当該疫学研究が、研究対象者に対して最小限の危険を超える危険を含まないこと。

(2)　当該方法によることが、研究対象者の不利益とならないこと。

(3)　当該方法によらなければ、実際上、当該疫学研究を実施できず、又は当該疫学研究の価値を著しく損ねること。

(4)　適切な場合には、常に、次のいずれかの措置が講じられること。

ア　研究対象者が含まれる集団に対し、資料の収集・利用の内容を、その方法も含めて広報すること。

イ　できるだけ早い時期に、研究対象者に事後的説明（集団に対するものも可）を与えること。
ウ　長期間にわたって継続的に資料が収集又は利用される場合には、社会に、その実情を、資料の収集又は利用の方法も含めて広報し、社会へ周知される努力を払うこと。
(5)　当該疫学研究が社会的に重要性が高いと認められるものであること。

（1）介入研究を行う場合

(1)　人体から採取された試料を用いる場合

ア　試料の採取が侵襲性を有する場合（採血の場合等をいう。以下同じ。）

文書により説明し文書により同意を受ける方法により、研究対象者からインフォームド・コンセントを受けることを原則として必要とする。

イ　試料の採取が侵襲性を有しない場合

研究対象者からインフォームド・コンセントを受けることを原則として必要とする。この場合において、文書により説明し文書により同意を受ける必要はないが、研究者等は、説明の内容及び受けた同意に関する記録を作成しなければならない。

(2)　人体から採取された試料を用いない場合

ア　個人単位で行う介入研究の場合

研究対象者からインフォームド・コンセントを受けることを原則として必要とする。この場合において、文書により説明し文書により同意を受ける必要はないが、研究者等は、説明の内容及び受けた同意に関する記録を作成しなければならない。

イ　集団単位で行う介入研究の場合

研究対象者からインフォームド・コンセントを受けることを必ずしも要しない。この場合において、研究者等は、当該研究の実施についての情報を公開し、及び研究対象者となる者が研究対象者となることを拒否できるようにしなければならない。

〈細則〉

1　研究対象者となることを拒否した者については、個人情報は収集しないが、集計に当たっての母集団に加えることができるものである。

2　この場合の情報公開は、特に研究対象者が情報を得やすい形で行われることが必要である。

(2)　観察研究を行う場合

(1)　人体から採取された試料を用いる場合

ア　試料の採取が侵襲性を有する場合

文書により説明し文書により同意を受ける方法により、研究対象者からインフォームド・コンセントを受けることを原則として必要とする。

イ　試料の採取が侵襲性を有しない場合

研究対象者からインフォームド・コンセントを受けることを原則として必要とする。この場合において、文書により説明し文書により同意を受ける必要はないが、研究者等は、説明の内容及び受けた同意に関する記録を作成しなければならない。

(2)　人体から採取された試料を用いない場合

ア　既存資料等以外の情報に係る資料を用いる観察研究の場合

研究対象者からインフォームド・コンセントを受けることを必ずしも要しない。この場合において、研究者等は、当該研究の実施についての情報を公開し、及び研究対象者となる者が研究対象者となることを拒否できるようにしなければならない。

イ　既存資料等のみを用いる観察研究の場合

研究対象者からインフォームド・コンセントを受けることを必ずしも要しない。この場合において、研究者等は、当該研究の実施についての情報を公開しなければならない。

8　代諾者等からインフォームド・コンセントを受ける手続

研究対象者からインフォームド・コンセントを受けることが困難な場合には、当該研究対象者について疫学研究を実施することが必要不可欠であることについて、倫理審査委員会の承認を得て、研究機関の長の許可を受けたときに限り、代諾者等（当該研究対象者の法定代理人等研究対象者の意思及び利益を代弁できると考えられる者をいう。）からインフォームド・コンセントを受けることができる。

〈細則〉

研究対象者本人からインフォームド・コンセントを受けることが困難であり、代諾者等からのインフォームド・コンセントによることができる場合及びその取扱いは、次のとおりとする。

(1)　研究対象者が痴呆等により有効なインフォームド・コンセントを与えることができないと客観的に判断される場合

（２）研究対象者が未成年者の場合。ただし、この場合においても、研究責任者は、研究対象者本人にわかりやすい言葉で十分な説明を行い、理解が得られるよう努めなければならない。また、研究対象者が十六歳以上の場合には、代諾者とともに、研究対象者本人からのインフォームド・コンセントも受けなければならない。

（３）研究対象者が死者であって、その生前における明示的な意思に反していない場合

第４　個人情報の保護等

９　個人情報の保護に係る体制の整備

研究責任者は、疫学研究の実施に当たり個人情報の保護に必要な体制を整備しなければならない。

10　資料の保存及び利用

（１）資料の保存

研究責任者は、疫学研究に関する資料を保存する場合には、研究計画書にその方法等を記載するとともに、個人情報の漏えい、混交、盗難、紛失等が起こらないよう適切に、かつ、研究結果の確認に資するよう整然と管理しなければならない。

（２）人体から採取された試料の利用

研究者等は、研究開始前に人体から採取された試料を利用する場合には、研究開始時までに研究対象者から試料の利用に係る同意を受け、及び当該同意に関する記録を作成することを原則とする。た

だし、当該同意を受けることができない場合には、次のいずれかに該当することについて、倫理審査委員会の承認を得て、研究機関の長の許可を受けたときに限り、当該試料を利用することができる。
(1) 当該試料が匿名化されていること。
(2) 当該試料が匿名化されていない場合において、次のア及びイの要件を満たしていること。
ア 当該疫学研究の実施についての情報を公開していること。
イ 研究対象者となる者が研究対象者となることを拒否できるようにすること。

11 他の機関等の資料の利用

(1) 研究実施に当たっての措置
研究責任者は、所属機関外の者から既存資料等の提供を受けて研究を実施しようとするときは、提供を受ける資料の内容及び提供を受ける必要性を研究計画書に記載して倫理審査委員会の承認を得て、研究機関の長の許可を受けなければならない。
(2) 既存資料等の提供に当たっての措置
既存資料等の提供を行う者は、所属機関外の者に研究に用いるための資料を提供する場合には、資料提供時までに研究対象者から資料の提供に係る同意を受け、及び当該同意に関する記録を作成することを原則とする。ただし、当該同意を受けることができない場合には、次のいずれかに該当するときに限り、資料を所属機関外の者に提供することができる。
(1) 当該資料が匿名化されていること。

（２）当該資料が匿名化されていない場合において、次のア及びイの要件を満たしていることについて倫理審査委員会の承認を得て、所属機関の長の許可を受けていること。
ア　当該疫学研究の実施及び資料の提供についての情報を公開していること。
イ　研究対象者となる者が研究対象者となることを拒否できるようにすること。
（３）社会的に重要性の高い疫学研究に用いるために人の健康に関わる情報が提供される場合において、当該疫学研究の方法及び内容、当該情報の内容その他の理由により（１）及び（２）によることができないときには、必要な範囲で他の適切な措置を講じることについて、倫理審査委員会の承認を得て、所属機関の長の許可を受けていること。

〈細則〉

１　既存資料等の提供を行う者の所属する機関に倫理審査委員会が設置されていない場合において、（２）又は（３）の倫理審査委員会の承認を得ようとするときは、他の機関、公益法人、学会等に設置された倫理審査委員会に審査を依頼することができる。

２　倫理審査委員会は、（３）により、他の適切な措置を講じて資料を提供することを認めるときは、当該疫学研究及び資料の提供が、７柱書の細則の（１）から（５）までのすべての要件を満たすよう留意すること。

12　研究結果を公表するときの措置

研究者等は、研究の結果を公表するときは、個々の研究対象者を特定できないようにしなければならない。

第5　用語の定義

13　用語の定義

（1）疫学研究

明確に特定された人間集団の中で出現する健康に関する様々な事象の頻度及び分布並びにそれらに影響を与える要因を明らかにする科学研究をいう。

〈細則〉

1　医師等が、主に、自らの又はその属する病院若しくは診療所の今後の診療に反映させるため、所属する機関が保有する、診療記録など人の健康に関する情報を縦覧し知見を得る行為は、この指針でいう疫学研究には該当しない。

2　市町村、都道府県、保健所等が地域において行う保健事業や、産業保健又は学校保健の分野において産業医又は学校医が法令に基づくその業務の範囲内で行う調査、脳卒中情報システム事業やいわゆるがん登録事業等は、この指針でいう疫学研究には該当しない。

（2）介入研究

疫学研究のうち、研究者等が研究対象者の集団を原則として2群以上のグループに分け、それぞれに異なる治療方法、予防方法その他の健康に影響を与えると考えられる要因に関する作為又は不作為の割付けを行って、結果を比較する手法によるものをいう。

（３）観察研究
疫学研究のうち、介入研究以外のものをいう。
（４）資料
疫学研究に用いようとする血液、組織、細胞、体液、排泄物及びこれらから抽出したＤＮＡ等の人の体の一部の試料並びに診断及び治療を通じて得られた疾病名、投薬名、検査結果等の人の健康に関する情報その他の研究に用いられる情報（死者に係るものを含む。）をいう。
（５）個人情報
個人に関する情報であって、当該情報に含まれる氏名、生年月日その他の記述等により特定の個人を識別することができるもの（他の情報と容易に照合することができ、それにより特定の個人を識別することができることとなるものを含む。）をいう。
（６）匿名化
個人情報から個人を識別することができる情報の全部又は一部を取り除き、代わりにその人と関わりのない符号又は番号を付すことをいう。資料に付随する情報のうち、ある情報だけでは特定の人を識別できない情報であっても、各種の名簿等の他で入手できる情報と組み合わせることにより、その人を識別できる場合には、組合せに必要な情報の全部又は一部を取り除いて、その人が識別できないようにすることをいう。
（７）連結不可能匿名化
個人を識別できないように、その人と新たに付された符号又は番号の対応表を残さない方法による匿名化をいう。

(8) 研究者等

研究責任者、研究機関の長その他の疫学研究に携わる関係者(研究者等に対し既存資料等の提供を行う者であって、当該提供以外に疫学研究に関与しないものを除く。)をいう。

(9) 研究責任者

個々の研究機関において、疫学研究を遂行するとともに、その疫学研究に係る業務を統括する者をいう。

(10) 研究機関

疫学研究を実施する機関(研究者等に対し既存資料等の提供を行う者であって、当該提供以外に疫学研究に関与しないものの所属する機関を除く。)をいう。

(11) 共同研究機関

研究計画書に記載された疫学研究を共同して行う研究機関をいう。

(12) 倫理審査委員会

疫学研究の実施の適否その他疫学研究に関し必要な事項について、研究対象者の個人の尊厳及び人権の尊重その他の倫理的観点及び科学的観点から調査審議するため、研究機関の長の諮問機関として置かれた合議制の機関をいう。

(13) インフォームド・コンセント

研究対象者となることを求められた人が、研究者等から事前に疫学研究に関する十分な説明を受け、その疫学研究の意義、目的、方法、予測される結果や不利益等を理解し、自由意思に基づいて与える、研究対象者となること及び資料の取扱いに関する同意をいう。

(14) 既存資料等

次のいずれかに該当する資料をいう。

(1) 疫学研究の研究計画書の立案時までに既に存在する資料

(2) 疫学研究の研究計画書の立案時以降に収集した資料であって収集の時点においては当該疫学研究に用いることを目的としていなかったもの

第6　細則

14　細則

この指針に定めるもののほか、この指針の施行に関し必要な事項は、別に定める。

第7　見直し

15　見直し

この指針は、必要に応じ、又は施行後五年を目途としてその全般に関して検討を加えた上で、見直しを行うものとする。

第8　施行期日

16　施行期日

この指針は、平成十四年七月一日から施行する。

〈細則〉

指針施行前に着手された疫学研究に対してはこの指針は適用しないが、可能な限り、この指針に沿って適正に実施することが望まれる。

資料3　診療録等の電子媒体による保存について

［健政発第五一七号・医薬発第五八七号・保発第八十二号　平成十一年四月二十二日］

診療録等の記載方法については、「診療録等の記載方法について」（昭和六十三年五月六日付け厚生省健康政策局総務・指導・医事・歯科衛生・看護・薬務局企画・保険局医療課長、歯科医療管理官連名通知）により、作成した医師等の責任が明白であれば、ワードプロセッサー等いわゆるＯＡ機器により作成することができるものと解されているところであるが、診療録等の電子媒体による保存の可否については、これまで明らかにされていないところである。

そこで、今般、下記１に掲げた文書等（以下「診療録等」という。）について、下記２に掲げる基準を満たす場合には、電子媒体による保存を認めるとともに、その実施に際し、留意すべきことを下記３のとおり示すこととしたので、御了知の上、関係者に周知方をお願いする。

この基準は、診療録等の電子媒体による保存を行うに際してのものであり、診療録等の情報活用を行うに際しての基準ではないことから、各医療機関においては、保存された診療録等の情報が発生源入力システム、新旧のシステム等のシステムにおいて、支障なく利用されるように注意を払うよう、合わせて関係者に周知方をお願いする。

なお、本通知をもって、「エックス線写真等の光磁気ディスク等への保存について」（平成六年三月二十九日付け健政発第二八〇号厚生省健康政策局長通知）は廃止する。

また、この通知は電子媒体による保存を義務付けるものではなく、紙媒体により保存する場合には従来どおりの取扱いとする。

さらに、本年三月十一日、高度情報社会医療情報システム構築推進事業による診療録等の電子媒体による保存に関するガイドライン及び運用管理規程例の検討の結果が取りまとめられたところであるので、参考までに送付する。

記

1　電子媒体による保存を認める文書等

（1）医師法（昭和二十三年法律第二〇一号）第二四条に規定されている診療録

（2）歯科医師法（昭和二十三年法律第二〇二号）第二三条に規定されている診療録

（3）保健婦助産婦看護婦法（昭和二十三年法律第二〇三号）第四二条に規定されている助産録

（4）医療法（昭和二十三年法律第二〇五号）第二一条、第二二条及び第二二条の二に規定されている診療に関する諸記録及び同法第二二条及び第二二条の二に規定されている病院の管理及び運営に関する諸記録

（5）歯科技工士法（昭和三十年法律第一六八号）第一九条に規定されている指示書

（6）薬剤師法（昭和三十五年法律第一四六号）第二八条に規定されている調剤録

（7）救急救命士法（平成三年法律第三六号）第四六条に規定されている救急救命処置録

（８）保険医療機関及び保険医療養担当規則（昭和三十二年厚生省令第一五号）第九条に規定されている診療録等

（９）保険薬局及び保険薬剤師療養担当規則（昭和三十二年厚生省令第一六号）第六条に規定されている調剤録

（10）歯科衛生士法施行規則（平成元年厚生省令第四六号）第一八条に規定されている歯科衛生士の業務記録

２　基準

法令に保存義務が規定されている文書等に記録された情報（以下「保存義務のある情報」という。）を電子媒体に保存する場合は次の三条件を満たさなければならない。

（１）保存義務のある情報の真正性が確保されていること。

○故意または過失による虚偽入力、書換え、消去及び混同を防止すること。

○作成の責任の所在を明確にすること。

（２）保存義務のある情報の見読性が確保されていること。

○情報の内容を必要に応じて肉眼で見読可能な状態に容易にできること。

○情報の内容を必要に応じて直ちに書面に表示できること。

（３）保存義務のある情報の保存性が確保されていること。

○法令に定める保存期間内、復元可能な状態で保存すること。

3　留意事項

（1）施設の管理者は運用管理規程を定め、これに従い実施すること。
（2）運用管理規程には以下の事項を定めること。
(1)　運用管理を総括する組織・体制・設備に関する事項
(2)　患者のプライバシー保護に関する事項
(3)　その他適正な運用管理を行うために必要な事項
（3）保存されている情報の証拠能力・証明力については、平成八年の高度情報通信社会推進本部制度見直し作業部会報告書において説明されているので、これを参考とし十分留意すること。
（4）患者のプライバシー保護に十分留意すること。

資料4 法令に保存義務が規定されている診療録及び診療諸記録の電子媒体による保存に関するガイドライン等について

［平成十一年三月十一日］

法令に保存義務が規定されている診療録及び診療諸記録の電子媒体による保存に関するガイドライン

1 はじめに

今回の通知は規制緩和の一環であり、電子媒体に保存したい施設が自己責任において実施することを妨げないことを確認するためのものであり、電子媒体に保存することを強制するものではない。本ガイドラインは今回の通知をもとに現状に合わせて具体的方策を説明したもので、今後の技術的進歩等に合わせ、見直す必要がある。

2 自己責任について

自己責任とは、当該施設が運用する電子保存システムの説明責任、管理責任、結果責任を果たすことを意味する。

なお、電子保存システムとは、法令に保存義務が規定されている診療録及び診療諸記録の電子媒体による保存のために使用される機器、ソフトウェア及び運用に必要な仕組み全般をいう。

説明責任とは、当該システムが電子保存の基準を満たしていることを第三者に説明する責任である。

管理責任とは、当該システムの運用面の管理を施設が行う責任である。

結果責任とは当該システムにより発生した問題点や損失に対する責任である。

3　真正性の確保について

真正性とは、正当な人が記録し確認された情報に関し第三者から見て作成の責任と所在が明確であり、かつ、故意又は過失による、虚偽入力、書き換え、消去、及び混同が防止されていることである。

なお、混同とは、患者を取り違えた記録がなされたり、記録された情報間での関連性の記録内容を誤ることをいう。

3―1　作成の責任の所在を明確にすること。

作成の責任の所在を明確にするためには、責任の無い人が責任の有る人に成りすまして入力すること、及び一旦記録した内容が責任のある人による後からの追記・書き換え・消去等によって責任の所在が曖昧になることを防止しなければならない。

なお、一つの記録は責任のある人だけが入力するわけではなく代行入力者の存在、記録の共同責任者による追記・書き換え・消去があり得ることを想定しておく必要がある。
作成の責任の所在を明確にするために以下の対策を実施する必要がある。
（1）作成責任者の識別及び認証
作成責任者（入力者と作成責任者とが異なる時は入力者も）の識別及び認証（ＩＤ・パスワード等）が行われること。
（2）確定操作
作成責任者による入力の完了、代行入力の場合は作成責任者による確認の完了、及び一旦確定した情報の作成責任者本人及び作成共同責任者による情報の追記、書き換え及び消去等の責任を明確にするために「確定」操作が行われること。
（3）識別情報の記録
「確定」操作に際し、その作成責任者の識別情報が記録情報に関連付けられること。
（4）更新履歴の保存
一旦確定された情報は、後からの追記・書き換え・消去の事実を正しく確認できるよう、当該事項の履歴が保存され、その内容を容易に確認できること。

3―2　過失による虚偽入力、書き換え・消去及び混同を防止すること。

過失による誤入力、書き換え、消去及び混同は、単純な入力ミス、誤った思い込み、情報の取り違えによって生じるが、内容的に明らかな過失であっても技術的に過失と認識することが困難な場合が多い。従って、確定操作を行う前に十分に内容の確認を行うことを運用規程等に定めることが望ましい。

3—3　使用する機器、ソフトウェアに起因する虚偽入力、書き換え・消去・混同を防止すること。

虚偽入力、書き換え・消去・混同は、不適切な機器・ソフトウェアの使用によって発生する可能性がある。従って、機器やソフトウェアの導入及び更新に際して、医療機関が自らその品質管理を行うこと。

3—4　故意による虚偽入力、書き換え、消去、混同を防止すること。

第三者の責任のある人への成りすましによる虚偽入力、書き換え、消去及び混同に対しては、少なくとも責任者の識別・認証等により防止すること。

なお、責任のある人の不正の意を持った虚偽入力および改竄（確定された情報に対する書き換え、消去、混同）は、もとより違法行為である。

4　見読性の確保について

見読性とは、電子媒体に保存された内容を必要に応じて肉眼で見読可能な状態に容易にできることである。

なお、〝必要に応じて〟とは『診療、患者への説明、監査、訴訟等に際して、その目的に応じて』という意味である。

また、『容易に』とは、『目的にあった速度、操作で見読を可能にすること』を意味する。

見読性を脅かす原因としては、例えば下記のものが考えられる。

① 情報が分散されて情報の相互関係が不明になる。
② システムや関連情報が更新されて旧情報の見読ができなくなる。
③ 情報の所在が判らなくなったり、アクセス権等が不明になる。
④ システムの正常動作ができなくなる。

これらの見読性を脅かす原因を除去し必要に応じて容易に見読性を確保するためには以下の対策を実施する必要がある。

（1）情報の所在管理
分散された情報であっても、患者別等の情報の所在が可搬型媒体を含めて管理されていること。

（2）見読化手段の管理
保存情報を見読するための手段が対応づけられて管理されていること。

そのために保存情報に対応した、機器、ソフトウェア、関連情報等が整備されていること。

（3）情報区分管理
情報の確定状態、利用範囲、更新履歴、機密度等に応じた管理区分を設定し、アクセス権等を管理すること。

（4）システム運用管理
運用手順を明確にし適切で安全なシステムの利用を保証すること。

（5）利用者管理

システムに対するアクセス権限の割り当てを制御するため、利用者管理の手順を明確にすること。

利用者の管理手順では、利用者の登録から抹消までの利用者の状況の変化に応じたアクセス権限の変更を可及的速やかに行うこと。

5　保存性の確保について

保存性とは記録された情報が、法令等で定められた期間にわたって、真正性を保ち、見読可能にできる状態で保存されることをいう。

保存性を脅かす原因としては、例えば下記のものが考えられる。

① 不適切な保管・取り扱いを受けることによる診療情報及び、その真正性、見読性を確保するための情報の滅失、破壊。

② 記録媒体の劣化による読み取り不能又は不完全な読み取り。

③ ウィルスや不適切なソフトウェア等による情報の破壊および混同等。

④ システムの移行、マスターDB、インデックスDBの移行時の不整合、機器・媒体の互換性不備による情報復元の不完全、見読可能な状態への復元の不完全、読み取り不能。

⑤ 故意又は過失による誤操作に基づく情報の破壊。

⑥ 業務継続計画の不備による媒体・機器・ソフトウェアの整合性不備による復元不能。

これらの保存性を脅かす原因を除去するために真正性、見読性で述べた対策を施すこと及び以下に述べる対策を実施することが必要である。

（1）媒体の劣化対策

記録媒体の劣化する以前に情報を新たな記録媒体に復写すること。

（2）ソフトウェア・機器・媒体の管理

いわゆるコンピュータウィルスを含む不適切なソフトウェアによる情報の破壊・混同が起こらないようシステムで利用するソフトウェア、機器及び媒体の管理を行うこと。

（3）継続性の確保

システムの変更に際して、以前のシステムで蓄積した情報の継続的利用を図るための対策を実施すること。

なお、システム導入時にデータ移行に関する情報開示条件を明確にすること。

（4）情報保護機能

故意又は過失による情報の破壊が起こらないよう情報保護機能を備えること。

また、万一破壊が起こった場合に備えて、必要に応じて回復できる機能を備えること。

6　相互利用性について

電子保存された情報の効率的な相互利用を可能とするために、システム間のデータ互換性が確保されることが望ましい。効率的な相互利用とは、同一施設内又は異なる施設間で複数のシステムが存在する場合、それぞれのシステム内の情報を交換して、より効率的な情報の利用を行うことをいう。なお、異なる施設間で情報の交換を行う場合には、契約等により責任範囲を明確にし、管理の責任の所在を明らかにする必要がある。

7　運用管理規程について

各施設にあった運用管理規程を作成し、遵守すること。なお、運用管理規程にはシステムの導入に際して、「法令に保存義務が規定されている診療録及び診療諸記録の電子媒体による保存に関する基準」を満足するために技術的に対応するか、運用によって対応するかを判定し、その内容を公開可能な状態で保存する旨の規定を盛り込むこと。

8　プライバシー保護について

管理者は利用者にプライバシー保護意識の徹底を図り、運用上のアクセス権を設定し、プライバシー侵害の恐れがある場合には、調査し適切な対応を行わなければならない。

（参考）証拠能力・証明力について

訴訟における証拠能力・証明力については「高度情報通信社会推進本部制度見直し作業部会報告書平成八年六月」に以下のように述べられている。

（1）刑事訴訟

電子データの存在自体を立証する場合は、非供述証拠であり、刑事訴訟法上の伝聞法則の適用はなく、したがって、要証事実との関連性が立証できれば証拠能力が認められる。通常、プリントアウトした書面を証拠として提出することになるため、電子データの内容が正確に出力されていることの立証が必要とされている。

また、電子データの内容の真実性を立証する場合は、供述証拠であり、文書に準ずるものと考えられることから、証拠能力が認められるためには、要証事実との関連性に加え、刑事訴訟法上の伝聞法則の例外が認められるための要件の具備が必要とされている。この場合、商業帳簿等業務の通常の過程において作成された書面については、一般に業務の遂行に際して規則的、機械的かつ継続的に作成されるもので、作為の入り込む余地が少なく、正確に記載されるものと一般に期待されていることから、証拠能力が認められている。これ以外の書面についても特に信用すべき状況の下に作成されていることが認められれば、証拠能力が認められるが、商業帳簿等と同様に信用性の高い書面であることが必要とされている。

さらに、証明力については裁判官の自由な判断に委ねられているが、その判断は電子データの正確性等の評価に依存するものとされている。

以上から、電子データの証拠能力及び証明力の確保については、データの入力及び出力の正確性を確保するとともに、データの改変の可能性を減殺することなどにより電子データの信頼性を高め、かつこれに対する責任の所在を明かにする必要がある。

そのためには、書類の内容、性格に応じた電子データの真正性、見読性及び保存性の確保措置を講ずる必要がある。

なお、紙で作成又は受領した証ひょう類の電子化については、紙に記録される紙質、筆跡等の情報が電子データには記録されないため、犯罪捜査・立証上問題が多いと指摘されており、電子データによる保存を認めるに当たっては、その点に十分配意する必要がある。

（2）民事訴訟

民事訴訟においては、証拠能力についての制限はなく、また、証明力については裁判官の自由な判断に委ねられてる。

電子データによって保存された書類を証拠とする場合、その証明力の判断においては、データの入力及び出力の正確性、データの改変の可能性が問題となり、電子データの信頼性を高め、かつこれに対する責任の所在を明らかにすることが必要であるが、この点については、書類の内容、性格に応じた電子データの真正性、見読性及び保存性の確保措置を講ずる必要がある。

なお、書類の電子データによる保存の認容をどの程度とするかは、そのデータにより証明しようとする事柄についての挙証責任を官と民のいずれが負担するかについても関係するので、その点も踏まえ、検討することが必要である。

資料5　日医ＩＴ化宣言

［平成十三年十一月二十日　社団法人日本医師会］

日本医師会は、医療現場のＩＴ（情報技術）化を進めるため、土台となるネットワークづくりを行うことを宣言します。まず各医療現場に標準化されたオンライン診療レセプトシステムを導入し、互換性のある医療情報をやりとりできるようにする計画（ＯＲＣＡ、Online Receipt Computer Advantage）を推進します。この計画のために日医が開発したプログラムやデータベースはすべて無償で公開されます。医療現場の事務作業の効率化を図り、コストを軽減させると同時に、誰もが自由に利用できる開放的なネットワークを形成し、国民に高度で良質な医療を提供することをめざします。

医は仁術であるばかりでなく、日々進化する「技術」系であり、またＩＴ時代を迎えて貴重な「情報」系にもなっています。しかしながらわが国の医療現場では、高度な医療機器に見合う情報系の整備が遅れています。医療機関の八割は毎月の診療報酬を請求するための専用コンピューター（通称レセコン）を導入していますが、他の病院、他の医療機器とはほとんど互換性がなく、データのやりとりもできない「ネットワーク不在」の状態です。

これはレセプト（診療報酬明細書）の処理を紙の洪水にする無駄ばかりでなく、個々の医療情報の流通を滞らせることによって、医療現場の非効率を招いたり、良質な医療の浸透を妨げかねません。このため日医は、ＩＴ時代の国民皆保険を支えるインフラストラクチャー（基盤）作りに自ら乗り出すことが必要と考えました。

インフラとなる医療情報の標準化やネットワークづくりがこれまで進まなかったのは、情報を独占する特殊法人を抱えた行政側が消極的で、シェア争いや営利追求を優先せざるを得ないメーカーも自社システムを閉鎖的にしてきたなどの事情があったからです。このため日医のＯＲＣＡは、医療情報交換の標準化を効率的に進めることを狙いとして、開発したプログラムや医療データベースを万人に無償で公開することにしました。

プログラムの公開（オープンソース）は、日医とユーザーが結ぶ使用許諾契約に沿って行なわれ、基本システムが自律的に改良され進化していくとともに、周辺にそれを応用したベンチャービジネスが誕生する素地もできます。また多くのプログラマーが参加するため、否応なくシステムのセキュリティーも高まり、特定企業に独占される恐れがなくなります。

もちろん、ユーザーによるプログラムの改良を認めるとはいっても、医薬品の併用禁止品目など人の生命そのものにかかわるデータベースについては、改変を禁ずるなどのガードを施してあります。こうした措置により、単に診療報酬請求などの事務処理を合理化するだけでなく、将来は懸案である「電子カルテ」

開発などを促すことが期待できます。

公共システムへのオープンソース制採用はフランスをはじめ幾つかの国にでも検討されていますが、その必要性は公共性の高い日本の医療においてはなおさらです。従来のような「先導者なきシステム普及」よりも、医療のプロ集団である日医が先頭に立ち、公共財としての医の情報系ネットワークづくりへ向けてイニシアチブを取る決意をいたしました。

あとがき

高度情報社会と呼ばれる現代社会は、今や「ユビキタス社会」へと進展しようとしている。こうした中、医療界においてもＩＴ化の波は激しく打ち寄せてきており、その影響は今後の日本の医療のあり方を考える上で不可欠な要素となっている。それにともなって、ＩＴと結びついた医療情報の活用が、新しい可能性を開くことに対する大きな期待と同時に、さまざまな倫理問題の発生も懸念されている。

本書では、来るべき「医療情報社会」が私たちの社会にもたらすであろう、積極的な「光の部分」のみをオプティミスティックに描くのでも、また反対に、電子化された医療情報の漏洩などが患者のプライバシーの侵害を拡大する等といった「負の側面」のみを徒に強調し、悲観的に医療情報の活用を否定しさるのでもなく、「医療情報社会」のリアルな姿を浮き彫りにすることを目的とした。また医療情報というものを、単に電子ネットワーク上のものとしてのみ捉える立場からではなく、患者を中心に据えた医療にとって医療情報の持つ本質的意味について、哲学的・倫理学的観点から根本的に問い直すことも目指した。

本書において、こうした目的がどの程度達成されたかについては、その判断を読者諸氏に委ねる他ないが、本書で考察した医療情報をめぐる数々の問題は、決して遠い未来のことではなく、目前に迫った喫緊の課題として、医療従事者や一部の専門家の内部だけではなく、広く一般市民のあいだでも議論がなされるべき課題であることを伝えることができたならば、本書のひとつの役割は果たされたと言えるだろう。

本書は「生命倫理コロッキウム」叢書シリーズの「第三集」である。「生命倫理コロッキウム」とは、日本医学哲学・倫理学会国内学術交流委員会の主催によって、医学哲学・倫理学会の大会前日に企画される研究交流会である。本書は、二〇〇一年の第二〇回大会の前日、当時の大会長であった棚橋実先生（芝浦工業大学）のご厚意により、芝浦工業大学本部キャンパスにて開催された「第二回生命倫理コロッキウム」の第二テーマ「医療情報と倫理」を受けて編纂された。

本書の編集にあたっては、当時のコロッキウムにて第二テーマの司会であった越智と、発表者のひとりであった板井が担当することになったが、刊行にあたっては、多くの方々のご支援なくしては果たし得なかった。まず何よりも、編者からの突然の依頼にも快く執筆を承諾下さり、原稿をお寄せ下さった執筆者の方々に謝意を表したい。また、「生命倫理コロッキウム」を主催し、本論集刊行の母体である日本医学哲学・倫理学会国内学術交流委員会の活動を支えて下さっている木阪昌知元会長、桝形公也元会長、今井道夫前会長、長島隆現会長、そして学会理事の諸氏に御礼申し上げる。

最後に末筆ながら、本書が刊行に至ったのは、ひとえに本シリーズ第一集刊行時から大きな理解を示して下さっている太陽出版社主籠宮良治氏のお陰である。記して感謝申し上げる。また、本書の刊行にあたり、編者・執筆者との連絡から校正作業に至るまで、忍耐強くご担当くださった同社元社員の藤澤祥子さん、また藤澤さんの後を引き継ぎご担当くださった宮本真衣さんに、心からの謝意を表したい。

二〇〇五年一月

編者・執筆者を代表して　板井孝壱郎

〔索　引〕

＊当該項目について、次頁まで続く場合はf.、次々頁まで続く場合はff.、さらにそれ以上続く場合は初めの頁と終りの頁を「-」でつないで示してある。

執筆者紹介

荒木賢二	宮崎大学医学部附属病院医療情報部教授
石川　澄	広島大学附属病院医療情報部教授
中村好一	自治医科大学公衆衛生学教室教授
掛江直子	国立成育医療センター研究所成育政策科学研究部室長
奥野満里子	九州大学大学院人文科学研究院助教授
中野正孝	三重大学医学部看護学科教授
桑原正彦	（医）唐淵会、桑原医院院長
越智　貢*	広島大学大学院文学研究科教授
板井孝壱郎*	宮崎大学医学部哲学・倫理学研究室助教授
坪井雅史	神奈川大学外国語学部講師
山内一史	岩手県立大学看護学部教授
石井トク	岩手県立大学看護学部教授

（初出順、＊は編者）

生命倫理コロッキウム③

医療情報と生命倫理

2005年2月15日　第1刷

[編者]

越智貢・板井孝壱郎

[発行者]

籠宮良治

[発行所]

太陽出版

東京都文京区本郷4-1-14　〒113-0033

TEL 03(3814)0471　FAX 03(3814)2366

装幀=中村浩

[印字]ガレージ [印刷]壮光舎印刷 [製本]井上製本

ISBN4-88469-402-3